看護学生のための心理学

―第2版―

【編集】

長田久雄　　桜美林大学大学院特任教授

【執筆】

大木桃代　　文教大学教授

長田久雄　　桜美林大学大学院特任教授

長田由紀子　聖徳大学教授

河合美子　　桜美林大学教授

久保田まり　東洋英和女学院大学教授

杉山尚子　　星槎大学大学院教授

千葉浩彦　　淑徳大学教授

塚本伸一　　東京未来大学副学長

塚本尚子　　上智大学教授

吉田弘道　　専修大学教授

医学書院

看護学生のための心理学

発　　行	2002 年 10 月 1 日　第 1 版第 1 刷
	2015 年 1 月 15 日　第 1 版第 16 刷
	2016 年 1 月 6 日　第 2 版第 1 刷Ⓒ
	2023 年 2 月 1 日　第 2 版第 10 刷

編　　集　長田久雄
　　　　　おさだひさお

発行者　株式会社　医学書院
　　　　代表取締役　金原　俊
　　　　〒113-8719　東京都文京区本郷 1-28-23
　　　　電話　03-3817-5600(社内案内)

印刷・製本　双文社印刷

本書の複製権・翻訳権・上映権・譲渡権・貸与権・公衆送信権(送信可能化権を含む)は株式会社医学書院が保有します．

ISBN978-4-260-02187-6

本書を無断で複製する行為(複写，スキャン，デジタルデータ化など)は，「私的使用のための複製」など著作権法上の限られた例外を除き禁じられています．大学，病院，診療所，企業などにおいて，業務上使用する目的(診療，研究活動を含む)で上記の行為を行うことは，その使用範囲が内部的であっても，私的使用には該当せず，違法です．また私的使用に該当する場合であっても，代行業者等の第三者に依頼して上記の行為を行うことは違法となります．

JCOPY〈出版者著作権管理機構　委託出版物〉
本書の無断複製は著作権法上での例外を除き禁じられています．複製される場合は，そのつど事前に，出版者著作権管理機構(電話 03-5244-5088，FAX 03-5244-5089，info@jcopy.or.jp)の許諾を得てください．

はしがき

発刊の趣旨　　看護学を学び，看護職を目ざしている皆さんは，よりよい看護職になりたいという意欲に燃えていることであろう。よりよい看護の要素の1つとして，しばしば患者の気持ちを理解することの大切さがあげられる。患者を無視してしまうこと，患者の話を聴こうとしないことが，看護における不適切な態度であることは誰にでもわかる。しかし，患者の話を傾聴し，患者の気持ちを受け入れ共感するという姿勢で看護を実践することは，想像以上にむずかしい。これは，皆さんも病院などでの看護実習を体験すればすぐに実感することであろう。心理学を学ぶことは，患者の気持ちを理解するために，そして，皆さんが自分自身を理解するために，役にたつはずである。

　本書は，『看護学生のための心理学』という書名のとおり，看護職になろうという明確な目的をもった学生に焦点をあてて編集された心理学の教科書である。したがって，各執筆者には，できるかぎり看護に関連する例や話題を取り入れるよう，心がけてもらった。また，看護職養成教育のなかで，心理学は30時間程度の一般教養の選択科目として位置づけられていることが多い。そこで本書では，かぎられた時間で心理学の基礎を身につけられるという点に配慮し，とくに第1部では，人間の心理を理解するために必要な基本的事項を中心として紹介するように努力した。

　心理学の領域も，日々進歩してきている。初版が2002年10月に発行されてから，13年が経過した。この間の新しい情報を含めて，本書は第2版として編集した。

構成と特徴　　次に，本書の構成と特徴についてふれておきたい。本書は2部構成になっている。第1部「人間の心理を理解するための基礎」では，個人と集団の心理を理解するための基礎的な内容が取り上げられている。第1章から第5章までは，主として個人の心理や行動について，第6章は個人と個人との関係や集団の心理的特徴について述べた。第1部を通して皆さんは，人間の心理や行動のしくみとその背景，人間関係の基本的なことがらなどについて学ぶことができる。

　第2部「医療場面での人間理解の展開」は応用編で，ここでは，臨床心理学や健康心理学，行動分析学という，看護場面で実践的に活用できる心理学の方法や考え方について述べた。第7章から第9章では，看護職自身の健康の問題をも視野に含めて，看護の臨床場面などにおける行動

や人間関係の諸問題について理解を深めるために役だつ内容を中心においた。また第10章では，行動分析学という，人間を理解するための，少し特徴のある立場を紹介した。

　第2部に比較的多くの紙面をさいたのは，最近，看護職が保健・医療・福祉の場面において，患者や家族，そして医療従事者間のコーディネーターとして活躍する機会が増えてきていることを念頭においたからである。このような場面では，幅広い観点から柔軟に人間の心理や行動の諸現象をとらえることが必要となろう。

　本書の各章に挿入されているサイコラムは，本文の内容を補い，あるいは興味が喚起されるような話題をコンパクトにまとめた読み物である。そこだけを読み進むこともできるように編集してある。また，各章の最後におかれているWORKSは，皆さん自身で，それぞれの章がどの程度理解できたかを，キーワードを通して確認するために，また，まわりの学生との共同作業を通じて理解を深めるために，利用していただきたい。

　看護学を学ぶ学生には，心の問題に興味をもっている人たちが少なくないように思われる。本書が，皆さんにとって，人間の心理を学び理解するためのきっかけになれば幸いである。

2015年10月

長田久雄

CONTENTS

第1部 人間の心理を理解するための基礎

第1章 感覚・知覚の心理　　長田久雄

Ⓐ 感覚 ……………………………………… 4
1 感覚の種類と性質 …………………………… 4
　①五感と五官 ……………………………… 4
　②閾と頂 …………………………………… 4
　③順応 ……………………………………… 6
2 感覚の加齢変化 ……………………………… 6
　①視覚の加齢変化 ………………………… 6
　②聴覚およびその他の感覚の加齢変化 … 6
　③感覚機能の低下による日常生活への
　　影響と対応 ……………………………… 7

Ⓑ 知覚 ……………………………………… 8
1 知覚の諸現象 ………………………………… 8
　①錯視 ……………………………………… 8
　②知覚の恒常性 …………………………… 9
2 形と運動の知覚 ……………………………… 9
　①形の知覚の成立 ………………………… 9
　②立体と奥行きの知覚 …………………… 10
　③運動の知覚 ……………………………… 11
●WORKS ……………………………………… 12

第2章 学習・記憶の心理　　長田久雄・長田由紀子

Ⓐ 学習 ……………………………… 長田久雄 14
1 学習とはなにか ……………………………… 14
2 学習のしくみ ………………………………… 14
　①正の強化と負の強化 …………………… 14
　②条件づけ ………………………………… 16
　③条件づけに関するさまざまな現象 …… 16

Ⓑ 記憶 ……………………………… 長田由紀子 17
1 記憶とはなにか ……………………………… 17
　①記憶のプロセス ………………………… 17
　②記銘学習と関連づけ …………………… 18
　③記憶の情報処理モデル ………………… 19

2 忘却 …………………………………………… 20
　①なぜ忘れてしまうのか ………………… 20
　②干渉による説明 ………………………… 20
3 エピソード記憶と意味記憶 ………………… 22
4 日常記憶 ……………………………………… 22
　①できごとの記憶 ………………………… 22
　②物語の記憶 ……………………………… 23
　③自伝的記憶 ……………………………… 25
　④展望記憶 ………………………………… 26
●WORKS ……………………………………… 27

第3章 感情・動機の心理　　大木桃代

Ⓐ 感情・情緒 …………………………… 30
1 感情・情緒とはなにか ……………………… 30
2 感情・情緒の種類 …………………………… 31

3 感情・情緒はなぜ生じるのか ……………… 32
　①生理的な説 ……………………………… 32
　②認知的な説 ……………………………… 33

4 感情・情緒の測定……………………… 34
　　①不安の測定………………………… 34
　　②怒りの測定………………………… 34
　　③気分の測定………………………… 35
　5 事例で見る感情・情緒の心理………… 35
Ⓑ 動機・欲求 …………………………… 39
　1 動機・欲求とはなにか………………… 39
　2 動機・欲求の種類……………………… 39
　　①マレーによる動機の分類………… 39
　　②外発的動機と内発的動機………… 40
　　③欲求の階層………………………… 41
　3 フラストレーション(欲求不満)と
　　コンフリクト(葛藤)…………………… 42
　4 事例でみる動機・欲求の心理………… 44
◉WORKS ………………………………… 45

第4章 性格・知能の心理
千葉浩彦

Ⓐ 性格研究の方法と性格理論 ………… 48
　1 性格に関する概念と用語……………… 48
　2 性格研究の方法………………………… 49
　3 臨床的研究法による類型論的性格理論… 49
　　①クレッチマーの性格理論………… 49
　　②フロイトの性発達論的性格理論… 50
　　③ユングの性格理論………………… 51
　4 相関的研究法による特性論的性格理論… 52
　　①オールポートの性格心理学と研究方法… 53
　　②因子分析による特性論的性格理論… 53
　　③アイゼンクの特性論的性格理論… 54
　　④5因子性格モデル………………… 55
Ⓑ パーソナリティの障害と成熟 ……… 56
　1 パーソナリティ障害とはなにか……… 56
　2 境界性パーソナリティ障害…………… 57
　3 成熟した人格…………………………… 58
Ⓒ 知的機能と創造性 …………………… 60
　1 知能テスト……………………………… 60
　　①ビネー式知能テストの作成……… 60
　　②知能の構造の研究………………… 60
　　③ウェクスラー式知能テストの作成… 61
　　④集団式知能テストの開発………… 61
　2 知的障害………………………………… 62
　3 創造性…………………………………… 62
　4 思考の様式……………………………… 62
◉WORKS ………………………………… 63

第5章 発達の心理
久保田まり・吉田弘道・長田久雄

Ⓐ 乳幼児期・児童期 …………久保田まり 66
　1 乳幼児期・児童期の発達段階………… 66
　2 乳幼児期・児童期の心理的発達……… 66
　　①知的世界の特徴と発達…………… 66
　　②言語の発達………………………… 68
　　③対人世界の特徴と発達…………… 69
　3 乳幼児期・児童期の心理社会的発達課題と
　　危機……………………………………… 71
　　①基本的信頼感/基本的不信感(0〜1歳ごろ) 71
　　②自律性/恥・疑惑(2〜3歳ごろ)… 72
　　③自発性/罪悪感(4〜6歳ごろ)…… 73
　　④勤勉性/劣等感(7〜12歳ごろ)… 74
　4 乳幼児期・児童期の心理的問題……… 74
　　①知的障害と発達障害(神経発達障害)… 74
　　②子どもの気質と養育不安………… 74
　　③愛着の障害………………………… 75
　　④虐待・育児放棄と関係性障害，行動問題… 76
　　⑤幼児の習癖………………………… 76
Ⓑ 青年期 ………………………吉田弘道 78
　1 青年期の発達段階……………………… 78
　2 青年期の心理的特徴…………………… 78
　3 青年期の心理発達課題………………… 80
　　①自我同一性の形成………………… 80
　　②親からの精神的自立……………… 80
　4 青年期の心理的問題…………………… 82
　　①不登校……………………………… 82
　　②スチューデント・アパシー……… 82
　　③対人恐怖…………………………… 83
　　④摂食障害…………………………… 84
Ⓒ 成人期 ………………………吉田弘道 86

4 ●CONTENTS

1 成人期の発達段階……………………… 86	1 老年期の発達段階……………………… 93
2 成人期の心理発達課題………………… 86	2 老年期の心理的特徴…………………… 93
①成人初期……………………………… 86	①老年期に衰えやすい側面…………… 94
②成人中期……………………………… 89	②老年期に衰えにくい側面…………… 95
③成人後期……………………………… 90	3 老年期の心理発達課題………………… 96
3 成人期の心理的問題…………………… 90	4 老年期の心理的問題…………………… 97
①バーンアウト──職場のストレス…… 90	①認知症………………………………… 97
②自殺…………………………………… 91	②老年期のうつ状態…………………… 98
Ⓓ 老年期………………………長田久雄 **93**	⦿WORKS………………………………… 99

第6章 社会・集団の心理　　塚本伸一

Ⓐ 社会的認知……………………………… **104**	1 社会的スキルとはなにか……………… 111
1 対人認知………………………………… 104	①社会的スキルの考え方……………… 111
2 認知的不協和…………………………… 105	②社会的スキルの分類………………… 111
①認知的不協和とは…………………… 105	2 社会的スキルのモデル………………… 111
②不協和の解消………………………… 105	**Ⓓ 集団の心理**……………………………… **114**
3 帰属……………………………………… 105	1 集団とはなにか………………………… 114
①帰属の次元…………………………… 105	2 集団構造………………………………… 114
②パーソナリティと帰属……………… 106	①コミュニケーション構造…………… 114
Ⓑ 社会的態度……………………………… **107**	②ソシオメトリック構造……………… 115
1 態度とはなにか………………………… 107	③勢力構造……………………………… 116
2 態度変化と説得………………………… 108	3 リーダーシップ………………………… 117
①説得者の要因──専門家 vs. 素人…… 108	①リーダーシップとパーソナリティ… 117
②メッセージの要因──おどしの効果… 108	②リーダーシップ行動………………… 118
③チャンネルの要因──説明に使う手段… 109	③リーダーシップと状況要因………… 119
④受け手の要因──自分にとっての重要度… 109	⦿WORKS………………………………… 119
Ⓒ 社会的スキル…………………………… **111**	

第2部 医療場面での人間理解の展開

第7章 健康の心理と人間理解　　塚本尚子

Ⓐ 患者の理解……………………………… **124**	3 主観的統制感と健康…………………… 130
1 患者行動の理解と心理学……………… 124	①学習性無気力………………………… 130
①行動は認知の影響を受けている…… 124	②自己効力感…………………………… 134
②心理学がなぜ注目されるのか……… 124	③統制の所在…………………………… 136
2 ストレス理論…………………………… 125	④主観的統制感の看護への応用……… 139
①セリエのストレス学説……………… 125	**Ⓑ 看護職者の理解**………………………… **141**
②ストレスのシステム理論…………… 126	1 看護という職業の理解………………… 141
③ストレス対処方略の実証研究……… 129	①看護の仕事とはどんなものか……… 141

②看護職者への役割期待とその重さ………… 141
2 看護職者の心理……………………………… 141
　①バーンアウトとはなにか………………… 141
　②バーンアウトの症状とは………………… 142
③看護職者がバーンアウトをおこす原因…… 142
④適応に向けて……………………………… 144
●WORKS……………………………………… 146

第8章 臨床心理学の基礎と心理アセスメント　　千葉浩彦・河合美子

Ⓐ 臨床心理学の基礎 ……………千葉浩彦 148
1 臨床心理学とはなにか …………………… 148
2 心理的援助とはなにか …………………… 148

Ⓑ 心理的援助の構造 ……………千葉浩彦 149
1 心理的援助にかかわる人 ………………… 149
　①クライエントとIP ……………………… 149
　②援助にかかわる人とその関係…………… 149
2 心理的援助の「時間」 …………………… 150
　①時間をまもる意義………………………… 150
　②急な相談の場合…………………………… 151
3 心理的援助の「場」 ……………………… 151
4 心理的援助の流れ ………………………… 151
　①インテーク──相談の依頼と治療契約… 152
　②援助目標の明確化………………………… 153
　③アセスメントと相談……………………… 154
　④終結とフォローアップ…………………… 154
5 スーパービジョン ………………………… 154
　①スーパービジョンとはなにか…………… 154
　②スーパービジョンの展開………………… 154

Ⓒ 心理的援助の倫理 ……………千葉浩彦 155
1 面接における情報格差 …………………… 155
2 インフォームドコンセント ……………… 155
3 相談関係における倫理 …………………… 156
　①相談関係の特殊性………………………… 156
　②適切な関係づくりの応用………………… 157

Ⓓ 面接の方法 ……………………河合美子 158
1 面接の目的 ………………………………… 158
2 面接の進め方 ……………………………… 158
3 基本的な面接技法 ………………………… 160
　①マイクロカウンセリング………………… 160
　②援助的面接における
　　コミュニケーション技能………………… 162

Ⓔ 心理アセスメントの方法 ……千葉浩彦 164
1 心理アセスメントにおける問題の理解 … 164
2 心理アセスメントの方法 ………………… 164
　①心理アセスメントの領域………………… 164
　②心理アセスメントの構造化の段階……… 165
3 心理検査の信頼性と妥当性 ……………… 165
4 心理検査の効用と限界 …………………… 166

Ⓕ 心理アセスメントの各領域 …千葉浩彦 167
1 精神症状のアセスメント ………………… 167
　①うつ病・抑うつ症状のアセスメント …… 167
　②不安性障害・不安症状のアセスメント … 167
2 パーソナリティ障害のアセスメント …… 167
3 パーソナリティのアセスメント ………… 167
　①投影法による性格アセスメント………… 167
　②作業検査法による性格アセスメント…… 169
　③質問紙法による性格アセスメント……… 170
4 知的機能からの発達アセスメント ……… 170
5 認知機能のアセスメント ………………… 171
　①認知症のアセスメント…………………… 171
　②精神障害の背景となる認知機能の
　　アセスメント……………………………… 171
6 感情アセスメント ………………………… 171
7 行動アセスメント ………………………… 172
8 相談効果についてのアセスメント ……… 172
　①相談効果のアセスメントの指標………… 172
　②相談効果の評価…………………………… 173
●WORKS……………………………………… 173

第9章 カウンセリングと心理療法　　河合美子・千葉浩彦

Ⓐ 心理的援助における
　　相談の種類 ……………………河合美子 176

Ⓑ 精神分析的心理療法 …………河合美子 177
1 精神分析とはなにか ……………………… 177

2 精神分析の考え方……………………… 177
　①無意識………………………………… 177
　②心の構造……………………………… 178
　③精神力動的観点……………………… 179
　④自我の防衛機制……………………… 179
　⑤発達的理解…………………………… 180
3 精神分析と精神分析的心理療法……… 180
　①精神分析的心理療法の特徴………… 180
　②転移・抵抗…………………………… 180
4 医療場面でどう応用できるか………… 181

◉ パーソンセンタード・アプローチ ……………………… 河合美子 **182**

1 パーソンセンタード・アプローチとは
　なにか…………………………………… 182
2 非指示的アプローチ…………………… 182
　①非指示的アプローチの特徴………… 182
　②指示的アプローチとの比較………… 182
3 クライエント中心療法………………… 183
　①パーソナリティ変化の条件………… 183
　②セラピストの態度条件……………… 183
4 パーソナリティ理論と研究の進展…… 184
5 グループ・アプローチへの展開……… 185

◉ 交流分析 ……………………… 河合美子 **187**

1 交流分析とはなにか…………………… 187
2 自我状態の分析
　──パーソナリティの理解…………… 187
3 交流パターンの分析
　──コミュニケーションの理解……… 189
4 ゲームの分析──繰り返される不快な
　交流パターンの改善…………………… 190
　①ゲームの方程式……………………… 190
　②ゲーム分析の活用…………………… 191
5 脚本分析──人生の筋書の見直し…… 191
6 心理療法としての特徴………………… 191

◉ 認知行動療法 ……………………… 千葉浩彦 **193**

1 行動療法とその特徴…………………… 193
　①行動療法とは………………………… 193
　②行動療法と認知行動療法…………… 193
2 行動アセスメントと相談目標の設定… 194
　①協同的な実証主義…………………… 194
　②標的行動を具体的に選びだす……… 194
　③行動アセスメント…………………… 194
　④セルフモニタリング法……………… 194

　⑤心理教育……………………………… 195
　⑥援助方法の選択……………………… 195
3 オペラント学習の研究と
　それに基づくSST……………………… 195
　① SSTの実際…………………………… 195
　② SSTの背景──オペラント学習の理論… 196
　③ SSTの背景──社会的学習理論…… 196
4 認知療法………………………………… 197
　①自動思考と認知的概念化…………… 197
　②媒介信念と中核信念………………… 197
5 レスポンデント条件づけに基づく
　エクスポージャー法…………………… 197
　①レスポンデント条件づけと
　　系統的脱感作法……………………… 197
　②レスポンデント消去と
　　エクスポージャー・反応抑制法…… 198
　③行動実験と段階的エクスポージャー法… 199
6 認知行動療法の人間観………………… 200

◉ 家族療法とシステムズアプローチ ……………… 千葉浩彦 **201**

1 家族療法とはなにか…………………… 201
2 家族をどうとらえるか………………… 202
　①直線的思考による家族のとらえ方… 202
　②システムとしての家族のとらえ方… 202
3 家族療法の進め方……………………… 202
　①家族へのジョイニング……………… 202
　②リフレーミング……………………… 203
　③逆説による偽解決…………………… 204
　④対抗逆説……………………………… 205
　⑤結果の質問…………………………… 206
　⑥解決の構築のための課題提示……… 206
　⑦終結…………………………………… 206

◉ グループ・アプローチ ……………… 河合美子 **207**

1 グループ・アプローチとはなにか…… 207
2 集団心理療法…………………………… 207
　①精神分析的集団心理療法…………… 207
　②サイコドラマ………………………… 208
3 成長や自己実現を目的とする
　グループ・アプローチ………………… 209
4 セルフヘルプ・グループ……………… 210
5 医療場面でどう応用できるか………… 210
◉WORKS…………………………………… 212

第10章 行動する人間の理解　　杉山尚子

Ⓐ 行動の科学(1)：行動とは …… **216**
1 問題はどこにあるのか …… 217
　①性格はかわらないが行動はかわる …… 217
　②医学的指示だけで問題は解決しない …… 217
2 行動の原因についての考え方 …… 218
　①ラベリング：やる気は行動の原因か …… 218
　②操作不能の原因：血液型は行動の
　　原因になるか …… 219
　③行動随伴性：行動分析学における
　　原因の考え方 …… 220
3 行動とはなにか …… 220
　①行動分析学では行動をどう定義するか …… 220
　②行動の種類：レスポンデントと
　　オペラント …… 222

Ⓑ 行動の科学(2)：原因の考え方 …… **226**
1 行動と随伴性 …… 226
　①行動随伴性とはなにか …… 226
　②随伴性ダイアグラム …… 227
　③60秒ルール：行動の直後とはいつか …… 228
　④随伴性ダイアグラムを書くときの秘訣 …… 228
2 行動随伴性の種類 …… 228
　①強化と弱化：行動の頻度に目を向ける …… 229
　②強化随伴性：行動が繰り返される原因 …… 229
　③弱化随伴性：行動をしない原因 …… 233

Ⓒ 行動科学の医療現場での実践 …… **237**
1 知識を与える …… 237
　①教示：言葉で説明する …… 237
　②モデリング：お手本を見せる …… 241
　③身体的誘導：手をとって教える …… 241
　④知識を与えるためにすべきこと …… 241
2 技術を教える …… 242
　①シェイピング：行動を形成する …… 242
　②その他のシェイピング …… 244
　③チェイニング(行動連鎖) …… 245
　④なぜ逆行チェイニングを使うのか …… 246
3 随伴性を設定する …… 248
　①望ましい行動を増やす場合 …… 250
　②行動を減らす必要のあるとき …… 255
　③分化強化という考え方 …… 261
4 なぜ随伴性か …… 266
　①個人攻撃のワナ …… 266
　②機能と形式という考え方 …… 266
●WORKS …… 269

●索引 …… 273

●サイコラム一覧

❶感覚を遮断されたら …… 10
❷構えの効果 …… 11
❸系列位置効果 …… 21
❹記憶の臨床・異常・病理 …… 26
❺ラザルスの認知的ストレス論と情動 …… 33
❻疾病と感情の関係 …… 36
❼心的飽和 …… 42
❽要求水準 …… 44
❾血液型と性格は関係しているか？ …… 59
❿愛着の不安定 …… 70
⓫乳幼児期の「分離-個体化」
　──マーラーの乳幼児の発達理論 …… 72
⓬子どもの自己制御機能 …… 73
⓭家族病理に起因する子どもの行動問題 …… 76
⓮長期の母子分離による心理的変化 …… 77

⓯関係性の世代間連鎖 …… 77
⓰ロマンチック・アタッチメント …… 83
⓱自殺者数の推移 …… 91
⓲要請・説得のテクニック …… 110
⓳同調行動──人のフリ見て…… …… 117
⓴パーソナルスペースと援助の「場」 …… 153
㉑面接技法の効果 …… 161
㉒動機づけ面接 …… 186
㉓ストローク …… 192
㉔医療における心理的援助 …… 211
㉕「〜しない」はなぜ行動でないと
　考えるのか？ …… 223
㉖闘病意欲との関連 …… 249
㉗トークンの利点 …… 254

第1部
人間の心理を理解するための基礎

第1章　感覚・知覚の心理

第2章　学習・記憶の心理

第3章　感情・動機の心理

第4章　性格・知能の心理

第5章　発達の心理

第6章　社会・集団の心理

第1章 感覚・知覚の心理

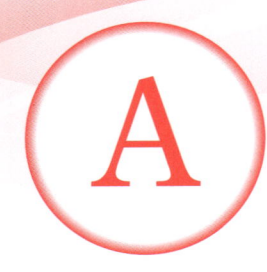 感覚

　看護実習などで，皆さんが，朝，その日はじめて担当の患者と会う場面を想像してみてほしい。まず，「おはようございます」と声をかけるであろう。それと同時に，患者の様子を観察しているはずである。そして，顔色はどうか，声の調子はどうかなどを把握し，気分がよさそうだとか，どこかに痛みがありそうだなどと判断すると思う。

　看護の臨床では，患者の観察がたいへん重要であることはいうまでもない。その観察をする際に重要なはたらきをしている心理機能が，**感覚**と**知覚**である。本章では，視覚や聴覚，あるいは形や運動の知覚など，感覚と知覚の基礎的なことがらについて紹介しよう。

1 感覚の種類と性質

①五感と五官　**五感**とは，視覚・聴覚・嗅覚・味覚・皮膚感覚の5つの感覚をいう。五感はそれぞれ異なった感覚として体験されるが，感覚内容を**モダリティ** modality（様相）とよぶことがある。私たちは，これらの感覚を通して周囲の世界の様子を感じとっている。五感を受け入れる身体の感覚器官が**五官**である。

●**感覚のしくみ**　視覚が，眼という感覚器官を介して生じる感覚であることは周知のとおりである。これを，生理学的背景を含めて少し細かく表現すれば，電磁波の一種である光の刺激が眼の網膜に届き，そこにある視細胞を興奮させ，その興奮が神経を経由して脳の視覚領域に伝わり，視覚という感覚が生じるということになる。聴覚・嗅覚・味覚・皮膚感覚もまた，ある種の刺激が感覚器官の特定の細胞を興奮させ，その興奮が神経を経由して脳に伝わり，感覚が生じるという基本的なしくみは共通している。

　ここで重要なことは，刺激とその刺激を感知するための感覚器官の細胞との間には，特定の結びつきがあるということである。すなわち，視細胞を興奮させ視覚を生じさせるのは，光刺激だけある。このような感覚器官に対応して感覚を生じさせる刺激を**適刺激**とよぶ。

●**五感以外の感覚**　感覚には，五感以外にも，手足の動きを感じる運動感覚，空腹感のような内臓感覚，身体の傾きなどを感知する平衡感覚などがある。これらの感覚は，自分自身の状況を知るために役だっている。

②閾と頂　外界に適刺激が存在すれば，どのような場合でも感覚が生じるのであろうか。私たちは，自分の頭の後ろや，視野を外れた空間を見ることはでき

ない。これは，外界に刺激があっても，それが感覚器官に到達しなければ感覚は生じないということを意味している。

しかし，たとえ刺激が感覚器官に到達しても感覚が生じないこともある。電磁波には，X線や紫外線，赤外線，あるいはFMやAMなどの電波まで，多様な波長が含まれる。私たちの網膜には，紫外線やFMは届いているかもしれないが，これらを「見る」ことはできない。すなわち，私たちが「見る」ことのできる電磁波は，波長がおよそ400 nm～700 nmの範囲の可視光線（光）に限られており，それより短い波長の紫外線やX線も，それより長い波長の赤外線や電波も「見る」ことはできないのである。

●**刺激閾と刺激頂**　一般に，感知できる最小の刺激量は**刺激閾**，最大の刺激量は**刺激頂**とよばれる。視覚の場合には，電磁波の波長だけでなく，明るさにも刺激閾と刺激頂が存在する。すなわち，真っ暗な場所で感知できる最小の明かりは刺激閾であるし，太陽の光がまぶしくて直視できないというのは，それが刺激頂に近いからだといえる。明るさの刺激閾は，外界に存在するきわめて弱い光が感じられるか感じられないかの境目であり，刺激頂は，眼に障害をおこさせるほどに強い光といえよう。

聴覚にも刺激閾と刺激頂がある。音には高さと大きさがあるが，あまりに低い周波数の低音は聞きとれないし，高すぎる音は超音波として聞こえない。一方，あまりに小さな音量では，たとえ音がしていたとしても感知できないし，あまりに大きな音は耳に悪影響を及ぼす。このように，視覚以外のすべての感覚にも刺激閾と刺激頂を考えることができる。

●**弁別閾**　刺激の有無を感知することができるか否かの境目を刺激閾というのに対して，刺激の変化や2つの刺激の違いを感知することができるか否かの境目を，**弁別閾**とよぶ。たとえば，左右の手のひらに外見のまったく等しい異なった重さのおもりをのせたとしよう。これが1 gと50 gだとしたら，左右のおもりが異なる重さであるということにはすぐ気づくはずである。しかし，49.9 gと50.0 gの場合には，重さの差に気づくことが困難になるはずである。また，昼間，明るい部屋で室内灯をつけたときには明るくなったと気づきにくいが，暗い部屋で明かりをつけた場合には，すぐに気づくであろう。このように変化した明るさが感知できるか否かというような場合にも，弁別閾とよぶ。

●**ウェーバーの法則・フェヒナーの法則**　刺激閾には，個人差はあるものの，おおむねある程度決まった値が知られているが，弁別閾は，比較する刺激によって異なった値となる。先の例からもわかるように，明るい部屋でろうそくをつけても明るさの変化は弁別されない。一方，暗い部屋でろうそくをつければ，明るくなったと弁別できる。また，1 gと2 gの1 gの違いは弁別できるであろうが，500 gと501 gの1 gの違いを弁別することは困難であろう。すなわち，基準となる刺激の強さや大きさによって，弁別閾は変化する。

イヌとヒト

イヌは，ヒトよりも小さい音や高い音が聞こえ，また，嗅覚に関しても，ヒトが感知できないようなかすかなにおいをかぎ分けることができるといわれる。このように，刺激閾や刺激頂には，種差もある。

こうした関係を法則化したものが，ウェーバーの法則・フェフィナーの法則として知られている。刺激の強さを I，弁別閾を ΔI とすると，$\Delta I/I$ ＝一定となるとするのが**ウェーバーの法則**であり，感覚の大きさ E は刺激の強さ I の対数に比例するというのが**フェフィナーの法則**である。

③順応

　　病院を訪問したとき，消毒薬のにおいを感じる人は少なくない。しかし，しばらく病院内にいると，そのにおいはあまり感じられなくなる。さらに，病院勤務をしている人は，毎朝の出勤時にすら，そのにおいが気にならないかもしれない。このように，感覚は，刺激の持続や反復によって閾値が上昇し，これを**感覚的順応**という。大きな音にも，悪臭や香水などの嗅覚刺激にも，塩辛さや甘さなどの味覚にも，暑さや寒さなどの皮膚感覚にも，順応はみられる。また，明るいところからトンネルのような暗い場所に移動した際，暗闇に目が慣れることを**暗順応**という。これに対して，映画館から昼間の街へ出た場合のように明るいところに目が慣れることを**明順応**という。

　　看護の臨床場面などでは，看護職者がふだんから香水をつけつづけていることで，その強い香りに自分自身では気づかなくなったり，病室や診療室の悪臭にも順応して鈍感になったりしていると，患者の快適性をそこなう可能性があるので注意を要する。

2 感覚の加齢変化

①視覚の加齢変化

高齢者の苦手な色
高齢者では水晶体が黄褐色に着色するため，青や黄色系統の識別力の低下が生じやすい。

　　視覚には，視力，視野，順応，色覚などがある。個人差は大きいものの，一般に，視覚機能は加齢により衰えがちである。近くを見るために必要な近見視力と密接に関連する焦点調節距離は，10歳ごろから年齢を増すにしたがって長くなることが知られている。そして，40歳ないし50歳ごろ，自分自身で手に持った本や新聞に焦点を合わせることが困難になるなどがあると，いわゆる**老眼**が自覚されることになる。遠くを見る視力である遠見視力も，90歳以上では裸眼視力が1.0以上の人はほとんどいなかったという研究報告もある。さらに，暗闇に目が慣れる暗順応の速度がおそくなり，順応の閾値が上昇したり，動いている対象を見るための動体視力が低下することも知られている。

　　視覚機能の低下は，主として，水晶体の硬化や不透明化，毛様体の筋力の低下など末梢器官の加齢変化が原因だといわれている。このような生理的な加齢変化だけでなく，高齢者には，水晶体が混濁する加齢白内障も高率にみとめられることが報告されている。

②聴覚およびその他の感覚の加齢変化

　聴覚も，加齢による機能低下がみとめられる。高齢者は若年者と比較して，さまざまな高さの音で聴力が低下しているが，とくに高い音の聞こえが困難になりやすいといわれている。高齢者は，日常の会話などにおいて，背景に雑音があったり，音声が不明瞭であったり，

話す速度が速かったりすると，言葉の聞きとりがわるくなる。また，難聴の高齢者も少なくない。

　嗅覚，味覚，皮膚感覚も，加齢により機能が低下することが報告されている。高齢者では，においを感じにくくなり，味に対する感度が低下し，触覚も鈍くなるといわれている。嗅覚や味覚には，生活様式なども関係しているので，年齢そのものによる変化だけを明らかにすることには困難な面もあるが，高齢者を看護する際には，少なくとも感覚機能の状態を確認しておくことは有用であろう。

③感覚機能の低下による日常生活への影響と対応

　視覚機能の衰えは，読書などを困難にする。通常の加齢による機能低下の場合には，眼鏡を利用することなどによって対処が可能である。しかし，暗順応や動体視力の低下は，車の運転や外出の際の危険をもたらすこともある。また，著しく視力が低下した場合には，行動範囲が狭まったり行動する意欲が低下し，受け取ることのできる情報が制限されるなどの心理面への二次的影響が生じる可能性もある。

　聴覚機能の衰えの影響も，日常生活のさまざまな場面でみられる。電車の停車駅の案内や災害放送などが聞きとりにくかったり，相手の話が聞きとれない，話す速度に追いついていけず内容が理解できないなどといったこともおこりうる。こうしたことは，外出を困難にしたり躊躇させたり，災害時の危険を増したり，さらには人間関係のトラブルなどの背景ともなりうる。

　嗅覚や味覚は，視覚や聴覚と比較すると軽視されがちであるが，食生活などでは，きわめて重要な役割をもっている。かぜをひいたときなど，においを感じにくくなったり，味がわからなくなったりすることがあるが，こうした状態での食事はきわめて味けないものとなるはずである。嗅覚や味覚機能の低下への対応は，必ずしも容易ではないが，高齢者の生活を文字どおり無味乾燥にしないような配慮が望まれよう。

●**生活環境への配慮**　ここまで述べてきたように，加齢による感覚機能の低下は，いわば不可避な老化現象ともいえる。したがって，高齢者がなるべく危険や不自由のないように生活環境を整えることが，高齢社会においては不可欠である。視聴覚機能の衰えた高齢者が，適切な眼鏡や補聴器を用いられるように援助するといった対策も必要であるが，高齢者が安全に行動や外出できるような地域環境の整備，すなわち**バリアフリー化**や，**ユニバーサルデザイン**の積極的導入なども重要である。

　また，周囲の人は，高齢者の感覚機能の衰えを十分に理解し，高齢者自身がその衰えを恥ずかしいと感じて隠したり，みずからの行動を制限したりしないように配慮すべきである。

ユニバーサルデザイン
ロン・メイス Mace, R. が提唱した，障害の有無，年齢，人種や国籍などを問わず，すべての人が利用しやすいデザイン。①公平性，②自由度が高い，③簡単，④わかりやすい，⑤安全，⑥持続性，⑦利用しやすい大きさや空間が，その7原則とされている。

B 知覚

❶ 知覚の諸現象

　A節で学んだ感覚とこれから学ぶ知覚とは，明確に区別しにくい場合も多い。通常，光を感じるとか，音が聞こえるなどといった，比較的単純な刺激の受容過程を感覚というのに対して，ものの形を見るとか音楽を聴くといった，複雑な刺激の処理過程を**知覚**という。

　われわれは，周囲からの情報を受け入れる際に，必ずしも刺激の特性のとおりに知覚しているとは限らない。たとえば，電話で名前を聞いたとき，「木谷（きたに）さん」をあやまって「北見（きたみ）さん」だと思ってしまうなどという**錯覚**は，皆さんにも体験があるはずである。

①錯視
　知覚の現象のなかで，多くの人の興味を引く現象の１つが，**錯視**である。物理的特性が等しくても，一方の線分が他方の線分より長く見えたり（▶図1-1-a），一方の円が他方の円より大きく見えたりする（▶図1-1-b）。また，階段が左に向かってのぼる形に見えたり，それを上下ひっくり返したように見えたり（▶図1-1-c），あるいは開いた本が上向きに置いたように見えたり，伏せて置いたように見えたりする（▶図1-1-d）。これらは，**幾何学的錯視**の例である。日常的体験のなかにも，地上に近いところの月は，天上にあるときよりも大きく見えるという月の錯視のような現象もある。

　これらは，対比効果や空間の異方性などさまざまな要因によって説明されている。錯視は，経験などの影響を受けると考えられており，年齢や文

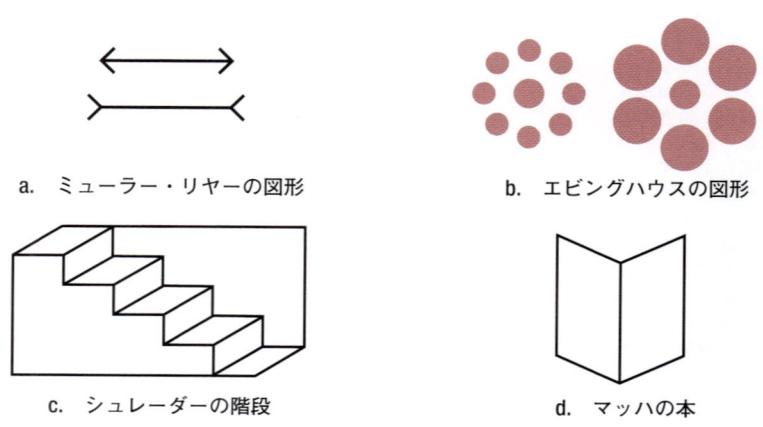

a． ミューラー・リヤーの図形　　　b． エビングハウスの図形

c． シュレーダーの階段　　　　　　d． マッハの本

図1-1　幾何学的錯視

化的背景によっても影響される。

　幾何学的錯視を含め，私たちにとって錯覚は不可避な現象である。しかし，ミスや事故の背景には，しばしば錯覚がみとめられる。医療の場面では，ミスをゼロに，少なくとも最少にしなければならない。そのためには，誰でも錯覚することがあるという事実をつねに自覚し，自分の知覚した情報が正しいか，確認や反省を怠らないことが必要である。

②知覚の恒常性　　夜，暗いところで白衣を見ても，それは白いと感じられる。実際には，暗いところで見る白衣は灰色のはずであるのに，それが白くみえるような現象を**知覚の恒常性**という。このように，網膜上の刺激が変化しても，明るさや色，大きさ，形など，対象のさまざまな特徴の知覚は比較的恒常的に保たれる。

　サングラスをかけて信号を見ても，赤・黄・青の三色は識別できる。これは色の恒常性による。10 m ほど離れたところにいる友だちが，5 m くらいまで近づいてきたとすると，網膜上の像は2倍に変化したはずであるが，実際には，その友だちの身長は2倍になったとは知覚されない。これは大きさの恒常性とよばれる。さらに，テーブルの上のコップの飲み口の形は，斜め上からも真上からも，あまりかわりなくみえる。これは形の恒常性とよばれる。音の大きさの判断についても，距離をかえてもほとんど変化がないことが知られており，音にも恒常性がみとめられる。知覚の恒常性によって，私たちは周囲の世界を安定して知覚しているともいえよう。

2 形と運動の知覚

①形の知覚の成立　　形の知覚の成立には，いくつかの主要な要因が知られている。

●**図と地**　その1つが，**図と地**である。ホワイトボードに黒インクで書かれた文字は，当然のことながら知覚されやすい。小さくまとまっている部分は知覚されやすく，それを図とよぶ。これに対し，相対的に大きく，図を浮きたたせる背景を地という。

▶図1-2は，通常，地とは知覚されない小さな部分を地とみなさないと「THE」の文字が知覚されないことが，文字の認識を困難にしている。

●**体制化**　図として知覚されやすくまとまっていることを**体制化**という。体制化には一定の傾向がある。皆さんは，▶図1-3を，どのように知覚したであろうか。まず，上段のよう

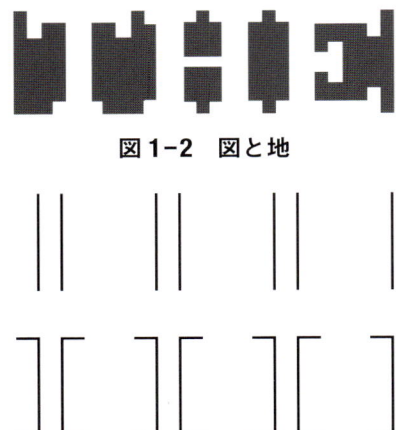

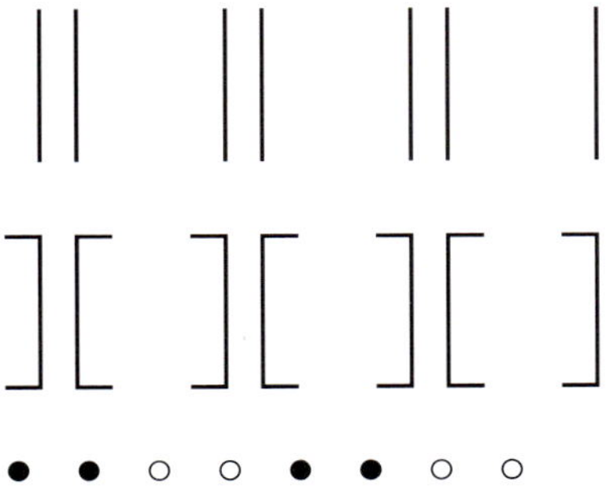

図1-2　図と地

図1-3　プレグナンツの法則

に近くにあるものがまとまって知覚されやすい。これを**近接の要因**という。中段のように，必ずしも近くになくても閉じているものは，まとまって知覚されやすい。これを**閉合の要因**という。さらに，下段のように類似したものもまとまって知覚されやすい。これを**類同の要因**という。これらを，**プレグナンツの法則**とよぶことがある。

●**主体側の要因** このような刺激側の特性の要因のほかにも，形の知覚に関連する主体側の要因も知られている。▶図1-4は，若い女性と老女の反転図である。皆さんは，はじめにどちらを知覚したであろうか。また，どちらが知覚しやすかったであろうか。若い女性が知覚されやすかった人もいたであろうし，はじめに老女が見えた人もいたであろう。こうした1人ひとりの知覚の違いは，個人的な背景や経験などが異なることによって生じる。たとえば，騒音のなかでも，自分の名前が呼ばれた場合には気づきやすい。こうした現象を**カクテルパーティ効果**とよぶことがある。書店に並んでいる多くの本のなかでも，自分の好きな作家の名前はすぐ目につくことも，こうした効果の1つであろう。

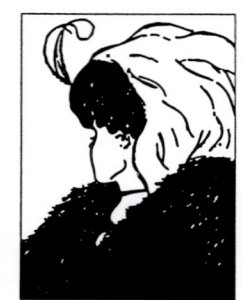

図1-4 反転図

カクテルパーティ効果
カクテルパーティのようなざわざわした場所でも，自分の名前のような，自分との関係の深いことには気づきやすいという現象からこのようによばれる。

●**看護場面での観察力** 看護職者が，患者の顔色や体臭から体調を敏感に感じとれるようになったり，医師が，X線写真を見て腫瘍を発見できるようになったりすることなどは，知覚が経験や訓練によって変化することを示している。看護の業務のなかでも重要といわれる観察力を養うためには，つねに適切に知覚するという意識を持つことが必要であろう。

②**立体と奥行きの知覚** ……… 私たちは三次元の空間に生活している。すなわち，**立体**や**奥行き**を知覚する必要がある。網膜像は二次元であるのに，三次元の知覚が可

Psycolumn 1 サイコラム

感覚を遮断されたら

ヘロンHeron, W.は，被験者となった男子大学生を小さな部屋に閉じ込め，可能な限り感覚を最小限になるように遮断した状態で，食事と排泄以外はベッドに仰向けに横たわらせて過ごさせるという実験を行った。目に半透明のゴーグルをかけて視覚を，部屋の防音装置や枕によって聴覚を，手袋やボール紙の袖口で触覚を制限した。

この実験に参加した学生は，相当多額の報酬をもらって，このような状態で何日間か過ごすことを求められたが，皆さんなら何日間くらいこの状態を続けられるだろうか。この実験の結果では，2，3日以上耐えられた学生はほとんどいなかったということである。また，思考力や集中力が低下し，幻覚すら見えることがあったともいわれている。

私たちにとって，一定の感覚刺激を受けることは，心理的バランスを保つために不可欠のようである。集中治療室や刺激の乏しい入院中のベッド上での生活は，この実験状況に類似した点があるのではなかろうか。

能なのはなぜであろうか。

●**立体の知覚**　立体の知覚を説明する立場にはいくつかあるが，その1つに**両眼視差**がある。ヒトの両眼の間は6cm程度離れており，両眼で目の前の立体を見た場合，双方の網膜像は若干異なっている。これらを1つの像として処理する際に立体という知覚が生じると考えられている。

●**奥行きの知覚**　一方，奥行きは，より遠くにある対象は小さくみえたりきめ細かくみえる，また後ろにあるものをおおい隠しているようにみえるものは手前にある，などの経験による手がかりを利用していると説明する立場がある。空間の知覚に関しては，こうした立場以外にも，いくつかの異なった理論により説明されており，今日でも新しい研究が進められている。

③ **運動の知覚**　実際には運動していない対象に**運動の知覚**が生じることがある。映画のフィルムの1コマずつは静止した写真であるが，それを一定の速度で連続して流すと，動いているようにみえる。これを**仮現運動**という。また，自分の乗った列車は停車しているのに，隣の列車が動きはじめたのを窓からながめていると，自分の列車のほうが動きはじめたように感じることがある。これは，静止している対象が別の対象の運動によって動いているように知覚される現象であり，**誘導運動**という。これらのほかにも，暗室で，少し離れたところの固定した小さな明かりを見つめていると，それが動いているようにみえる。これは，暗闇では知覚するために必要な安定した枠組みが機能しないことによって生じ，**自動運動**とよばれている。夜勤の病棟巡回などの際に，暗い廊下の非常灯の明かりが動いているようにみえることがあるかもしれないが，これが自動運動であることを知っていれば，驚いたり不安になることもないであろう。

Psycolumn サイコラム 2

構えの効果

　図の中央の字は，数列のなかに置かれていれば13という数字として，アルファベットのなかに置かれればBという文字として知覚されるであろう。

　一般に，12のあと，14の前には13が，AとCとの間にはBが知覚されることが期待されている。このように，期待，文脈のほか，「このように見える」という経験による見方としての構えや，比較したり準拠するための枠組みなどが，知覚に影響することが知られている。

　これらのほかにも，空腹だと料理の香りを感じやすかったり，夜道をこわいと思いながら歩いているとき，枯れたススキが風に揺れるのを見て幽霊が出たと思ってしまうといった体験は，欲求や感情が知覚に影響することを示す例である。

```
    12
A   B   C
    14
```

WORKS

A. 次のかっこのなかに正しい言葉を入れてみよう。

① 五感はそれぞれ異なった感覚体験だが，それぞれの感覚内容を（　　　　　）とよぶ。

② 感覚器官に対応して感覚を生じさせる刺激を（　　　　　）という。

③ 感知できる最少の刺激量を（　　　　　），最大の刺激量を（　　　　　）といい，刺激の変化や2つの刺激の違いを感知できるか否かの境目は（　　　　　）とよばれる。

④ 明るいところから暗い場所に移動したとき，暗さに目が慣れることを（　　　　　）という。

⑤ 高齢になると難聴の人が多くなるが，とくに聞こえにくくなりやすいのは，高さの（　　　　　）音だといわれている。

⑥ 網膜上の刺激が変化しても，対象のさまざまな特徴の知覚は比較的一定に保たれる傾向があるが，この現象を（　　　　　）とよぶ。

⑦ 形の知覚において，小さくまとまっている部分を（　　　　　），相対的に大きな面積を占め，背景となる部分は（　　　　　）とよぶ。

⑧ 近くにあるものや閉じているものは，まとまった形として知覚されやすいが，この現象を説明する法則を（　　　　　）の法則という。

⑨ 二次元の網膜像から三次元の知覚が可能となる現象の説明の1つとして（　　　　　）視差がある。

⑩ 自分の乗っている列車は止まっているのに，隣の列車が動きはじめたのを窓からながめていると，自分の列車のほうが動いたように感じる現象を（　　　　　）という。

[引用・参考文献]
1) 井上勝也・木村周編：老年心理学．朝倉書店，1993．
2) 梅本堯夫・大山正編著：心理学への招待――こころの科学を知る（新心理学ライブラリ1）．サイエンス社，1992．
3) 小杉正太郎ほか：心の発見心の探検（心理学入門 レシテイション30）．ミネルヴァ書房，1988．
4) セルビー，P.・グリフィス，A著，矢野目雅子・小林博訳：ガイドブック上手に老いるには．岩波書店，1991．
5) 中島義明ほか編：心理学辞典．有斐閣，1999．
6) 藤本忠明ほか：ワークショップ心理学．ナカニシヤ出版，1993．
7) 本明寛ほか：図説心理学入門．実務教育出版，1977．
8) 本明寛監修，久保田圭伍・野口京子編：最新・心理学序説．金子書房，2002．

第2章

学習・記憶の心理

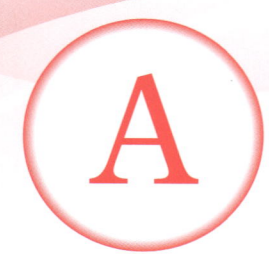 学習

　私たちは，英語を身につけることを，「英語を学ぶ」とも「英語を覚える」とも表現することがある。「学ぶ」とは学習の側面を強調しており，「覚える」とは記憶に焦点をあてている。このように，学習と記憶とは相互に密接に関連する現象だといえるが，心理学では，学習は主として行動と結びつけて，記憶は認知機能として研究が進められている。第10章の行動分析学はスキナー Skinner, B. F. による学習の理論を背景としているが，ここでは，それとの重複を避け，学習に関連する基本的かつ代表的な考え方について述べる。

❶ 学習とはなにか

　●**学習の定義**　学習の一般的な定義は，「個体発生過程において，経験により比較的永続的な行動変化がもたらされること，およびそれらをもたらす操作，そしてその過程」である(中島ら，1999)。遺伝のような系統発生過程にかかわる現象や，疲労などによる一時的な行動の変化ではく，私たちが経験したことが一定期間の行動の変化をもたらすということが，学習の特徴といえる。
　●**実験による検証**　学習は行動の変化として定義されるが，ある個体を外から観察して，その個体がある行動を学習しているか否かを判断することはむずかしい場合も少なくない。皆さんの目の前にいる1匹の犬が「お手」を学習しているかは，一見しただけでは判断がつかない。「お手」と言ってみて，それに反応するかどうかで学習しているかがはじめて明らかになる。これは一種の実験であり，学習心理学では実験による検証が重視されてきた。

❷ 学習のしくみ

①**正の強化と負の強化**……　目の前の犬に「お手」と言ってみたが，犬はそっぽを向いてしまったとしよう。この犬は，「お手」を学習していないのであろうか。
　●**正の強化**　その犬の飼い主が大好きな餌を持ってきて「お手」と言ったら，あなたにはそっぽを向いた犬が，尾を振って「お手」をするかもしれない。餌などなくても，「お手」にこたえたら飼い主が「よしよし」と言いながらなでてやると，その犬は「お手」を繰り返すかもしれない。餌や飼い主がなで

る行為は，犬が「お手」を行動として示せるようになるために有効な場合がある。こうした褒美は，賞や報酬，強化子といわれることもあるが，学習を成立させたり，学習した行動を安定させたりする場合に重要なことが多い。このように賞や報酬を与えて刺激と反応の結びつきを強めたり，反応の頻度を増やす手続きを，**正の強化**とよぶ。

　一方，犬がほえたとき，頭をたたいて叱ったとしよう。そうすると，犬はほえることをやめるだろう。このように，不快で望まないことを与えることを，**罰**という。一般に強化は，刺激と反応の結びつきを強くしたり反応の頻度を上昇させ，罰を与えることは，この反対に刺激と反応の結びつきを弱くしたり，反応の頻度を低下させる手続きである。

●**負の強化**　ところで，退屈な授業にあきて，生徒が騒いだとしよう。このとき，教師が「そんなに騒ぐなら授業はやめる」と言っておこって教室から出て行ったら，次回の授業はどうなるだろうか。授業を受けたくない生徒ばかりなら，おそらく再び騒ぐのではないだろうか。もしそうなれば，生徒は，騒げば退屈な授業が終わることを学習したことになるかもしれない。嫌な事態が続いているときにある反応をしたら嫌な事態が終われば，その反応の頻度は上昇するであろう。その意味で，こうした現象は強化として説明できるが，反応により賞や報酬を得られるのではなく，嫌な事態がなくなるので，**負の強化**として正の強化と区別される。

　そう考えると，罰にも負の罰がありうる。友達が数人で楽しく話をしているとき，ある人が発言したら皆が急に黙り込んで白けた雰囲気になって会話が途切れてしまった。その発言をした人は，次からは，その友人たちのなかで話しがたくなるのではないだろうか。これは，楽しい快なことがある反応によって終わってしまうと，その反応が減少する現象であり，**負の罰**といわれることもある。

　第10章には，行動分析学の考え方が紹介されている。行動分析学では，賞や報酬を好子，罰を嫌子，反応の頻度を増やす手続きを強化，反応の頻度を減らす手続きを弱化とよんでいる。

●**消去**　「お手」を学習した犬に，「お手」をしても餌も与えずほめもしなかったらどうなるだろうか。おそらく，その後も何回かは「お手」をするかもしれないが，しだいに「お手」をする回数は減ってくるはずである。このように賞や報酬を与えない手続きを，**消去**という。消去することにより，行動は減少する。「お手」と言っても無視することを続けて何十回も反復すると，犬は「お手」をしなくなるであろう。しかし翌日，また「お手」と言うと，「お手」をする可能性がある。消去された行動は，時間をおくことにより自発的回復をする。学習した行動を完全に消去することは，なかなか困難な場合も多い。

　「羹に懲りて膾を吹く」ということわざがある。熱い食べ物で口の中をやけどした経験をすると，それに懲りて冷たい食べ物でも慎重に吹いて

冷ますようになるということである。危害を加えられたり痛い目にあった経験から逃げたり避ける行動を学習することを**逃避学習**や**回避学習**という。こうした学習は消去しにくく，消去抵抗が高いといわれる。

②条件づけ

日本人は，梅干しをみると唾液が出るが，こうした反応を**条件反応**ということはよく知られている。

●**レスポンデント条件づけ** 有名なロシアの生理学者パブロフ Pavlov, I. P. は，**レスポンデント条件づけ（古典的条件づけ）**とよばれる現象を発見した。餌を与えられた犬は生得的に唾液を分泌する（**無条件反応**）。しかし，なにも経験していない犬は，音を聞かされただけでは，当然のことながら唾液を分泌することはない。この犬に，音を聞かせると同時に餌を与えるという手続きを行うと，音だけに対しても唾液が分泌するようになる。もともと唾液を分泌するはたらきを持っていなかった音（**中性刺激**）を，餌（**無条件刺激**）と一緒に提示することにより，音（**条件刺激**）に対しても唾液（**条件反応**）が生じる条件づけ，すなわち学習が成立したと説明される。

レスポンデント条件づけに基づく行動を，**レスポンデント行動**という。レスポンデント条件づけに対して，**オペラント条件づけ**や**オペラント行動**も学習の重要な側面であるが，9章（●196ページ）にオペラント学習の理論として，また，10章（●224ページ）にオペラント行動として，詳しく述べられている。

③条件づけに関するさまざまな現象

このほかにも，条件づけが成立した刺激と類似した刺激によっても行動が生じる**刺激般化**や，「お手」と「伏せ」が違う指示であることを区別する**弁別**なども，学習において重要な現象である。また，自転車に乗れる人はオートバイも比較的容易に運転できるというような，学習した行動がほかの行動にも効果を持つ**転移**，あるいは，学習したことが実際に遂行行動としてあらわされる場合には，**動機づけ**が関与していることなども教育などの場面では重要だと考えられる。

学習には，ある行動をしてみて失敗したら別の行動をし，成功したらその行動を維持するという**試行錯誤学習**だけでなく，学習する場面全体の見通しをもって課題解決に結びつく行動を行う**洞察学習**もある。また，私たちの社会生活では，他人の行動を真似したり（**模倣学習**，**モデリング**），観察すること（**観察学習**）によっても学習が成立することが多いが，こうした学習は**社会的学習**とよばれる。

言葉の学習である言語学習や，車の運転やスポーツなどの習得に重要な知覚・運動学習など，学習にはさまざまな研究の領域と研究の歴史があるが，本書では，学習理論を背景とした行動分析学について第10章で詳しく紹介する。

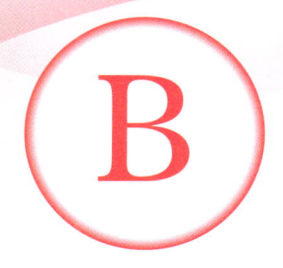 記憶

　本節では，記憶のはたらきについて学ぶ。記憶の科学的な研究は，1885年のエビングハウス Ebbinghaus, H. の研究に始まるといわれている。100年以上前に始まった記憶の研究は，長い間，厳密な実験室内の研究を中心に進められてきた。しかし，そうした研究の結果は，必ずしも日々体験する記憶現象の説明には結びつかない。そこで，1978年のナイサー Neisser, U. の主張をきっかけに，最近では日常記憶の研究が重視されてきている。

　また，記憶のしくみを明らかにするうえで大きな貢献を果たしてきたのは，臨床現場からの報告であった。脳の一部を失うことによって生じた特異な記憶障害例の報告（●26ページ，サイコラム4）は，脳における記憶の座を明らかにし，記憶研究者たちに多大な情報をもたらしたのである。

❶ 記憶とはなにか

　こうして教科書を手にしている皆さんは，たったいままで，なにをやっていたのだろう。なぜここにいるのだろう。ここまではどうやって来たのだろう。そもそも，ここはどこであなたは誰なのだろうか。

　なにをいきなり……と，とまどった読者も多いであろう。そんなことわかりきっている，と思われるかもしれない。しかし，もしも途中の記憶がなくなっていたらどうなるだろうか。言うまでもなく，私たちの生活は記憶に支えられている。明日の約束や昨日のできごとを思い出すだけでなく，本を読むことも，字を書くことも，自分の名前が呼ばれたら返事をすることも，すべて記憶のはたらきによって可能となるのである。

①記憶のプロセス　記憶は，覚え込む段階としての**記銘**，覚えた内容を貯蔵しておく**保持**，保持された内容を思い出す**想起**（または**再生**）という3つの段階に分けられる。保持されている内容はそのままでは確認できず，想起を通してはじめて確認することができる。

　●**記憶の確認**　記憶を確かめるためには，手がかりなしに想起する**再生法**や，選択肢や語群を用意し，そのなかから記銘した内容を判断させる**再認法**などの方法がある。また，示された材料を記銘した通りの順序に並びかえる**再構成法**，一度完全に記銘学習した内容を一定時間後に再度学習し，そのときの節約率を求める**再学習法**などがある。

　●**エビングハウスの実験**　エビングハウスは，自分自身を被験者にして記憶実験を行った際，この再学習法を用いた。経験の影響を排除するため，

節約率の求め方

$$\frac{\text{もとの学習に要した時間} - \text{再学習に要した時間}}{\text{もとの学習に要した時間}} \times 100$$

なお，ここでいう時間とは試行回数のことである。

無意味つづり

記憶実験などで用いられる意味のない文字つづりのこと。たとえば，見せられたいくつかの魚の名前を覚えるテストの場合，おそらく魚屋の息子は八百屋の息子よりよい点数をとるだろう。しかしだからといって，魚屋の息子のほうが記憶能力にすぐれているということにはならない。こうした経験による影響を除くために，記憶テストでは誰もがはじめて聞くような言葉をしばしば用いるのである。

記憶材料として無意味つづりのセットを使用し，続けて2回正しく言えるようになるまで学習した。その後，一定時間をおいて再学習し，続けて2回正しく言えるまでに要した回数がどの程度節約できるかを調べた。

▶図2-1は，再学習ごとの結果をつないで得られた**保持曲線**だが，**忘却曲線**ともよばれている。この図から，忘却は記銘直後に急速に進むこと，しかし，その後は長時間を経てもあまり変化がみられないことがわかる。

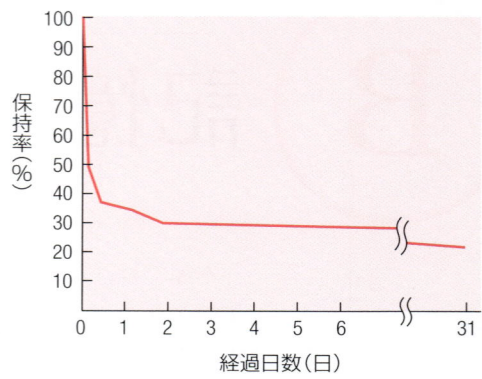

図2-1　保持曲線（忘却曲線）

②記銘学習と関連づけ

次の15の対項目を見て，左項目の相手となる右項目を覚えよう。1分たったら28ページのBを見て，ペアの相手の項目を思い出し，書き出してみよう。

つくえ―ＣＡＴ	とけい―おから	といし―なふも
かばん―すおた	でんわ―ＲＩＮ	もうふ―まくら
くるみ―かめら	みかん―とめち	ひもの―ＤＯＧ
りんご―ぶどう	ぶらし―ＸＯＭ	てがみ―ＳＡＨ
たんす―ＱＥＫ	からし―おでん	つみき―うさぎ

これは，記銘学習のなかで，系列学習（▶21ページ，サイコラム3）と並んで古くからよく用いられてきた，**対連合学習**（ついれんごう）という課題である。対になっている項目を記銘・想起する際，皆さんはどのようなことを感じただろうか。また，どのようにすると覚えやすかっただろうか。おそらく，すべての項目が同じ程度に覚えやすかった（あるいは覚えにくかった）という人は少ないだろう。ふだんからよく聞く言葉や，項目間になんらかの関係が予想される項目は覚えやすく，意味のない項目や，対に関連性がみとめられない場合は覚えにくかったのではないだろうか。

●**記憶するコツ**　一般的に，自分が親しみを感じるものは覚えやすいが，よく知らないもの，受け入れにくいものは覚えにくい。たとえばはじめて会う人の名前でも，知人の名前と同じだったのですぐ覚えられたという経験は，誰にでもあるだろう。さらに，関連のないものをそのまま覚えるいわゆる丸暗記よりも，刺激となる項目から連想がおこるような項目の場合，

記銘学習

記憶研究のなかで，新しい材料を学習させる方法。

対連合学習

関連性がみられる，またはみられない項目や，有意味語あるいは無意味つづりの対項目からなるリストを用いて，与えられた刺激項目の対となる項目を想起することが求められる。

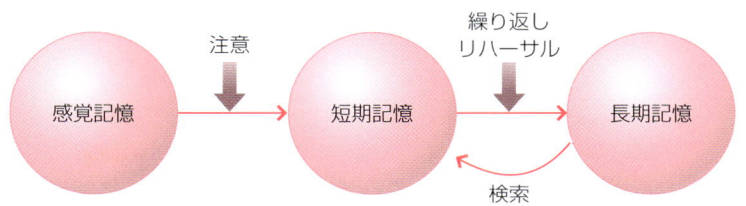

図 2-2　記憶の二重貯蔵モデル

比較的覚えやすい。なにか新しいものを記銘する場合に，「関連性をもたせて覚えやすくする」方法は，年号を覚えたり英単語を覚えたりするときに，すでに利用してきた人も多いだろう。自分は記憶が苦手，と思っている人は，この「関連づけ」を日常で工夫して利用してみたらどうだろうか。

③記憶の情報処理モデル　……　私たちがふだん体験している「覚える」「思い出す」といった行為は，どのように考えたらよいだろうか。◐ 図 2-2 は，人間の記憶を，情報処理のシステムから理解しようとしたモデルの一例である。これはアトキンソン Atkinson, R. C. とシフリン Shiffrin, R. M. による**記憶の二重貯蔵モデル**とよばれている。

　●**感覚記憶**　あらゆる情報は，まず最初に視覚や聴覚を通して**感覚記憶**にたくわえられる。しかし，そこで注意を向けられないほとんどの情報は，ただちに消失する。私たちはつねに多くの情報にさらされているが，その場限りで見逃され，聞き流される情報は，意識さえされない。教師の話は聞こえていても，それに注意を向けていなければ意識にも残らず，あとで教師にそのことを問われても「そんなこと聞いていません」と答えることになる。

　●**短期記憶**　感覚記憶でとらえられた一部の情報に注意が向けられると，この情報は次の**短期記憶**へと送られる。短期記憶は一時的な記憶の貯蔵庫で，容量が限られている。たとえば，バラバラの数字を1回聞いてその場で再生しようとした場合，1度で何桁の数字を覚えられるだろうか。

　記銘直後に再生する記憶を**直接記憶**というが，これは短期記憶で行われていると考えられる。その容量は通常 7±2 チャンクであるといわれ，個々の数字でも，人名や物の名前のように数文字からなる単語であっても，一時的にたくわえられる容量は，通常 5〜9 つである。また，短期記憶にたくわえられた情報も，そのままにしておくと，数十秒から数分程度の比較的短い期間で消失してしまう。教師の話に注意を向けて，情報をいったん頭の中に取り込み，その場では理解できた。しかしノートもとらず，復習もしなかったため，試験でなにも思い出せず青くなった，という経験はないだろうか。

　では，通常私たちが記憶とよんでいるたくさんの情報は，どこにしまわれているのだろう。短期記憶にたくわえられた情報の一部は，繰り返しやリハーサルを通して，次の長期記憶へと転送される。

> **チャンク**
> チャンクとは，情報処理の心理的な単位である。たとえば，数字の場合，「5・2・3・7・6」は5チャンクとなる。しかし「すいかわり」は5文字で1つの意味をなす言葉と考えられるので，1チャンクと数えられる。

●**長期記憶** 長期記憶は，情報が永続的に保たれる記憶の貯蔵庫で，容量に限界はないと考えられている。毎朝見る顔，何度も声に出して覚えた九九，夏が来るたび思い出す遠い昔の思い出などは，すべてこの長期記憶にたくわえられているのである。長期記憶にたくわえられている情報は，つねに意識されているわけではないが，必要に応じてさがしだし，取り出され，いままさに思考している短期記憶に移される。これが，「思い出す」ということである。したがって「忘れる（＝忘却）」とは，多くの場合，長期記憶から必要な情報を取り出すこと，つまり検索の失敗と考えられる。

❷ 忘却

①なぜ忘れてしまうのか

上述のとおり，情報処理モデルからみると，忘却とは「長期記憶からの検索の失敗」と説明される。しかし，なぜそのようなことがおこるのだろうか。実際，私たちが「忘れる」のは，さまざまな理由による。抑圧説，記憶痕跡の減衰説などは古くからある説であり，これらも忘却の一部を説明するものである。

抑圧説
自己をおびやかすような忌まわしい経験は，意識の下に閉じこめられてしまうという説。

減衰説
記憶内容が時間の経過とともに失われていくという説。

しかし，もう１つ重要な忘却を説明する考え方がある。

たとえば ●図2-3 は，記銘後の時間の過ごし方によって，のちの再生率に差が生じるという研究で，記銘後に睡眠をとったほうがとらない場合より忘却しづらいことがわかった。単に時間が経過するだけで忘却がおこるわけではないことを示している。

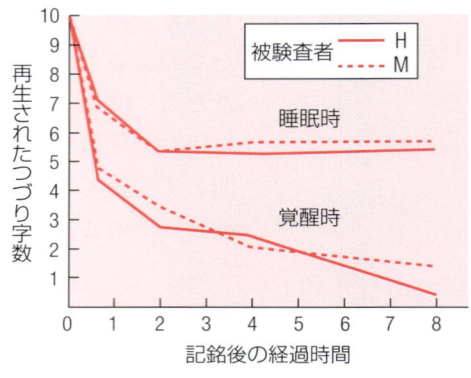

図2-3 睡眠の記憶保持に及ぼす影響

②干渉による説明

上記の現象は，**干渉**（または**抑制**）により説明される。これは記憶した内容どうしが干渉し合い，忘却を早めるということである。記憶が固定するためには一定時間が必要であるとする固定説でも，固定する前に干渉を受けると記憶内容は失われるとして，干渉を忘却の原因の１つと考えている。

●**逆向干渉と順向干渉** 干渉には，**逆向干渉**と**順向干渉**（●図2-4）があるが，いずれの場合も類似性が高いほど妨害は大きくなり，忘却は早まる。試験前に一夜漬けで似たような科目をいくつも勉強した場合，せっかく覚えた公式が，かんじんなときにどれがどれだかわからなくなってしまったという場合がこれにあたる。公式にしても人の名前にしても，類似のものがたくさんあると混同してわからなくなってしまう。

しかし逆に，かわった名前は印象に残りやすいという経験もあるだろう。

このように，類似したもののなかに異質なものが入りまじっている場合，類似したものが記憶に残りにくい現象は**重畳効果**とよばれ，一方，異質なものが記憶に残りやすい現象は**孤立効果**とよばれている。

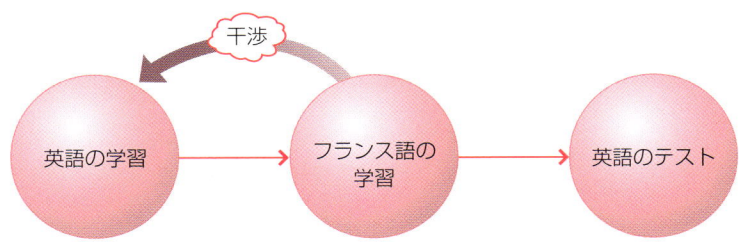

a. 逆向干渉（逆向抑制）
間にはさまった学習内容が，もとの学習内容を干渉（抑制）し，なにもしないときに比べて忘却が早まる。

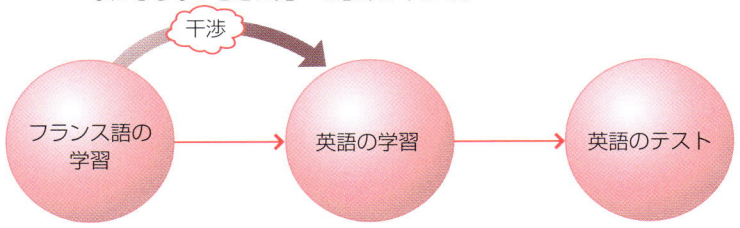

b. 順向干渉（順向抑制）
もとの学習よりも前に行った学習内容が，もとの学習内容を干渉（抑制）し，なにもしないときに比べて忘却が早まる。

図2-4　逆向干渉と順向干渉

Psycolumn ❸ サイコラム

系列位置効果

記銘学習の初期の研究のなかでしばしば用いられてきた系列学習では，一定の順序で提示された項目を，順序通り再生することが求められる。

その際，系列予言法では，最初の項が刺激となって2番目の項を予言し，2番目の結果を確認すると同時にそれが刺激となって，3番目の項を予言する……こうした動きが繰り返されていく。またテスト法では，系列通りに正しく再生できるまで，学習・テストが繰り返される。

こうした系列学習の結果からは，系列の最初と最後の部分は成績がよく中間部はわるい，という結果が得られやすい。この現象は系列位置効果とよばれている。

系列位置効果を，干渉によって説明する立場もある。また，情報処理モデルでは，最初の部分の効果を初頭効果，最後の部分を新近効果とよび，情報処理過程の違いとして系列位置効果を説明している。

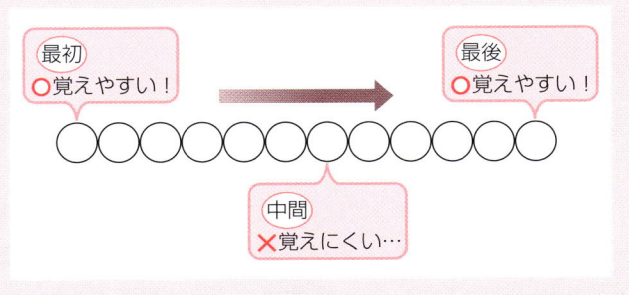

B 記憶

3 エピソード記憶と意味記憶

●**手続き記憶・宣言的記憶** 日常生活のなかで私たちが記憶というとき，それは，長期記憶をさしている場合が多い。長期記憶のなかで，行動のなかに組み込まれており，必ずしも言語化できるとは限らない記憶は，**手続き記憶**とよばれている。たとえばスキップをするように指示された場合，スキップをしたことのある人ならば，それをすることは簡単であろう。しかし，それを言葉で説明しようとなると，なかなかむずかしい。毎日の歯みがき，食事，トイレのすませ方など，手続き記憶にはいたるところでお世話になっているのである。

　一方，言葉で表現できる事実や概念は，**宣言的記憶**とよばれる。さらにタルビング Tulving, E. は，そのなかで「先週，海へ行った」というような個人的経験の記憶を**エピソード記憶**とよび，「1週間は7日間である」というような概念や知識を**意味記憶**とよんで区別した。

●**エピソード記憶・意味記憶** エピソード記憶は，「いつ」「どこで」「誰が」「なにをした」という投げかけに答えられるような記憶である。しかし「××年に自分は東京都で生まれた」「幼稚園児のときに大阪に引越した」というような，幼児期以前の自分に関する記憶は，自分が体験したエピソードではあっても，意味記憶化した自分に関する知識，すなわち意味記憶として扱われることになる。

●**スクリプト化** 似たような体験が何度も繰り返されることによって，その体験に関する記憶は一般的な知識として統合される。こうした現象は**スクリプト化**とよばれている。たとえば，はじめて点滴を行ったとき，その印象的な経験は，エピソード記憶として残るかもしれない。しかし，業務で毎日行う点滴は，「点滴の仕方」としてスクリプト化され，構造化されるのである。

　たくさんの覚えなければならないことがある日常生活のなかで，このように記憶が効率化されるのは望ましいことではあるが，そうなると，ある特定の日の点滴の状況を思い出すことはむずかしくなる。毎日の慣れたことは，記憶に残りにくいともいえる。

加齢による変化
エピソード記憶と意味記憶は，年を重ねることで，同じように低下するのであろうか。一般に，エピソード記憶には高齢者と若年者の間で差がみられる。たとえば，一昨日の夕食になにを食べたかを若年者は簡単に思い出せるだろうが，高齢者にとってはそう簡単でない。しかし，意味記憶に関しては差がないといわれている（▶第5章，94ページ）。

4 日常記憶

①**できごとの記憶**……　あなたにとって，これまで生きてきたなかで最も印象的なできごとはなんだろう。個人的なことであれ歴史的な事件であれ，そのときのことを，あなたはいまでも鮮明に覚えているだろうか。

●**フラッシュバルブ記憶** ある衝撃的なできごとの記憶は，脳裏（のうり）に焼きついて，鮮明かつ詳細に想起できるといわれる。こうした記憶は**フラッシュ**

バルブ記憶とよばれ，ケネディ大統領暗殺事件の研究がよく知られている。アメリカのある年齢以上の人は，この事件を知ったときにどこにいたか，なにをしていたか，誰から聞いたか，その後どうしたかといったことを，誰もが明確に思い出せるというのである。こうした記憶は，特殊な神経メカニズムによって，その場の光景がそっくりそのまま焼きつけられるように記憶されるという説明もあるが，何度も繰り返し思い出しているからにすぎないといった反論もある。また必ずしもその記憶が正確でないという報告もあり，現在も論争は続いている。

●**目撃証言**　できごとの記憶で，社会的に重要な意味をもってくるのが目撃証言である。あとで重大事件だとわかったとしても，そのときの自分にとって印象的なできごとでなければ，当時の状況を正確に思い出すことはより困難になる。しかし，目撃証言はしばしば裁判などで重要な意味をもってくるので，近年，目撃証言研究がさかんに行われるようになった。目撃証言の正確さにはさまざまな要因がかかわっているが，誤った情報や事後情報によって，あるいは質問の仕方によって，記憶は誘導され，変容する可能性のあることが確認されている。一方，情報がいかにも「みえ透いた」ものであったり，情報を与えられる前に自分で思い出したことを口に出す，つまり公言していた場合には，記憶内容は変容しにくくなるともいわれている。

②**物語の記憶**

　記銘した記憶内容は，時間とともに質的にも変化する。古くは，バートレット Bartlett, F. C. が絵や物語を題材として行った実験的研究がよく知られている。まず，次の話を読んでほしい。

> ◉**バートレットの話**(1932)
> 　ある晩，エグラックの2人の若者がアザラシ狩りのために川をくだっていった。そのうち霧が濃くなってきてあたりは静かになった。そのとき，彼らは戦いの雄たけびを聞いた。そして「たぶんこれは戦士たちの集団だ」と思った。彼らは川岸に逃げて，1本の丸太の後ろにかくれた。すると何隻かのカヌーがやってきた。櫂をこぐ物音がして，1隻のカヌーが彼らに向かって近づいてくるのがみえた。そのカヌーには5人の男たちが乗っていた。男たちは言った。「おまえたちはなにを考えているのだ。われわれはおまえたちをいっしょに連れていこうと思う。われわれは川をさかのぼっていって，そこでやつらと戦うんだ」
> 　「私は矢を持っていない」と若者のうち1人が言った。「矢はカヌーのなかにある」と彼らは答えた。「私は行きたくない。私は殺されるかもしれない。私の行き先が親類たちにわからなくなる。しかしおまえは……」彼はもう1人の若者に振り向いて言った。「いっしょに行ってもいいぞ」
> 　そこで若者の1人はいっしょに行き，もう1人は家に帰った。そして戦士たちは川をさかのぼりカラマの向こう岸の町へ行った。人々は河辺までおりてきて，彼らは戦いを始め，多くの人が殺された。しかし，まもなく，若者は，1人の戦士が「急いで家に帰ろう。あのインディアンが矢にあたった」というのを聞いた。そこで彼は「おお，彼らは幽霊なんだ」と考えた。彼は苦しいとは感じなかったが，戦士たちは彼が矢に撃たれたと言ったのである。
> 　そこで，カヌーはエグラックに戻り，若者は岸にあがり，家に帰った。そして

火をおこした。そして彼は皆に話を聞かせた。
　「さあ，私は幽霊といっしょになり，戦いに行ってきた。たくさんの仲間が殺され，われわれが戦った相手もたくさん殺された。彼らは，私が矢に撃たれたというのだが，私は苦しくはなかった」
　すべてを話すと，彼は静かになった。太陽がのぼったとき彼はバッタリと倒れた。なにか黒いものが彼の口から出てきた。彼の顔がゆがんだ。人々は飛び上がり，叫んだ。彼は死んでいた。
　（藤本忠明ほか：ワークショップ心理学．pp.48-49，ナカニシヤ出版，1993による）

● **心的枠組みによる影響**　この物語を再生してみると，新たな説明が加わったり，細かい部分や聞き慣れない言葉が省略されたり，話の筋やつじつまが合うように一部変更されたり，といったことがおこる。バートレットはこうした明確化・平準化・合理化は，知識や経験からなるスキーマ（図式）が影響を与えていると考えた。物語を覚えようとするとき，私たちは材料をそのまま取り込むのではなく，自分の考えの枠組みにそって，自分の過去の体験や知識に結びつけながら，材料を加工し，物語を再生しているのである。

　たとえばあなたが患者のAさんの話を聞いているとき，「ああ，これは自分の体験と同じだな」と思いながら，話を聞いていたとしよう。あとで上司に報告するとき，あなたはAさんの話のつもりで，（自分とは異なるAさんの体験部分は無視して）気づかないうちに自分の体験談を報告しているかもしれない。

　それでは，心理的な枠組みをもって話を聞くことは絶対してはならないことなのであろうか。聞き手も人間である以上，その人なりの世界・考え方・価値観があるのは当然である。むしろ大切なことは，自分の，その枠組みに気づいているということであろう。

● **心的枠組みは記憶をたすけている**　ところで，もしも自分のなかで枠組みを構成することができない場合はどうなるであろうか。次の物語を，あなたはどの程度覚えることができるだろうか。

> ●**ブランスフォードとジョンソンの話**(1973)
> 　もし風船が割れてしまったら音は届かないだろう。なぜならすべてのものが適切な階からはあまりに遠く離れているからだ。たいていのビルディングはよく遮蔽されているので，しまった窓も音が届くのを妨げるだろう。すべての活動が電気が安定して流れることに依存するので，電線が途中で切れると問題である。もちろんこの男は叫ぶこともできるが，人間の声はそんなに遠くまで届くほど大きくない。もう1つの問題は，楽器の弦が切れるかもしれないということである。そうなればメッセージは伴奏なしになる。最高の状況は距離が近いことなのは明らかである。そうすれば問題のおこる可能性は少なくなるだろう。顔をつき合わせてやれば，うまくいかないことはほとんどないだろう。
> 　（コーエン，G.著，川口潤ほか訳：日常記憶の心理学．p.232，サイエンス社，1992による）

スキーマ
認識の枠組みとも説明される。抽象的で一般化された知識のかたまりで，新しい情報はこのスキーマにそって（体制化，あるいは分化され），記憶される。

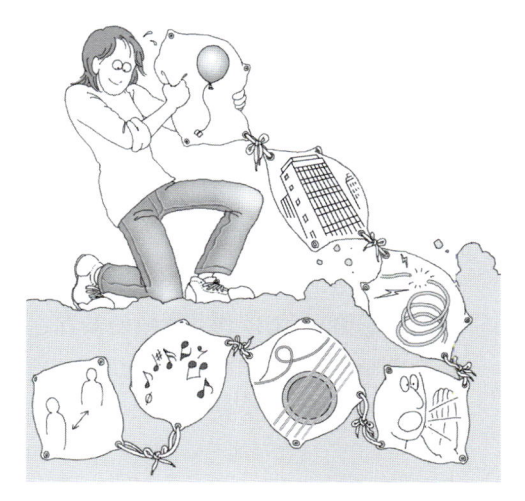

図 2-5　心的枠組みは記憶をたすけている

　これは，ブランスフォード Bransford, J. D. とジョンソン Johnson, M. K. が行った研究であるが，まったく脈絡のない話で，わけがわからないと感じた人も多いであろう。ところが，前もって「通りに立ったギター弾きが，高いビルの最上階にいる女性に向けてセレナーデを歌おうとしており，彼女のところまでスピーカーをつり上げるのに風船を使っているということがわかる」絵を見せられた人たちは，自分なりの表象をつくることができ，再生しやすかったことが報告されている。つまり，「なにが話されるか」「なにが書かれているのか」を知ることによってつくられる自分なりの心的枠組みは，物語をより記憶に残りやすいものにしているのである（◉図 2-5）。

③自伝的記憶

　あなた自身の過去について思い出してみよう。覚えているなかでのはじめての旅行は，いつ，どこに，誰と行っただろう。子どものころの悲しかった思い出はあるだろうか。どんなことで親に叱られただろう——ところで，それははたして事実だろうか。

　私たちは，自分が記憶障害だと感じてでもいなければ，自分自身に関する体験は「確かに覚えている」と思うだろう。自分に関する重要なできごとの記憶の研究を，**自伝的研究**という。こうした研究から，**自伝的記憶**として想起される体験内容は，想起する時点での自己のあり方によってかわってくるということがわかってきた。

　思い出される内容は，多くの体験のなかから選択され，一部はゆがめられ，全体として再構成される。極端な場合，自分自身のことであるにもかかわらず，おこってもいない記憶まで生み出してしまうことが，実験的に証明されている。私たちは自分の思い出を思い出すたびに，記憶を再構成しているのである。

自伝的研究の方法
「自分の過去の印象的なできごと」を自由に想起させたり，想起の手がかりとしての単語を与えて「過去のできごと」を想起させたり，毎日の生活でおこるできごとを日誌に記録し，1週間後にその想起を求めたりするなどの方法で行われてきた。

自分がかたく信じてきた過去の体験は，「そうありたい」という自分が，心のなかでつくりあげてきた願望に近いものかもしれない。

④展望記憶 今日すべきこと，①ベッドのシーツを取りかえる，②受診票を届ける，③手術で使う器具をそろえる，④ミーティングに出席する，⑤病室を見まわる……。看護職者の1日は「しなければならないこと」であふれている。こうした，「これから自分がしなければならないことを忘れずにする」という場合にも，私たちは記憶を使っている。こうした記憶は**展望記憶**（または**未来記憶**）とよばれ，比較的最近，研究が始められた。

●**手がかりと動機づけ** 研究成果の一部として，注意を喚起するような（思い出す）手がかりを使うことが，展望記憶に大きな影響を与えていること

Psycolumn 4 サイコラム

記憶の臨床・異常・病理

脳の病変や障害あるいは心理的な原因などで，著しいもの忘れが生じることがある。それらは，器質的な障害があるか否か（器質的障害があるとすれば部位はどこか），過去の体験が思い出せなくなる逆向性健忘か，新しい体験が記銘できなくなる前向性健忘か，一過性のものか持続的なものか，記憶全般にわたるものか，ある一部の記憶だけが思い出せなくなっているか，などによって分類されている。

かつては心因性，最近では**解離性**といわれる記憶障害は，強い恐怖体験や耐えがたい心的外傷体験などが引きがねとなっておこり，しばしばドラマや小説の題材とされてきた。これはヒステリー反応の1つと考えられるが，受け入れがたい過去の体験を，意識から切り離す（解離）ことによっておこると考えられている。しかし，ある特定のできごとや時期のことを思い出せないとしても，言葉そのものを忘れてしまったり，新しいことを覚えられなくなってしまったりするということは，通常はないといわれている。

一方，脳の器質的障害が原因となっておこる記憶障害は，より複雑である。その原因は，外傷や脳炎，脳の変性，血管障害，脳腫瘍，薬物やアルコールなどさまざまであるが，神経治療の過程で生じた不幸なケースも報告されている。

1953年，アメリカのコネチカット州に住む当時27歳であったH. M. 氏は，てんかん治療のために脳の一部（海馬，扁桃体などを含む側頭葉の内側）を切除するという手術を受けた。その結果，てんかん発作は激減したが，知能は保たれたまま顕著な記憶障害が生じるという，予想外のできごとがおこったのである。彼は，新しいことをまったく覚えられないだけでなく（前向性健忘），手術から手術2年前までの過去の記憶も失われていた（逆向性健忘）。ところが，それ以前の古い記憶は残されており，このことはその後，エピソード記憶と意味記憶の違いを証明する1つの例としてとりあげられることにもなった。

また，手順を覚えているなど，確かに学習の成果が残っているのに（手続き記憶は健在），それをいつもはじめての体験と認識し，内容について述べることができなかった（宣言的記憶は障害されている）。

このケースは不幸なできごとには違いないが，まだCT（コンピュータ断層撮影）などない時代に，脳と記憶との関係を証明し，その後の研究に大きく影響を与えた。結果，H. M. 氏の名前は記憶を研究するどの神経心理学者よりも，有名になったということである。

展望記憶の研究の方法

質問紙を用いて「あなたはどの程度約束を忘れることがありますか」と直接聞くなどのほかに，ある計画を正確な時期に実行できる程度，たとえば1週間後に電話をするような課題を与えて，それがどの程度遂行されたかをチェックするなどの方法がとられる。

がわかってきた。手がかりを積極的に利用する高齢者は，若年者よりもむしろ展望記憶がよい，つまり計画通りに実行することも報告されている。また，その行為をどの程度重要だと感じているかといった動機づけも，展望記憶には影響を与える。

　薬を飲み忘れることの多い患者に，毎日忘れずに薬を飲んでほしいと期待するならば，その薬の重要性を十分理解してもらい，薬を飲む時間には，（本人が考えられない場合には一緒に考えて）それを思い出すようななんらかの手がかりを工夫することが必要であろう。

● **スリップ**　私たちはときとして，やろうと思っていたこととは違うことをしてしまったり，行うタイミングを間違えたり，し忘れたりすることがある。これを**スリップ**という。医療場面では，単純なミスでも，重大な事故を引きおこす危険性は高い。しかも，スリップに関する研究からは，こうした間違いが「非常に訓練され過剰学習された，決まりきった行動においておこる」と報告されている。

　お茶を入れるにしても車の運転をするにしても，毎日の習慣的な行動というものは，自動化され意識的に注意をはらわなくても手順通りに実行することができる。また，ほかに注意を向けながら実行することもできる。たとえば，運転に慣れた人には，しゃべりながら運転操作を行うことは，たやすいだろう。しかしこうした自動化が，スリップを引きおこし事故につながることがあるので，断続的に注意を向けることが必要である。

　すでに習慣化しているものを一部変更したときに，つい前の手順で行ってしまったり，ストレスを強く感じる状況下ではスリップを多くしてしまったりしていることも，知っておく必要があるだろう。

WORKS

A．次のかっこのなかに正しい言葉を入れてみよう。

① 学習の特徴は，経験したことにより一定期間の（　　　　　）の変化をもたらすことである。

② 賞や報酬を与えることにより，できなかったことをできるようにするなどの学習を成立させる手続きを（　　　　　）とよぶ。

③ 記憶は，覚え込む段階の（　　　　　），覚えた内容を貯蔵しておく（　　　　　），思（想）い出す段階の（　　　　　），または（　　　　　）といった過程からなる。

④ 記憶テストで，穴埋め問題というのは覚えたものをそのまま思い出す（　　　　　）法による問題であるが，三択問題など答えを選ぶものは（　　　　　）法である。また，それ以外にも（　　　　　）法，（　　　　　）法などがある。

⑤ 記銘学習では，対になる言葉や項目を覚える（　　　　　）や，記銘したとおりの順序で再生することが求められる（　　　　　）などが，古くから用いられてきた。

B　記憶　27

⑥ すべての情報は，まず（　　　　　　）にたくわえられる。その後，そのなかで注意を向けられた一部の情報は（　　　　　　）に送られ，さらに繰り返しによって（　　　　　　）に送られる。思い出すときには，ここから必要な情報を（　　　　　　）しているのである。

⑦ 歯をみがく，顔を洗うなど，行動のなかに組み込まれている記憶は（　　　　　　）とよばれている。また言葉で表現できる事実や概念は（　　　　　　）とよばれているが，そのなかでも個人的経験の記憶を（　　　　　　），概念や知識は（　　　　　　）とよばれている。

⑧ 似たような体験が何度も繰り返されることによって，体験に関する記憶が知識としてまとめられることを（　　　　　　）という。

⑨ これからしようとすることを忘れずに行うときに使う記憶を，（　　　　　　）という。

B．ペアの相手を書きだしてみよう（18ページ参照）。

① てがみ－（　　　　） ⑥ つくえ－（　　　　） ⑪ りんご－（　　　　）
② たんす－（　　　　） ⑦ くるみ－（　　　　） ⑫ でんわ－（　　　　）
③ もうふ－（　　　　） ⑧ といし－（　　　　） ⑬ かばん－（　　　　）
④ みかん－（　　　　） ⑨ ひもの－（　　　　） ⑭ とけい－（　　　　）
⑤ からし－（　　　　） ⑩ ぶらし－（　　　　） ⑮ つみき－（　　　　）

[引用・参考文献]

1) Butler, R. N.：The life review；An interpretation of reminiscence in the aged. *Psychiatry* 26：65-76, 1963.
2) Cohen, G.：*Memory in the real world*. Lawrence Erlbaum Associates Ltd., 1989.
3) Neisser, U.：Memory：What are the important question? In Gruneberg, M. M., Morris, P. E. and Sykes, R. N. (Eds)：*Practical aspects of memory*. Academic Press Inc., 1978.
4) Stern, L. and Fogler, J.：*Improving your memory*；*A guide for older adults, Turner Geriatric Services*. The University of Michigan Medical Center, 1988.
5) Tulving, E.：Episodic and semantic memory. In Tulving, E. and Donaldson, W. (Eds)：*Organization of memory*. Academic Press, 1972.
6) 太田信夫・多鹿秀継編著：記憶研究の最前線．北大路書房，2000．
7) コーエン，G. 著，川口潤ほか訳：日常記憶の心理学．サイエンス社，1992．
8) スターン，L.・フォグラー，J. 著，三浦文夫監訳：ボケないための記憶術．中央法規出版，1992．
9) 中島義明ほか編：心理学辞典．有斐閣，1999．
10) 藤本忠明ほか：ワークショップ心理学．ナカニシヤ出版，1993．
11) メイザー，J. E. 著，磯博行ほか訳：メイザーの学習と行動．第2版，二瓶社，1999．

第3章 感情・動機の心理

A 感情・情緒

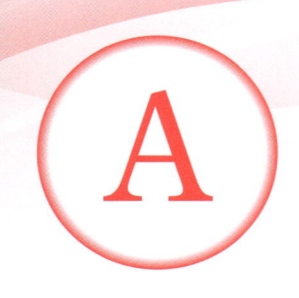

　将来，看護職者として医療場面に立ち会ったとき，皆さんはいままで自分があたり前と思っていたものとは違う「感情」や「欲求」に気づくだろう。あるいは，自分がなにげなく発したひとことが患者を怒らせたり，はっきりした理由もないのに不安がる患者を見たりして，とまどうこともあるかもしれない。それはなぜだろうか。

　本章では，医療場面において問題となるであろう，感情・情緒（じょうちょ）や動機・欲求に関する心理学の諸理論を概説する。患者や看護職者の感情や欲求が表出したケースもいくつか紹介するので，皆さんは自分がその立場の看護職者であったとしたら，患者のその感情をどう受けとめ，どう対処しようと思うか，考えてほしい。

❶ 感情・情緒とはなにか

　人々の心の状態を示すときには，いろいろな意味をもつ用語が多様に使用される。以下にあげるものが唯一の定義というわけではなく，実際には厳密に区別されて用いられているわけでもないが，まず心理学におけるこれらの用語の定義や内容を簡単に紹介しよう。

　①**感情 feeling, affection**　広い意味では「快」「不快」「好き」「嫌い」などの主観的な意識現象に対する包括的な概念で，以下に述べる情緒・情動，情操，気分などを総称する表現として用いられる。狭い意味では，情緒に比べると強さや身体への表出が小さく，「快-不快」の次元に還元できるものをさすともいわれている。

　②**情緒・情動 emotion**　「怒り」「おそれ」「喜び」「悲しみ」などのように，急激に生じ，そして消失する，強い心理過程のことをさす。自律神経系の興奮による発汗や表情の変化などの生理的変化や，身体的表出を伴うことも多い。

　③**情操 sentiment**　情緒に知的・美的などの文化的・社会的価値が含まれており，情緒より持続的である。学習を通じて獲得される高次なものでもある。

　④**気分 mood**　あまり強くはないが，比較的長く続く心的作用のことをさす。ただし情操のような価値は含まれていない。明確な刺激対象をもたなかったり，身体的状態や環境的条件によって影響されたりすることも多い。

2 感情・情緒の種類

これまでに，感情・情緒はどのようなものがあると考えられてきたのだろうか。単純な感情や情緒ばかりでなく，恋愛や嫉妬のように複雑にからみ合ったものもあるが，まず基本となる分類を考えてみよう。

●**ヴントの感情3方向説** ヴント Wundt, W. は感情の基本的次元として，「快-不快」「緊張-弛緩」「興奮-鎮静」という3つの方向説を唱えた。つまり，私たちの感情はこの3つの次元を組み合わせれば説明できるということになる。しかしのちに，これらの3次元は独立したものではないなど，多くの批判も受けた。

●**ウッドワースの6カテゴリー関係説** 私たちは日常生活において，相手の表情からその人の感情を推測する，ということをよく行っている。しかし日常生活ではその手段が役だっているにもかかわらず，実験という場面になるとその的中率が大きく下がるという問題があった。そこで，ウッドワース Woodworth, R. S. は，表情を用いた従来の情動研究を再検討した結果，情動には相互に近いものと遠いものがあるという関係を見いだし，▶図3-1のような6つのカテゴリー（種類）を導いた。

たとえば右から2番目の嫌悪の表情は，それに近い軽蔑や怒り・決意と混同されることがあるが，遠い位置の驚きや幸福と混同されることはないというものである。

●**シュロスバーグの感情3次元説** シュロスバーグ Schlosberg, H. はウッドワースの説をさらに発展させ，73種類の表情の写真を用いて，それらの表情が6つのうちのどのカテゴリーに入るかという実験を行った。その結果，これらの6カテゴリーはウッドワースが述べたような直線的な配列ではなく，円環的な配列であることを明らかにした（▶図3-2）。さらにその円環的な配列が「快-不快」と「注意-拒否」という2つの軸をもつとした。

●**プルチックの情動進化論** プルチック Plutchik, R. は情動が主観的な心理的側面をもつと同時に，行動的側面と機能的側面をもつと考えた。つまり，主観的に情緒を経験するときには，同時になんらかの行動も生じていることが多く，またその行動は環境に対して順応しようとする機能をもつ，という意味である。彼はすべての動物に共通する8つの機能を検討し，それに結びつく8つの言語情緒から，▶図3-3のような関係を導いた。これ

情緒の発達の仕方

ブリッジェス Bridges, K. M. B. は，新生児から乳幼児までの情緒状態を観察した。その結果，誕生したときは興奮・苦痛，3か月で喜び，そして怒り・嫌悪を示し，6か月でおそれをいだくようになる。その後は12か月で得意や愛を，18か月で嫉妬を示すようになることを発見した。すなわち，成長するにつれて，情緒の種類や表出が増加していく，ということである。

第3軸の登場

のちにシュロスバーグはこれら2軸のほかに，活性水準という観点から，「睡眠-緊張」という第3軸を加えたが，そのあとの研究から，この第3軸は不要という批判もある。

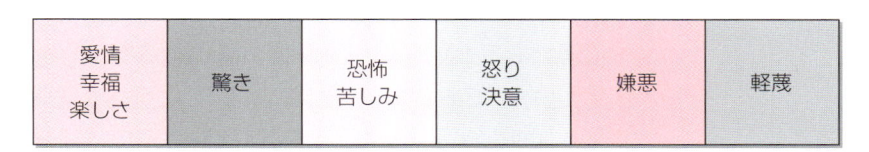

愛情 幸福 楽しさ	驚き	恐怖 苦しみ	怒り 決意	嫌悪	軽蔑

図3-1　ウッドワースの表情の6カテゴリー

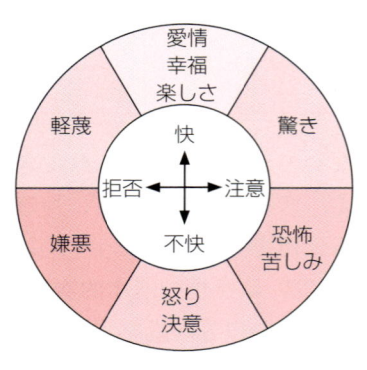

図 3-2 シュロスバーグの表情判断カテゴリー間の円環モデル

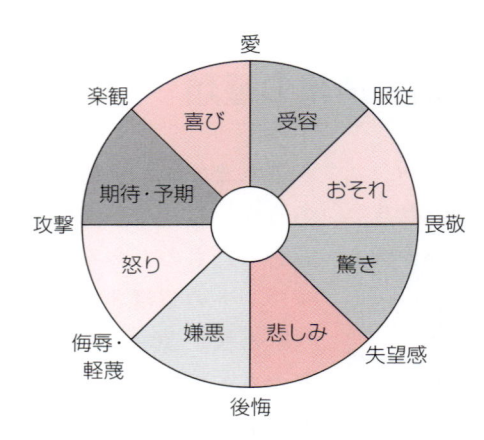

図 3-3 プルチックの情緒の円環

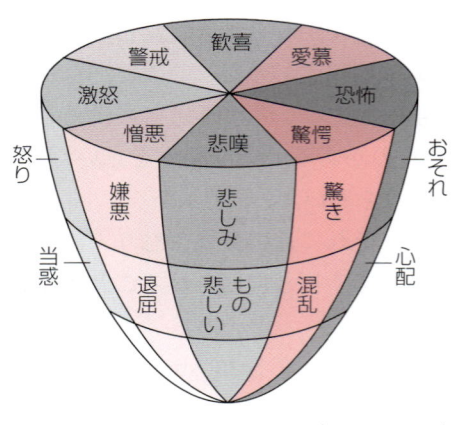

は近いものほど類似しており，対極にあるものは正反対の情緒を示している。また円の外側の言葉は，隣接した2つの情緒の混合したものである。

さらにプルチックは情緒の強度も考え，**情緒の立体構造モデル**を提唱した（図 3-4）。悲しみの最も強いものが悲嘆であり，弱いものがもの悲しいということになる。下に行くほど小さくなっているのは，情緒の強度が弱くなるにつれ，情緒間の弁別が困難になるという意味である。

図 3-4 プルチックによる情緒の立体構造モデル

3 感情・情緒はなぜ生じるのか

感情・情緒はなぜ生じるのであろうか。大きく分けて，①生理的な説と②認知的な説がある。

①生理的な説　　生理的な説には，以下の諸説がある。

●ジェームズ-ランゲ説　19世紀末にジェームズ James, W. は，情緒は身体的変化の知覚によって生じるという，末梢起源説を唱えた。外界の刺激を感じると，反射的に筋肉や内臓に生理的変化が生じ，それを知覚したのが情緒であるという。つまり彼の説によると，「泣くから悲しい」「笑うから楽しい」のであって，「悲しいから泣く」「楽しいから笑う」のではないのである。ランゲ Lange, C. G. もほぼ同時期に，同様の主張をしたので，両者の名前を合わせて**ジェームズ-ランゲ説**とよばれる。

●**キャノン-バード説**　キャノン Cannon, W. B. とバード Bard, P. はそれぞれ，大脳に通じる内臓の神経路を切断しても情緒は生じること，内臓の変化が同じでも情緒が異なることなどの理由から，ジェームズ-ランゲ説を批判した。そしてさまざまな実験をもとに，大脳の視床を情緒の中枢(ちゅうすう)と考える中枢起源説を唱えた。すなわち「悲しいから泣く」のであって，「泣くから悲しい」のではないということである。

●**パペッツの情動回路**　パペッツ Papez, J. W. はキャノンやバードが考えた視床という限定された部位だけでなく，大脳辺縁系を含むいくつかの部位の相互作用を重視する説を提唱した。パペッツの強調した情緒回路自体は現在の生理学研究において否定されているが，その後の研究に大きな意義をもたらした見解といわれている。

②**認知的な説**　認知的な説には，以下の諸説がある。

●**アーノルドの評価説**　アーノルド Arnold, M. B. は，人々がその事態や対象をどのように認知的評価したかに基づいて，情緒が生じるという説を提唱した。その対象が自己に有益か否かを評価し，その結果，接近（その対象に近づきたい）または回避（その対象から離れたい，近づきたくない）と感じられた傾向が情緒であるというものである。この説はその後の情緒研究に大きな影響を与えた。

●**シャクターの認知説**　シャクター Schachter, S. とジンガー Singer, J. E. は，情緒における認知的評価の重要性を示す実験を行った。その実験の結果から，情緒は身体の生理変化によっても影響を受けるし，同時に刺激対象や状況をどのように認知して意味づけをするかという認知的評価に

Psycolumn ⑤ サイコラム

ラザルスの認知的ストレス論と情動

ラザルス Lazarus, R. S. は，現在最も広く引用されている認知的なストレス理論を提唱した人物である。

私たちは同じストレッサー（ストレス状態の原因）であっても，誰もがそれを同じように受けとめ，反応するわけではない。ストレッサーに対してどのように評価するか（脅威(きょうい)かどうか），そのストレッサーに対してどのように対処できる（と思う）かという個人の認知差によって，その反応は異なるのである（ストレスのシステム理論については，第7章 ▶126ページ）。

そして情動は，生理的反応やストレス反応として表出する。つまり，私たちの情動はストレッサーに対する認知と対処の結果として示されるということになるのである。

私たちは，日常生活においてさまざまなストレッサーと出会う。そのときに自分がそのものごとをどのように評価しているのか，あるいはどのような対処法をもっているのかということを，じっくり考えてみるとよいだろう。認知の仕方をかえることや，対処の可能性を増やすことによって，ストレス反応は減らすことができるし，情動もコントロール（統制）できる可能性が高いのである。

よっても変化する，すなわち，情緒はその両者の相互作用によって生ずるとした。これは，生理的な説と認知的な説を統合した説であるといえる。

4 感情・情緒の測定

　看護職者として患者と接するとき，適切なケアを提供するためには，患者の感情や情緒を適切に把握する必要がある。

　それでは，感情・情緒はどのように測定されるのであろうか。もちろん，日常の行動や会話などから推測したり，あるいは面接などの方法によっても把握することはできる。しかし，これらの手段は熟練していないと，観察・面接する人の主観が介在する可能性もあり，やや客観性に欠ける場合がある。また，感情や情緒は心拍や血圧の変動などの生理的反応を生じさせるので，生理学的指標を測定する手段（たとえば俗に「うそ発見器」とよばれるポリグラフなど）によっても測定可能である。しかし生理指標による測定は一時的な変動を把握するために用いられることが多く，日常の看護場面で使用するには適さない。

　そこで，ここでは，客観的に人々の感情・情緒を測定できるいくつかの**心理検査**を紹介しよう。これらの心理検査の内容を知ることによって，患者の感情・情緒を把握する視点に気づくことができる。

　ただし，これらはあくまでもそれぞれある1つの心理学的理論に基づいて作成された心理検査であり，この結果が対象者のすべてをあらわしているということではないので，解釈や取り扱いには十分注意してほしい。なお，心理検査に関する詳細は第8章を参照されたい。

①不安の測定　相手が不安そうに思えるということは，日常そして医療場面においても，よくみられる。不安を測定するには，**顕在性不安検査** Manifest Anxiety Scale（**MAS**）や**状態-特性不安検査**（新版）State-Trait Anxiety Inventory（**STAI**）など，いくつかの心理検査が市販されている。

　MAS はテーラー Taylor, J. A. が MMPI（○170ページ）という検査の質問項目から抜粋して作成したもので，不安の程度を5段階で評定する。STAI はスピルバーガー Spielberger, C. D. が作成した検査で，「ふだんどのように感じているか」という比較的安定している傾向を示す**特性不安**と，「いま，どのように感じているか」という一時的な緊張感や不安を示す**状態不安**という2つの側面を測定している。このような2つの側面から患者の不安を把握できれば，いつもすぐに不安になりやすい人なのか，それとも病気になったためにいまだけ不安なのかという違いに応じて，患者に適切なケアを提供することができる。

②怒りの測定　怒りという感情も，私たちのまわりでよくみられるものである。スピルバーガーが開発した**状態-特性怒り表出尺度** State-Trait Anger eXpression Inventory（**STAXI**）は，怒りを，「特性怒り」「状態怒り」「怒りの表出」とい

> **日本版 POMS**
> わが国では，1994年に横山・荒木による日本版 POMS（65項目）が出版された。さらに 2015年に30項目の短縮版（改訂版）である POMS2 日本語版が出版されている。

う3つの観点から測定している。さらに，特性怒りは「気質的怒り」と「怒り反応」に，また怒りの表出は「外的怒り表出」「内的怒り表出」「怒りのコントロール」に分かれる。

このようにいくつもの観点から検討することにより，その人の怒りというものを，より深い面からとらえることができる。たとえば，患者が怒りをいだいているのに表出しないでがまんしているのか，それともうまく怒り感情をコントロールできているのかなど，実際の医療現場でも重要な視点を示している。

③気分の測定

気分プロフィール検査 Profile Of Mood States（**POMS**）は，6つの主観的気分を測定する心理検査であり，マックネア McNair, D. M. らによって開発された。この主観的気分とは，受検者がおかれた条件により変化する一時的な気分・感情状態を意味している。POMSで測定する気分・感情状態は，「緊張−不安」「抑うつ−落ち込み」「怒り−敵意」「活気」「疲労」「混乱」の6つである。

5 事例でみる感情・情緒の心理

3つのケースを紹介する。ここではどのような感情・情緒が問題になっているか，考えてみてほしい。

ケース①　同じ質問を繰り返す患者

Aさん（40代・女性）は初期段階の乳がんであった。偶然発見されたといってもよいほどの初期であり，乳房の温存療法でほぼ100％に近い治癒が見込まれた。そこで医師から，きわめて高い確率で治療の成功が見込まれる病状で，乳房も切除する必要がないという説明がされたが，Aさんの表情はこわばっていた。その後，看護師がAさんのもとを訪れるたび，不安そうに「私は本当にたすかるのでしょうか」「手術しないであとで再発する，なんてことはないのでしょうか」とたずねてきた。最初はていねいに対応していた看護師も，何度も同じことを質問されることにしだいに不快感をつのらせ，ついに「先生がだいじょうぶと言っているんだから，だいじょうぶですよ。何度も同じことを言っているでしょう」とぶっきらぼうに答えてしまった。

その後Aさんは，この看護師にはなにも聞かず，さらになにをたずねられても話をしなくなってしまった。

Aさんは自分の疾病に「おそれ」や「悲しみ」という感情をいだいていた。そして，看護師に対してその「おそれ」や「悲しみ」を払拭し，「希望」をもたせてほしいという意図で，何度も同じことをたずねていたのであろう。

しかし看護師はその意図に気づかず，「怒り」で反応してしまった。それゆえにAさんは「失望」してしまったのである。

　このケースの問題点は，看護師が「なぜこの患者は同じことを何度も繰り返したずねてくるのだろう」と考えつかなかったことにある。まだ初期段階であり，医学的にみればまったく心配のない患者であったとしても，本人はさまざまな不安やおそれをいだいている。看護職者になり，いわゆる「医療のプロ」としての経験を積むようになると，かえってこの素朴な感

Psycolumn 6 サイコラム

疾病と感情の関係

　私たちの感情と疾病には密接な関係がある。感情やものごとに対する考え方，行動パターンが身体的な病気の一要因となるという研究もあるし，逆に身体的な疾病に罹患することにより，感情もさまざまに揺れ動く。

　まず，ある性格や感情のいだきやすさが，特定の疾病の発生因となるのか否かということについて，心理学において最も研究されてきたのは「タイプA」と冠動脈性心疾患（CHD）との関係だろう。アメリカのフリードマンFriedman, M.とローゼンマンRosenman, R. H.によって，CHDに罹患しやすい行動パターンとして提唱されたタイプAは，攻撃・敵意性，時間切迫・焦燥感，達成努力・精力的活動などが特徴である。しかし，近年の研究では，そのなかでも，とくに「怒り」や「敵意」，「攻撃性」が重要な要因であるとされている。

　また，がんにかかりやすいパーソナリティ（▶48ページ）はタイプCとして，温和で自己主張が弱い，過度に協力的，忍耐強い，否定的な感情を表出しない，あるいはストレッサーに対して抑うつや無力感をいだきやすく，自信をなくしやすいなどといわれているが，まだ因果関係を導くまでにはいたっていない。

　それでは逆に，身体的な疾病に罹患した人は，どのような精神状態を示すのであろうか。有名なキュブラー＝ロスKübler-Ross, E.は，末期がん患者に対するインタビューから，「否認」→「怒り」→「取り引き」→「抑うつ」→「受容」という5段階のモデルを提示した。

　最初の「否認」の段階は，自分がその病気であるということを信じられない状態である。次にその現実を認めざるをえなくなると，「怒り」の感情が生じてくる。それから「取り引き」を行おうとする。これは人や神に対してなんらかの申し出をし，なんらかの取り引きができれば「この悲しい不可避のできごとを，もう少し先へのばせるかもしれない」という，苦痛を回避する一手段である。やがて現状から逃れられないということを自覚するようになると，無力感に押しつぶされ，「抑うつ」の状態になる。そしてこれらすべてのことを経て，最後に自分の運命について「受容」するようになる，というものである。

　しかし筆者の経験では，このような一方向的な精神状態の推移ばかりではない。多くのがん患者たちは「不安」や「怒り」の感情をいだきながらも「挑戦」という気持ちをもっているし，最後まで「希望」をもちつづけている。そしてこれらの感情の間を何度も行き来しているのである。

　がん患者に限らず，思いがけず病気になって，しかも入院するという事態になってしまった場合，患者自身，いままでとは異なる感情・情緒を示したり，それをコントロールできなくなることもある。看護職者にはそのような患者の状態をふまえ，自分の価値観で他人の気持ちをはかるのではなく，相手の感情を十分に考えた対応が望まれる。

情を忘れてしまう危険がある。

　このケースでは，看護師は「データのうえではそんなに心配する必要がないのに，なぜAさんはこんなに心配して訴えが多いのだろう」と不思議がり，「心配性の患者」というレッテル（レッテルについては，第10章，❷219ページ）をはってしまったのである。

　頭ではわかっていても，心配せずにはいられないその心情を理解するような看護職者になってほしい。そのためにも，患者にレッテルをはる前に，他人やものごとに対する見方に偏見や思い込みがないか，もう一度自分自身を見直す必要があるだろう。

ケース❷　態度の大きな患者

> 　Bさん（40代・男性）は，心筋梗塞のために緊急入院した患者である。入院当初からいつもイライラし，尊大な態度を示していた。看護師を「おまえ」とよび，つねに命令口調でどなっていた。たとえば，検温の時間が予定の時間より10分遅れたとか，ナースコールを押したのにすぐ来なかったといった，日常よくあることであっても，看護師長をよびつけ「教育がなっていない」「看護師のレベルが低い」と文句を言った。それゆえに看護師たちは皆，Bさんの担当になることをいやがったが，仕事と思いやむをえず必要な限りの処置はしていた。
>
> 　しかし日に日にその傲慢な態度はひどくなり，ついにいままでがまんしてきた看護師たちは皆，Bさんの担当になることを拒否した。そして師長しかその病室を訪れなくなってしまった。

　これはBさんの「怒り」が看護師の「おそれ」や「怒り」をまねき，さらに「嫌悪」にまでいたってしまったケースである。

　患者がこのような怒りの態度を示すことは，実際にしばしばある。皆さんがこの当事者の看護師であったら，どのように感じるであろうか。看護師といえども人間であるから，自分にとって理不尽な扱いをされたら腹のたつこともあるだろう。それは人間のすなおな感情だから，しかたのないことである。しかしこのケースでは，患者のあまりの剣幕に看護師たちがおびえあるいはおこって，Bさんとの接触を絶ってしまったことが問題である。どうしてそのような態度をとるのかということを考える前に，感情的に拒否してしまったのである。

　Bさんが看護師に対して怒りを表出する裏側にはなにがあるのだろうか，さらに自分たちの対応のなかにその怒りを増長させるなにかがあるのだろうか，ということを考えるべきであった。

　このケースには後日談がある。ケース3でみてみよう。

> **ケース❸　本当の気持ちの表出**
>
> 　この状態をひどくうれいた師長は，Bさんと話し合うことにした。看護師たちは皆，Bさんが1日でも早く回復することを願っていること，しかしBさんの対応があまりにも攻撃的であるため，皆Bさんを恐れてしまって病室に行くことをこわがっていること，そうすると治療にも支障をきたす危険性があり，それを自分はたいへん心配していること，など思うところを率直に語った。
>
> 　するとBさんは少し沈黙したあと，「自分はいままで会社の第一線で働いてきたのに，このような病気になりたいへんショックだった。競争が激しい社会だけに，自分が取り残されるような気がしてとてもあせった。しかし，このイライラした気持ちをどうしたらよいのかわからず，つい看護師にあたってしまった。1つのことが目につくと，次から次へと気に入らないことが出てきて，自分でもこの気持ちをコントロールできずに一層いらだった。看護師たちが自分をいやがって，一刻も早く立ち去ろうとしていることを感じると，ますます腹がたってしまった」と涙ぐみながら話した。このあまりの態度の変化に師長も正直驚いたが，「いまの気持ちを率直に話してくれてうれしかった。ぜひ一緒に病気とたたかっていきましょう」と話した。
>
> 　その後，Bさんの看護師に対する態度は徐々におだやかになり，1か月後には看護師と笑顔で話すようになった。まだ少々口うるさいところはあるが，以前のような攻撃的な態度ではないため，看護師たちもすなおに受け入れるようになった。

　実はBさんの「怒り」の裏には，「おそれ」や「悲しみ」がかくされていた。いままでの自分の行動パターンから，すなおにおそれや悲しみを表出できなかったBさんは，怒りというかたちでそれをあらわしたのである。

　このケースでは，Bさんと看護師との関係を心底心配した師長の誠意，すなわちBさんのおそれや悲しみそのものをサポートしようとする姿勢が相手に伝わり，関係が改善された。いつもこのようにうまくいくとは限らないが，もし患者との関係を改善したいと思ったならば，医療従事者側からのはたらきかけが必要なことも多い。もしかしたら，一層相手から罵倒され，傷つくこともあるかもしれない。しかし，それをおそれず一歩を踏み出す勇気，そして患者の立場にたって，その感情を理解しようとする共感性，それこそが患者の精神状態を改善させるきっかけとなる可能性が高いのである。

B 動機・欲求

1 動機・欲求とはなにか

前節の感情・情緒と同じように，私たちが日常行動するときのきっかけとなるようなことを示す言葉も多くある。ここでも，それらの定義を簡単に示すことにしよう。

①**動機 motive** 私たちがなんらかの行動をするとき，その行動の原因となり，行動を引きおこし，目標に向かわせる力を意味する。

②**動因 drive** 動機とほぼ同様の意味であるが，空腹・痛みなど，生体内の不均衡から生じる行動に対して用いることが多い。

③**要求 need** 動機と同様の意味をもつが，生理的事象に限って用いられることが多い。

④**欲求 want** 動機，動因，要求などの用語を総称して用いられる。

⑤**誘因 incentive・目標 goal** 私たちの内部の要因である「動機」に対して，私たちの外にあって，動因によって引きおこされた行動を方向づける対象や事象のことである。ただし「誘因」は「動因」という用語が使用されたときに用いる。

⑥**動機づけ motivation** 私たちの行動を引きおこし，その行動を一定の目標に方向づけ，行動の終結に向かって維持・推進させる一連の「過程」，あるいは「機能」を意味する。

2 動機・欲求の種類

動機や欲求は数多くあり，従来の研究でもさまざまに分類されている。若干重複する部分もあるが，3つの伝統的な分類とその内容を紹介する。

①**マレーによる動機の分類**……マレー Murray, H. A. は，動機を内臓や身体から生じる**生理的動機**と精神的・情緒的なものを求める**社会的動機**に分類した。

生理的動機は，空腹，渇き，睡眠，性などのように，生命の維持や種の保存に不可欠な生理的・生得的な動機である。それに対して，社会的動機は対人関係や社会的な活動のなかで満たされる精神的・情緒的な動機のことである。社会的動機には，物や財産を得ようとする獲得動機や，親和動機，達成動機，承認動機など28種類が示されている（●表3-1）。そのうちのいくつかについてみてみよう。

表 3-1　マレーによる社会的動機の例

獲得動機	物や財産を得て，自分のものにしたいという動機
達成動機	自分の力を十分に発揮して困難なことに打ち勝ち，できるだけ高いレベルで課題をなしとげようと努力する動機
承認動機	他人から認められたり，尊敬されたいという動機
保身動機	他人から非難されたり中傷されたりせず，よい評判を保ちたいという動機
防衛動機	他人からの非難や軽視に対して，自分が傷つかないように，自分の行為を正当化しようとする動機
支配動機	他人を支配して自分の思うように動かそうとする動機
攻撃動機	言葉や行動によって，他人を傷つけて攻撃しようとする動機
親和動機	人と友好的な関係をつくり，それを維持したいという動機
養護動機	他人を養い，たすけ，保護する動機
求援動機	援助や保護を求めたり，他人に依存したりする動機

①**親和動機**　孤立を避け，他者と積極的に交流しようとする動機のことである。恐怖を伴った不安は，親和動機を高めるという。重症になった患者がたえずナースコールを押して看護職者にそばにいてほしいと訴えるときなどは，この親和動機がきわめて高まっているのである。

②**達成動機**　すぐれた目標をたて，それをなしとげようとする意欲のことである。日常用語でいえば「やる気」にあたる。失敗すると，達成動機の高い人は自分の努力が足りないせいだと考え，低い人は自分の能力がないせいだと考えやすい。達成動機は，あとで述べる内発的動機にも大きく関係している。

③**承認動機**　ほかの人から認められたいという動機のことである。承認動機の高い人は，社会的に望ましいとみられる行動をとりたがり，周囲の人の意図に敏感に対応して行動する。

②**外発的動機と内発的動機**……　**外発的動機**とは，目標が私たちの外側にあり，それを得るために行動をおこすような動機を意味する。外発的動機は，さらに**生理的動機**と**社会的動機**に分けることができる。これらはマレーの分類とほぼ同じである（▶表 3-2）。

表 3-2　動機の分類

外発的動機	生理的動機（一次的動機）	飢え・呼吸・排泄・睡眠など
	社会的動機（二次的動機）	金銭・物・地位・権力など
内発的動機	感性関連動機	感性動機・好奇動機など
	活動関連動機	活動動機・操作動機など
	達成関連動機	達成動機など

生理的動機は**一次的動機**ともいわれ，主として私たちの身体内部の環境を一定の平衡状態に保とうとするホメオスタシスに関連している。社会的動機は**二次的動機**ともいわれ，金銭や地位に対する動機のように，経験や学習によって獲得された動機である。経験は個体によりさまざまなので，生理的動機と異なり個体差が大きい。

一方，**内発的動機**とは，外側に目標があるのではなく，行動することそのものが目標となるような動機を意味する。これは私たちの行動の，より積極的・能動的側面をとらえたものである。

内発的動機のうち，感性関連動機は，外的刺激を求めることに関連した動機で，具体的にはなんらかの感覚的な刺激を求める感性動機や，新奇性を求める好奇動機などがある。活動関連動機は，身体活動に関連した動機で，活動を求める動機である活動動機，自分で対象をさわり，動かすことによって環境を探索しようとする動機である操作動機などが含まれる。達成関連動機は先に述べたように，困難なことをやりとげることに関連した動機である。

③欲求の階層

マズロー Maslow, A. H. は，さまざまな欲求は独立して存在するのではなく，階層をなしていると考えた。人間の欲求は◉図3-5のように5種類に分かれており，最も切実で優先権をもった低次元の欲求が満たされてはじめて，次の段階の欲求へ向かうということである。これを，**欲求の5段階説（欲求階層説）**という。

いちばん基底にあるのは，食べたい，眠りたいなど，生きていくための基本的・本能的な欲求である**生理的欲求**である。これが満たされると次に，安全で信頼できる状況を求める**安全の欲求**が重要になる。安全の欲求が満たされないと，恐怖や不安などの感情を引きおこす。そしてこれらが満たされ，個体維持の点で心配がなくなると，今度は社会や他人などの自分以外へと対象が移り，**所属と愛情の欲求**が出現する。これは家族や友人などとの愛情関係を望み，所属する集団での一定の位置を占めることを望む欲

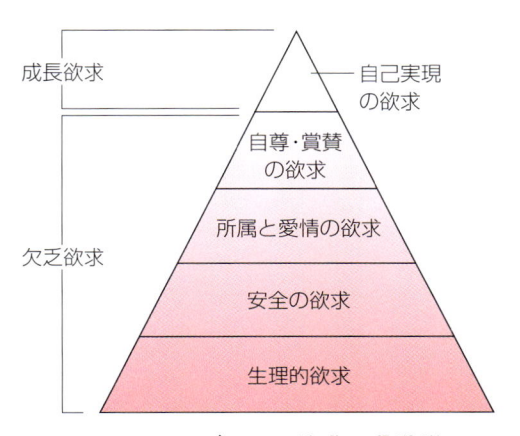

図3-5 マズローの欲求5段階説

求である。これが満たされないと，社会的不適応をおこすこともある。

さらに次の**自尊・賞賛の欲求**は，他者から承認されたい，尊敬されたいという欲求である。これら4つの欲求は，その欠乏が私たちを獲得へと動機づけるため，**欠乏欲求**とよばれる。

欠乏欲求が満足すると最後に，**自己実現の欲求**がある。これは自己の存在の意味と，自己の完成を追求する欲求である。自己の能力を最大限に発揮し，自己の無限の可能性をさぐり，自分を完成させようとする。それゆえに自己実現の欲求は**成長欲求**ともいう。

マズローは，下位の欲求が満たされてはじめて上位の欲求が生じると考えていたが，現在では必ずしもこの順序通りに生じるものでもないと言われている。

③ フラストレーション（欲求不満）とコンフリクト（葛藤）

人々の行動には，先に述べたようにさまざまな動機がある。しかし，私たちの日常生活において，そのような動機がいつも必ず満たされるとは限らない。それでは，満たされないときにはどのようなことが生じるのであろうか。

●**フラストレーション（欲求不満）**　目標への到達が阻止され，動機の満足が妨害された状態を**フラストレーション** frustration（**欲求不満**）という。望んだことが妨害されると，私たちは欲求不満に陥り，不安や怒り，そして悲しみなどの否定的な情動を伴った緊張が生じる。人によってはこのフラストレーションをうまくコントロールできず，短絡的な行動や，混乱した行為が反応としてあらわれることもある。また，この欲求不満に耐えて適応的行動を維持する能力を**フラストレーション耐性**という。

> **フラストレーション耐性**
> 発達に伴って高まり，また学習することによって強められるが，個人差も大きい。

●**コンフリクト（葛藤）**　複数の，互いに相いれない動機が，等しい強さで

Psycolumn 7　サイコラム

心的飽和

同じ作業を長く繰り返していると，やがて作業にあきて，その活動を続ける気がなくなる現象を**心的飽和**という。いままでの研究では，動機づけが弱くても強すぎても，ともに飽和までの時間は短いことが明らかになっている。そのほかには，ある作業に心的飽和が生じると，それと似た別の作業に対しても飽和が生じるという**共飽和**がみられること，また単独で作業を行うよりも，集団で行う場合のほうが飽和までの時間の長いことなどが見いだされている。

昨今，医療ミスが相ついで報告されている。1つひとつの作業自体は多くの時間を要しているわけではなくても，長い勤務のなかでは心的飽和のような要因も多少は関係しているかもしれない。医療行為は「あきる」ということの許されない作業である。心の空白をつくらないよう，各自工夫してみよう。

同時に存在している状態を**コンフリクト**(葛藤)という。選択に迷って動機が満足されないと，フラストレーションと同様の緊張や反応を引きおこす。レヴィン Lewin, K. はコンフリクトを次の 3 つのタイプに分類している(◯図 3-6)。

① **接近-接近コンフリクト**　ともに魅力的なプラスの目標にひきつけられて，選択に迷う場合である。受験した志望校に 2 つとも合格し，どちらの学校に進学しようか迷う場合などがその例である。

② **回避-回避コンフリクト**　ともにマイナスの目標にはばまれ，逃げるに逃げられない状況のことである。勉強はしたくないが，親に叱られたくもない子どもなどがその例である。先のケース 2(◯ 37 ページ)の B さんの看護師も，B さんの部屋には行きたくないが，看護師としての業務も手を抜きたくない，というコンフリクトがあったと思われる。

③ **接近-回避コンフリクト**　接近したいプラスの面と，回避したくなる

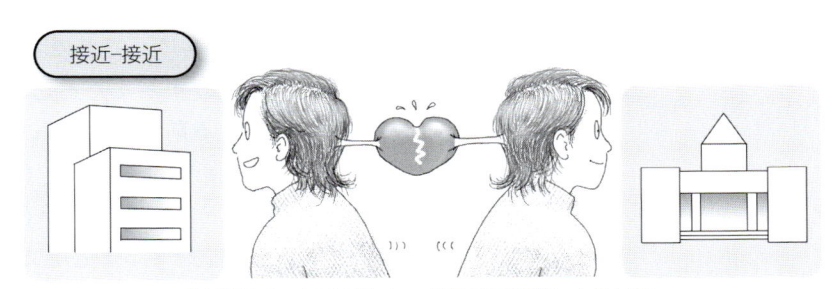

PF スタディ
PF スタディとは，アメリカのローゼンツァイク Rosenzweig, S. によって作成された投影法検査。フラストレーション事態において，だれに対してどのように対応するかを測定する(◯第 8 章, 169 ページ)。

「志望校 2 つに合格した。どちらに進学しようかな」

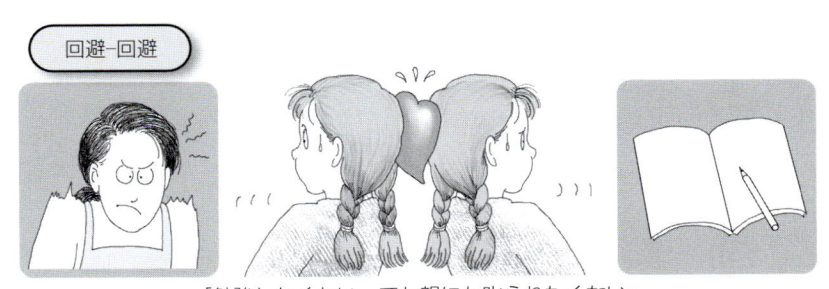

「勉強したくない。でも親にも叱られたくない」

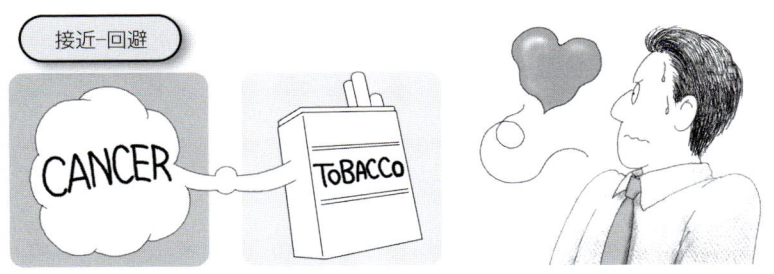

「たばこは吸いたい。でも肺がんはやっかいだな」

図 3-6　3 種類のコンフリクト(葛藤)

マイナスの面が目標に対して共存するコンフリクトである。タバコは吸いたいが肺がんにはなりたくないと悩む愛煙家や，ケーキを食べたいが太りたくないという甘いもの好きなどがこの例である。

4 事例でみる動機・欲求の心理

最後に，看護師のケースを1つ紹介する。ここではどのような動機がトラブルを引きおこしたのだろうか。

ケース4　思い込みによる行動

Cさんはたいへん，めんどうみのよい看護師で，患者さんからの評判もとてもよい。患者さんからほめられたり，感謝されたりするたびに，彼女は満足感でいっぱいになっていた。

Cさんは，ある配置転換で小児科の担当になった。つらい治療に耐える子どもたちをかわいそうと感じ，できるだけの世話をしようと思った。それが看護師のあるべきすがただと思っていたからである。そして子どもたちから要求がでる前に，ゲームや本やおもちゃなど，思いつく限りのものをつねに用意して子どもたちに与え，またできるだけ頻繁に病室に顔を出して子どもたちの相手をした。

しかしある日，Cさんは自分に対する子どもたちの評判があまりかんばしくないことを耳にした。「自分でできることまで手を出してやってしまう」「年中『あなたたちはたいへんね，かわいそうね』と同情されるのがいやだ」というのである。

Psycolumn 8 サイコラム

要求水準

私たちはある課題を行うとき，それをどの程度になしとげるかという，一定の成績水準を想定することがある。このように，目ざす目標について期待される主観的な目標水準を**要求水準**という。個人が感じる成功感や失敗感は，客観的成績よりも，この要求水準によって決定される。つまり同じ成績であっても，それを成功したと思うか失敗したと思うかは，はじめに自分がどの程度の成績をとりたいと考えていたかに左右されるということである。

また要求水準の高さは，自己の能力についての評価や，過去の成功・失敗の経験，課題の自我関与の程度，所属集団の規準，課題遂行の事態，事態の現実度などの条件に影響される。

自分は同じことをしているつもりなのに，看護の内容やレベルに満足してくれない患者は，看護職者に対して要求水準の高い人かもしれない。自分はどのような看護職者を目ざしているのか，もう一度自分の要求水準を見直し，患者の高い要求水準にもこたえられるように，看護の質を高める努力をしていこう。

自分では精一杯世話をしていたつもりのCさんは，それを聞いてすっかり落ち込んでしまった。

　これは，Cさんの承認動機があまりにも強すぎたために，その場において必要とされることを見失ってしまったケースである。
　Cさんの一生懸命さ自体は評価できる。しかし，問題だったのはこの一生懸命さが患者のためではなく，自分が認められ，ほめられたいがゆえの行動であったことである。もちろん人間だから，他人からほめられ，感謝されるのはうれしい。しかし患者がいま，なにを望んでいるのか，ということをまず考えて行動しなくてはならないというのは，当然のことであろう。看護は自己満足のために行うものではない。
　さらにこのケースでは，「看護師はいかにすべきか」「患者はいかにあるべきか」という自分の固定観念が，個々の患者に対する見方をゆがめてしまっていた。すべての患者に同じことをすればいいというものではない。自分自身を知らないと，このような行動をとってしまいがちである。「自分を知る」ということは，より質の高い看護と直結しているのである。

WORKS

A. 次のかっこのなかに正しい言葉を入れてみよう。

① 心理学において人の心の状態をあらわす用語には（　　　　　）（　　　　　）（　　　　　）（　　　　　）（　　　　　）などがある。
② ヴントは感情の基本的次元として（　　　　　）（　　　　　）（　　　　　）という3つの方向説を唱えた。
③ シュロスバーグは情動を（　　　　　）な配列であると考えた。
④ プルチックは，情動には主観的な心理的側面・行動的側面・機能的側面があるとする（　　　　　）を唱えた。また情動の強度も含めた情緒の（　　　　　）を提唱した。
⑤ 情動と身体の関係において，「泣くから悲しい」という，身体的変化の知覚により情緒が生じるとする考え方は（　　　　　）とよばれる。
⑥ ⑤に対して「悲しいから泣く」として大脳の（　　　　　）を情動の中枢とする説を（　　　　　）という。
⑦ 私たちの行動を引きおこし，その行動を一定の目標に方向づけ，行動の終結に向かって維持・推進させる過程，あるいは機能を（　　　　　）という。
⑧ マレーは動機を2つに分類した。生命の維持に不可欠な動機を（　　　　　）といい，精神的・情緒的な動機を（　　　　　）という。
⑨ 孤立を避け，他者と積極的に交流しようとする動機を（　　　　　）という。
⑩ すぐれた目標をたて，それをなしとげようとする動機を（　　　　　）という。

⑪ ほかの人から認められたいという動機を（　　　　　　）という。
⑫ マズローはさまざまな欲求は順に階層をなしていると考え，（　　　　　　　）を唱えた。
⑬ マズローの説において，最も基底にあるものは（　　　　　　）である。次に生命の安全を示す（　　　　　　）がある。さらにその次に社会や他人との関係を望む（　　　　　）があり，それが満たされると他者から尊敬されたいという（　　　　　　　）がある。これら4つの欲求は，その欠乏が私たちを獲得へと動機づけるため（　　　　　　）と総称される。
⑭ マズローの説において最も高次のものは，自己の存在の意味と自己の完成を追求する欲求である（　　　　　　）である。これは（　　　　　　）ともよばれる。
⑮ 同じ作業を長く繰り返していると，やがて作業にあきてその活動を続ける気のなくなる現象を（　　　　　　）という。
⑯ 目ざす目標について期待される主観的な目標水準を（　　　　　　）という。
⑰ 動機の満足が妨害された状態を（　　　　　　）という。またこれに耐えて適応的行動を維持する能力を（　　　　　　）という。
⑱ 複数の，互いに相いれない動機が等しい強さで同時に存在している状態を（　　　　　　）という。これにはともにプラスの目標に引きつけられて選択に迷う（　　　　　　）と，ともにマイナスの目標にはばまれ逃げるに逃げられない（　　　　　　），プラスの面とマイナスの面が共存している（　　　　　　）などがある。

[引用・参考文献]
1) エリザベス・キュブラー＝ロス著，鈴木晶訳：死ぬ瞬間──死とその過程について．読売新聞社，1998．
2) 大木桃代編著：がん患者のこころに寄り添うために──サイコオンコロジーの基礎と実践 サイコロジスト編．真興交易医書出版部，2014．
3) 大木桃代編著：ナースが知りたい！ 患者さんの心理学．西東社，2013．
4) 大木桃代ほか編著：日々の生活に役立つ心理学．川島書店，2014．
5) 岡堂哲雄編：患者の心理（現代のエスプリ別冊）．至文堂，2000．
6) 西本武彦ほか編著：テキスト現代心理学入門──進化と文化のクロスロード．川島書店，2009．
7) 濱治世ほか：感情心理学への招待──感情・情緒へのアプローチ（新心理学ライブラリ17）．サイエンス社，2001．
8) 山内弘継ほか監修：心理学概論．ナカニシヤ出版，2006．

第 4 章

性格・知能の心理

A 性格研究の方法と性格理論

1 性格に関する概念と用語

まずはじめに，性格に関連している心理学の用語の整理をしておこう（▶図 4-1）。

● **体質** むろんこれは性格ではないが，性格に密接に関連していることが古くから指摘されてきた。後述のクレッチマー Kretschmer, E. の性格理論は，体質を重視するものとして有名であるし，ほかにもシェルドン Sheldon, W. H. は，胎生期の内胚葉・中胚葉・外胚葉のいずれがよく発達したかによって性格が説明できる，という理論を提唱している。

● **気質 temperament** 個人のもっている，感情的・情緒的な個性を表出させる基礎となっているものをさし，より体質にかかわりの深い側面である。

● **役割性格** 特定の状況・文脈でのみ生じる一連の行動をさしている。ふだん，無口で無愛想な人が，ボランティアでホームステイを受け入れている期間は，留学生に対して親切で，おせっかいなくらいによく話をするといった場合である。

● **社会的性格** 上記のような行動が一貫して続いている場合，社会的性格とよぶことができる。人にやさしくめんどうみがよいのは，看護職者の社会的性格と考えることもできるかもしれない。

● **性格 character** さらに，異なる文脈でもこうした行動に一貫性がみとめられる場合を，狭義の性格と称している。

● **人格（広義の性格）** 以上のような，個人のもつ一貫した行動傾向や心理的特性を総称して，パーソナリティ personality といい，「人格」という訳語をあててい

体格と性格

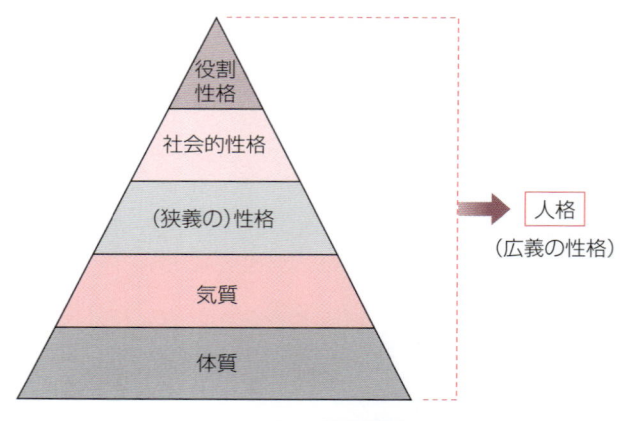

「おれは太った人間にそばにいてもらいたい。頭髪でもきれいにすきつけて，夜もよく眠る男にな。ほら，あのキャシアスなどは，やせて，なにかひもじげな顔をしておるし，あの男はものを考えすぎる。ああいう男がえてして危険人物なのだ」
（シェイクスピア『ジュリアス・シーザー』中のシーザーの言葉より）

図 4-1 性格と類義概念の関係

る。これは，知能や創造性をも含めた，より広義の概念であるが，人がらや品性などを示す「人格」とまぎらわしいために，「パーソナリティ」や「性格」の語をあてることも多くなっている。

❷ 性格研究の方法

　①**臨床的研究法**　自然観察法，伝記・日誌法，フィールドワークなどが中心であり，客観的な利用については，まだ開発段階にある。しかしながら臨床的研究法は，性格研究の出発点であり，ほかの研究法が対象とできない領域を補完している。

　②**相関的研究法**　客観的評定法や，質問紙法などで測定された，性格に関するさまざまなデータが，どのように関連しているかを，統計的方法を駆使して描き出そうとする方法である。

　③**実験的研究法**　性格に影響を及ぼす諸要因の因果関係を吟味するためには，実験的研究方法が用いられる。しかし，この方法によって実際に確定された要因はまだ多いとはいえず，研究対象の制限も大きい。

　以降，各研究法による性格理論の主要なものを紹介していこう。

❸ 臨床的研究法による類型論的性格理論

　性格を，いくつかのタイプ（類型）に分類する試みは，少なくともギリシア時代にさかのぼることができるが，ここでは，精神医学，精神分析学などの臨床的研究に基づいた**類型論的性格理論**を取り上げることにする。

①**クレッチマーの性格理論**……　ドイツの精神科医クレッチマー Kretschmer, E. は，当時の精神医学最大の課題，3大精神病と，気質や体質の関連に着目した（福屋・鍋田，1986）。

　●**体質の測定**　クレッチマーは身体各部位を，顔の大きさ，長さ，狭さ，骨の太さ，皮膚の厚さ，かたさ，はり，弾力……など，200以上の項目にわたって細かく，客観的かつ厳密に測定し，これをもとに体質の類型を判定した。判定は，機械的にではなく，全体的・統括的に判断してなされた。こうして，細長型，肥満型，闘士型などの体質の典型が抽出された。個人の特徴を綿密に記録したあとに類型をつくりあげたことから，多くの特性の寄せ集めではなく，個性記述的な類型論ができあがったといえる。

　●**体質と精神障害の関係**　クレッチマーは，体質は遺伝素因によっているので，内因性精神病とも関係すると考え，当時の3大精神病（統合失調症・躁うつ病・てんかん）患者の体質分布を調べたところ，●**表4-1**のように，部分的にではあるがこの関係を支持するデータが得られた。ただし，てんかんは現在，器質性精神障害とされており，遺伝素因は否定されている。また，ある体質であると必ず特定の精神障害になるのではないことにも留

体液心理学

ギリシアの哲学者エンペドクレス Empedocles は，宇宙の根源を，空気・土・火・水に求めたが，ヒポクラテス Hippocrates は，これに相当する人間の体液として，血液・黒胆汁・黄胆汁・粘液をあげ，さらにそれぞれが優勢な性格として，多血質・黒胆汁質・黄胆汁質・粘液質の4タイプに分類している。

表 4-1　クレッチマーの3大体質および気質の特徴

	細長型	肥満型	闘士型
体質			
気質	内閉気質	回帰性気質	粘着性気質
典型的な特徴	感性敏感−感性鈍麻	躁(明朗)−うつ(悲しみ)	粘着−爆発
精神障害別の比率[1]	統合失調症の50.3%	躁うつ病の64.6%	てんかんの28.9%

[注]　1) ヴェストファール Westphal, C. F. O. の 8,099 例の報告による。

意する必要がある。

● **3大気質**　クレッチマーは，これらの3つの体質の者が，健康であっても一定の性格傾向を示すことに着目した。

①**内閉気質**　細長型の体質者に多くみられる内閉気質は，芸術的な繊細さをもち，すぐれた思考を示す一方で，孤独を好み，他者の感情に無神経な側面もあわせもち，敏感さと鈍感さの共存が特徴といえる。

②**回帰性気質**　肥満型の体質者に多くみられる回帰性気質は，基本的には社交的で世話好きな，明るい(軽躁的)性格であることが多いが，ときとしてふさぎ込んで自己否定的になるような時期を体験することがある。

③**粘着性気質**　筋肉の発達した闘士型の体質者では，粘着性気質の者が多い。これは，ふだんは生まじめにこつこつと努力を重ねる性質であるが，ある限度をこえた場合に，平常からは予想されないような爆発的言動や行動を示すことがあるという。

このように，個人のなかの矛盾する側面を，包括的に記述・説明できるのも，類型論的性格理論の利点である。

● **後天的気質**　クレッチマーの性格理論では，以上の先天的気質のほかに，後天的につくられる性格として，ヒステリー気質と神経質とをあげている。

①**ヒステリー気質**　依存的で，さまざまな判断や責任を他者に頼ろうとする反面，みえっぱりで外見や体裁のみをつくろおうとするような性質であり，これが高じた場合にヒステリー神経症が発症すると考えられた。

②**神経質**　さまざまな刺激に対して不安を感じたり，抑うつ的になりやすい性質であり，これが高じると不安神経症になると考えられた。

実際には，先天的気質も3つのうち1つだけが強いとは限らず，さらにそれに後天的気質が重なるので，5つの性格の混合型が無数に存在する。こう考えると，1人ひとりの性格をより正確に記述できる反面，類型論的性格理論の長所が薄められてしまうともいえる。

②**フロイトの性発達論的性格理論**　……　フロイト Freud, S. の精神分析学(●177ページ)では，

リビドー
フロイトは，人間に生得的に備わった本能エネルギーを，ラテン語の「欲望」という言葉を用いてリビドーとよび，その解消の仕方の発達によって，性格形成や心理的問題の原因と治療を理解しようとした。

性（＝生）のエネルギーである**リビドー**の発達を考える。愛情の対象との関係のもち方や，欲求の解消の仕方は，通常は発達段階に応じて高次化される。だが，ある発達課題が未達成でかたよった次のような性格があるとされる。なお，この性格理論の根拠は，症例研究と子どもの観察が中心である。

● **口唇愛性格** 乳児期の発達課題は，唇で母親の乳房に吸いて，栄養とともにその愛情を取り入れることである。また乳児期後期には，かみつくなどの，口唇による攻撃性も出現する。この時期の課題が達せられない場合，自分以外の者に期待する甘えん坊やさびしがりとなったり，期待を裏切られるとすぐ腹をたて，せっかちで要求がましくなったりするとしている。これが**口唇愛性格**である。

● **肛門愛性格** 幼児期前期の発達課題は，排泄の自律や歩行などの生理的・心理的自律である。排泄の自律には，排泄物を体内にため込んでおいたあとに意志をもって排出することが必要であるが，こうした自律性が達成されないと，几帳面でなんでもため込んでおく倹約家となったり，融通がきかず，意地をはり通す性格になるとしている。これが**肛門愛性格**である。

● **エディプス性格** 幼児期後期は，自分と両親をめぐる三者関係が葛藤をもたらす。この時期は，競争心にかきたてられ強気にみえをはったり，むこうみずな冒険をしたり，反対に小心で受け身的になり，劣等感をもったり引っ込み思案になったりする場合がある。こうした葛藤を克服できずに残った性格が**エディプス性格**である。

エディプス王
ギリシア神話のテーベ王ライオスの息子。不吉との神託のため一度捨てられるが，成長後，父親とは知らずにライオスを殺し，スフィンクスの謎をといてテーベ王となる。また，実母と知らずにイオカステを妻とする。その悲劇はギリシア劇にされている。＝オイディプス王。

● **性器的性格** リビドーの活動が潜伏する学童期を過ぎると，思春期となって，通常の意味の性的な活動が高まり，健康で適応的な異性関係を築くことが課題となる。フロイトの弟子のライヒ Reich, W. は，この課題を達成した健康な成人の性格を**性器的性格**とよび，上述の3つの神経症的性格と区別した。

　精神分析学による性格理論は，ストレス状況で日常的に行っている適応機制としてとらえられる性格がストレスから身をまもっているという，**性格防衛**の考え方である。

③ **ユングの性格理論** …… ユング Jung, C. G. は，フロイトの弟子であったが，フロイトとは異なる性格理論を提唱している。自身の観察と直観によって，伝統的な外向−内向性性格の区分を，リビドーの使われ方として独自に理論化した(秋山, 1988)。

● **外向性性格・内向性性格** 外向性性格は，自分の外にある対象に大きな価値をみとめ，それとの関係をなめらかにしようとするような態度であり，態度と関心は，客観的なできごと，とくに身近な周囲のできごとに向かう。これに対し，内向性性格は，自分の内なる意志を優先させ，身体的な衝動よりも無形の精神力の強さを主張する考え方をとる。

● **合理的機能・非合理的機能** さらに，ユングの性格理論では，合理機

A　性格研究の方法と性格理論　● 51

表 4-2　ユングによる 8 つの性格類型

	類型	特徴
外向性／合理的機能	1. 外向的思考型（ねばならない型）	客観的事実や，事実を客観的に整理した知的公式を重視。筋道をたてて考えることが得意で，感情理解・表現が苦手。
外向性／合理的機能	2. 外向的感情型	客観的価値や，伝統的で普遍的な既存の価値基準を重視する。思考を抑圧するので，幼児的・太古的・否定的な思考となる。
外向性／非合理的機能	3. 外向的感覚型（快楽取り入れ型）	豊かな現実の生命感を重視する現実主義者。独自の道徳・節度・法則性・犠牲的精神をもつ。過度になると，野卑な享楽家・過飾の耽美主義者。
外向性／非合理的機能	4. 外向的直観型（ひらめき型）	外の世界とかかわって新しい可能性をかぎだすのが得意。実業家・投機家・政治家。新しい才能を見いだすパトロンなど。
内向性／合理的機能	5. 内向的思考型（思い込み型）	理念に忠実だが，がんこで強情。
内向性／合理的機能	6. 内向的感情型	無口・もの静かで近寄りがたい。協調的・控えめな態度・好ましい落ち着いたものごし。無関心で冷たいという印象を与える。
内向性／非合理的機能	7. 内向的感覚型（イメージ展開型）	物質界の表面よりも背景をとらえる。理性的な自己抑制が目だつことが多い。一般には自閉的生活・平凡な現実に満足している。神話的世界に生きる。
内向性／非合理的機能	8. 内向的直観型	集合的無意識の世界を感知する。神秘的夢想家・予見者・芸術家ともなる。直観が深まると現実から離れるので，謎めいている。

能が「思考-感情」のどちらに向かうかということと，非合理的機能が「感覚-直観」のどちらに向かうかということとの組み合わせが考えられる。したがって，これらのリビドーの行き先と，外向か内向かの組み合わせによって，▶表4-2に示す8種類の性格類型が想定されている。

　こうした，思考-感情，感覚-直観といった機能は，一方が分化・発達する（優越機能）と，反対の機能は未分化のまま無意識のうちに放置される（劣等機能）。しかし，このバランスが極端になりすぎると，劣等機能が補償的に爆発的に作用する場合がある。ユングは，この補償作用によってさまざまな精神症状を理解しようと試みた。

❹ 相関的研究法による特性論的性格理論

　前項のように，古来さまざまな類型論的性格理論が出現してきたが，これを実証的に研究しようとすると，実際にはほとんどの人が典型的な性格とはいえず，類型判断が困難なので，個々人の具体的な行動や，「楽天的」「好奇心が強い」などの言葉による評定から性格特性が測定されることになる。このように性格特性を単位として，性格を測定し，理解しようとする

のが**特性論的性格理論**である。なお，この測定については**妥当性**と**信頼性**（◯165ページ）が確保される必要がある。

①オールポートの性格心理学と研究方法

心についての普遍的法則の定立をめざす心理学においては周辺的にしか扱われていなかった性格を，真正面から研究対象としたのがオールポート Allport, G. W. である。

彼は，性格を，多数の人々に共通してみられる**共通特性**と，厳密な意味で個々人に特有な特性であり，個人間の比較ができない**個人特性**とに分けて理解した。そして共通特性をテストにより測定し，その測定値をグラフ化して個人のプロフィールを描き出す，**心誌**（サイコグラフ）を考案した。

彼は，性格研究の主要な方法を14も取り上げているが，のちの特性論的性格理論の中心となったのが，共通特性の研究法としての**語彙アプローチ**（性格傾向をいくつかの単語で評定するアプローチ）と**質問紙アプローチ**（性格に関する質問への回答を分析するアプローチ）である。

> **オールポートの研究**
> オールポートは，55万語を記載する英語の大辞典から，個人差をあらわす言葉を抽出し，その分類から4,500語の特性語リストを作成する語彙アプローチの先駆的研究も行っている。

②因子分析による特性論的性格理論

性格について集められたデータは，互いに関連し合っており，相関関係にある。このとき，あるグループ内では互いに高い相関をもつが，ほかのグループとは低い相関しかもたないといった，いくつかのグループをさがしだすことができる。こうしたグループは，直接観測できない因子のために生じると考えて，この因子を見いだしていく方法が**因子分析**である。

● **16PF** キャッテル Catell, R. B. は，オールポートの性格に関する語彙リストをもとにして日常生活の記録に関する評定を行い，自己評定の質問紙によるデータと合わせて，**16PF**：The 16 Personality Factor Questionnaire という性格検査を作成した。これは16の特性によって性格を描写するものである。

● **ギルフォード－ジンマーマン気質検査** ギルフォード Guilford, J. P. は，因子分析を用いて数種の質問紙性格検査を作成し，さらにこれをもとにして，**ギルフォード－ジンマーマン気質検査**を作成した。これは，①一般的活動性，②抑制，③支配性，④社会性，⑤情緒安定性，⑥客観性，⑦友好性，⑧思慮性，⑨個人的関係，⑩男子性の10因子（性格特性）について，計300項目の質問によってその程度を測定するものである。

● **矢田部ギルフォード性格検査** 矢田部達郎は，ギルフォードの性格検査を参考にして，大学生6,110名の標本で性格検査を作成した。これが，日本で最もよく用いられていた性格検査の1つである**矢田部ギルフォード性格検査（YG性格検査）**である。12の性格特性について，各10項目を厳選して因子分析して，8つの性格因子を見いだし，さらに因子分析を重ねて情緒安定性と社会適応性の2大因子を抽出した。このそれぞれの因子の得点の高低によって2×2に分類し，平均型を加えて5類型（およびその亜型）に分類する，類型論的な性格解釈も行われている。

> **因子分析の注意点**
> 因子分析は，現在ではコンピュータによって気軽に用いることができる技法であるが，抽出する因子の数や，因子のネーミングは，その研究者の判断（解釈）によってなされるものであるのに，その解釈自体が客観的結果であるかのように誤解されてしまうことがあり，注意が必要である。

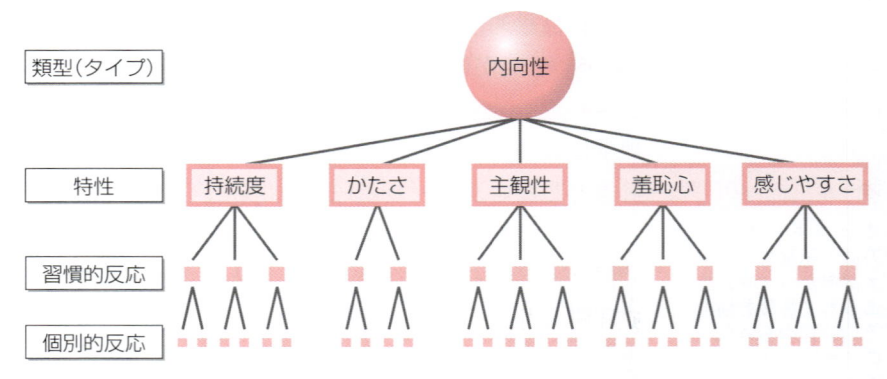

図4-2 パーソナリティの階層的構造論

③アイゼンクの特性論的性格理論 …… アイゼンク Eysenck, H. J. も，因子分析で性格特性を研究したが，独自の理論を仮定した分析方法をとり，2〜3の少数の要因で性格の重要部分が説明できるという立場をとった。●図4-2に示すように，ある個人の行う具体的で個別的な行動（反応）は，よく観察すると類似した行動が繰り返されており，これを**習慣的反応**という。習慣的反応をいくつか合わせると，持続度が高い人であるとか，かたさのある人であるといった，オールポート以来取り上げられている**性格特性**の次元での性格の描写となる。また，持続度・かたさ・主観性・羞恥心・感じやすさといった性格特性も，内向性という，もう一次元高い**類型**の段階の特徴にまとめることができる。なお，類型としては向性（内向性－外向性）と情緒安定性の2つの次元が想定されている。

●**向性** アイゼンクは，向性が大脳皮質や脳幹網様体の覚醒レベルという，生理学的な特徴と関係があると説明している。たとえば，遺伝的にこの覚醒レベルが高い人は，1人で読書や芸術の世界などを楽しんでいても，適度な覚醒レベルを保つことができるが，多くの人とかかわる環境では，刺激が多すぎて覚醒しすぎてしまうので，そうした環境を好まない。これが内向性格だというのである。

●**情緒安定性** 自律神経系や内臓の覚醒レベルに関係しているとされ，少しの刺激でもこの覚醒レベルが高まりやすい人は，神経質な性格となると説明している。この2次元の性格特性を測定できるようにつくられた質問紙法性格検査が，**モーズレイ性格検査** Maudsley Personality Inventory (**MPI**)である。

④5因子性格モデル …… 因子分析に基づく特性論の性格理論は多数あるが，異なる名称・異なる因子数の性格特性が用いられてきた。これが，研究者の方法・理論的立場によるものであり，実はかなりの部分は共通していることが，ゴールドバーグ Goldberg, L. R. らによって指摘された。彼らは，5特性で性格全般を描き出すことができると考えている。こうしてつくられた性格検査が，**ネオ人格目録改訂版** NEO Personality Inventory Revised（**NEO-PI-R**）

> **5特性**
> 方法や文化をこえて普遍的であるという意味で，性格特性のビッグファイブ（超特性）とよんだ。

表4-3 FFPQの5因子の本質と特徴

超特性	本質	一般的特徴	病理的傾向
内向性-外向性	活動	控えめ/積極的	臆病・気おくれ/無謀・躁
分離性-愛着性	関係	自主独立的/親和的	敵意・自閉/集団埋没
自然性-統制性	意志	あるがまま/目的合理的	無為怠惰/仕事中毒
非情動性-情動性	情動	情緒の安定した/敏感な	感情鈍麻/神経症
現実性-遊戯性	遊び	堅実な/遊び心のある	権威主義/逸脱・妄想

である。

　辻は，これを，東洋的な人生観をも含めて解釈可能な因子に拡張して，**5因子性格検査** Five-Factor Personality Questionnaire（**FFPQ**）を作成した（●表4-3）。

　①**「内向性-外向性」因子**　アイゼンクの内向性-外向性に相当し，神経生理的な解釈も同じである。

　②**「分離性-愛着性」因子**　協調性や愛情などと理解されていた因子だが，自他の境界をなくして他者と一体化しようとするか，自己の独自性を強調して独立した行動をとろうとするかという意味に再解釈されている。

　③**「自然性-統制性」因子**　以前は勤勉誠実性と理解されていたが，自己や環境を意志的に統制しようとするか，あるがままに受け入れようとするかの因子として拡張された。

　④**「非情動性-情動性」因子**　アイゼンクの情緒安定性に相当する。

　⑤**「現実性-遊戯性」因子**　もとは開放性と理解されていた因子だが，現実的で確実な行動をとろうとするか，非日常的経験も自由に楽しもうとするかという内容に拡張された。

　なお，この検査は，妥当性も，信頼性も確認されている（●165ページ）。

B パーソナリティの障害と成熟

1 パーソナリティ障害とはなにか

　ある人が，自分の属する文化で期待されるのとは著しくかたよった体験や行動のあり方をして，著しい苦痛や社会的機能障害を引きおこしているが，それが「病気」としての精神障害のためであるとは考えられない場合，病気とは区別して**パーソナリティ障害** personality disorder であると説明されている。こうした人格の一部は「変質者」「精神病質様性格」（コッホ Koch, J. A.），「精神病質」（クレペリン Kraepelin, E., シュナイダー Schneider, K.）などとよばれていた時期もあったが，精神病のような明確な症状があるわけではないのに，自他にさまざまな問題をきたすことから，理解がむずかしく，研究のうえでも未解明の部分の多い領域である。

　アメリカ精神医学会の DSM-5 では，こうした，さまざまなパーソナリティ障害が，●表 4-4 のような 3 群に分けられ具体的な基準により概念化されている。

(1) A 群：統合失調症に類似する点があるものの，疾病とはいえないもので，精神病の遺伝的研究や生物学的研究も背景となっている。
(2) B 群：劇的・感情的・移り気な人格のゆえに対人関係において問題を引きおこしやすく，対応がむずかしいグループである。
(3) C 群：不安・心配が強いグループで，不安性障害や感情障害との類似点がある。

表 4-4　DSM-5 のパーソナリティ障害の分類

群	パーソナリティ障害	関連する精神障害等	人格構造
A 群	猜疑性パーソナリティ障害 シゾイドパーソナリティ障害 統合失調型パーソナリティ障害	妄想性障害 統合失調症 統合失調症	精神病的 人格構造
B 群	反社会性パーソナリティ障害 境界性パーソナリティ障害 演技性パーソナリティ障害 自己愛性パーソナリティ障害	犯罪・非行 うつ病 解離性障害・身体表現性障害 適応性障害・うつ病	境界性 人格構造
C 群	回避性パーソナリティ障害 依存性パーソナリティ障害 強迫性パーソナリティ障害	社交不安障害 — 強迫性障害	神経症的 人格構造

次に，パーソナリティ障害のなかで取り上げられることの多い境界性パーソナリティ障害についてくわしくみてみよう。

2 境界性パーソナリティ障害

境界性パーソナリティ障害は，**表4-5**のうち5つ以上で示される，対人関係・自己像・感情の不安定さ，著しい衝動性などの広範なパターンだと定義されている。本人が相談しようとするよりも，本人の周囲や精神医療の現場等で問題となっての相談が多く，約束が保たれずに，治療関係が持続しにくく，問題解決がより困難になりがちである。

●**原因論** 精神分析的には，**分裂機制**という防衛機制（●179ページ）で説明されている。「よい」「わるい」の判断が極端で，そのために他者を非常に高く理想化するかと思うとすぐにそれを引き下げる（価値下げ）など，他者評価の動きが非常に激しく，対人関係が安定しない。また，母親から分離し個体化していくプロセスでの失敗が思春期に再燃し，「**見捨てられ感**」が生じる**分離-独立**の失敗が原因だとする説もある。

最近では，遺伝または養育経験によって，感情調節の困難をかかえている人が，がまんにがまんを重ねたうえで耐えきれずに暴発的に衝動的行動をしてしまい，そのために対人関係が悪化して，否定的自己像や空虚感などの問題を生じているという理解もされている。

●**治療** 最も治療脱落率が低い弁証法的行動療法（リネハン Linehan, M. M.）では，定期的なスタッフミーティングで情報共有し，集団療法も早くから導入して，スタッフとの関係もほかの患者との関係も絶対的なものではなく相対的であることを体験できる治療構造を用意する。集団療法では，苦痛に耐えるスキル，対人関係スキル，感情調節スキルなどを具体的に練習する。これと並行した個人療法では，どのようなときに治療関係を破壊したり自分や他人を傷つけるような行動をとるのか，どうしたらストレス事態と距

モンローとパーソナリティ障害

境界性パーソナリティ障害の著明な例に，マリリン＝モンローをあげることができる。「見捨てられ感」が強くて自殺未遂・離婚を繰り返すなど，対人関係が非常に不安定である。傷つきやすく子どものような女性といわれながら，外では明るくふるまい，見かけの自分を演技し，女優としては大成功する。が，成功するほど慢性的な空虚感を味わい，親密さを求め孤独に悩み，36歳で謎の死をとげる。

表4-5 DSM-5による境界性パーソナリティ障害の特徴

1. 現実に，または想像のなかで，見捨てられることを避けようとするなりふりかまわない努力
2. 理想化とこき下ろしとの両極端を揺れ動くことによって特徴づけられる，不安定で激しい対人関係の様式
3. 同一性の混乱：著明で持続的に不安定な自己像または自己意識
4. 自己を傷つける可能性のある衝動性で，少なくとも2つの領域にわたるもの（例：浪費，性行為，物質乱用，無謀な運転，過食）
5. 自殺の行動，そぶり，おどし，または自傷行為の繰り返し
6. 顕著な気分反応性による感情の不安定性
7. 慢性的な空虚感
8. 不適切で激しい怒り，または怒りの制御の困難
9. 一過性のストレス関連性の妄想様観念または重篤な解離症状

（日本精神神経学会日本語版用語監修，髙橋三郎・大野裕監訳：DSM-5 精神疾患の診断・統計マニュアル．p.654，医学書院，2014）

離をとって自分らしい行動が可能なのかを自己分析できるように相談をすすめていく。

3 成熟した人格

　古くからあった性格モデルは，どちらかというと，問題となる側面に着目して典型的な性格を考えてきた。しかし，カウンセリングなどにより問題を解決したとしても，それだけでは真に自分らしい生き方が見いだせるとはいえない。環境に適応して，より自分らしい，生きがいのもてるような人たちの性格とはどのようなものだろうか。シュルツ Schultz, D.(1982)は，このような課題についての7人の心理学者の研究を比較して ▶表4-6 を作成し，次のような考察を行った。

●**シュルツの考察**　精神的に健康な人間は，つねに理性的とはいえないまでも，意識的に自分の行動をコントロールし，自分の運命を引き受けることができる。また，自分は誰であり，自分はなんであるかをよく知っている。自分の強さと弱さを意識しており，それを受け入れている。自分ではないものを装うようなことはせず，人々や場の要請にこたえて社会的役割を演じても，それを真の自己と混同することはない。そしてまた，過去に生きるのではなく，現在にしっかりと結びつけられている。志向性は，未来の目標や使命に向けられても，自分の進行しつつある現在を自覚し，敏感である。さらに，静かで安定した人生よりも，挑戦と興奮を伴う人生，新しい目標や新しい経験を求めている。

表4-6　健康な人格のモデル

	オールポート	ロジャース	フロム	マズロー	ユング	フランクル	パールズ
名称	成熟した人間	完全に機能している人間	生産的人間	自己実現的人間	個性化した人間	自己超越した人間	"いま，ここ"に生きる人間
動機	未来への指向	自己実現	生産性	自己実現	自己実現	意味	いま，ここ
意識/無意識	意識	意識	意識	意識	双方	意識	意識
過去の強調	—	—	○	—	○	—	—
現在の強調	○	○	○	○	○	○	○
未来の強調	○	—	—	—	○	○	—
緊張増大/解消の強調	増大	増大	—	増大	—	強調	—
仕事の役割と目標	強調	—	—	強調	—	強調	—
認知の性質	客観的	主観的	客観的	客観的	客観的	—	客観的
対人責任	○	—	○	○	—	○	—

（シュルツ，D.著，上田吉一監訳：健康な人格．p.254，川島書店，1982による，一部改変）

●**健康な人格** むろん，万人に共通する健康な性格があるのではなく，むしろ，特異で，独自であることが重要である。また，同じ人でも，年齢によって異なってくる。いろいろなライフスタイル(生活様式)・信条・社会的役割をもちながら，いかに適応していくかを試してみる自由をもつことが，健康であるための条件といえるのかもしれない。

Psycolumn 9 サイコラム

血液型と性格は関係しているか？

　ABO式の血液型のそれぞれに特有の性格があるのではないか——こう信じている日本人は多い。1901年にABO式血液型が発見されて15年後に，原来復・小林栄は，すでにこの関連に着目しているが，1927年，古川竹二が心理学の学術雑誌に論文を発表したことで，第1次血液型性格論のブームが始まる。しかし，1933年の日本法医学会第18次総会で古川学説と反対派の論争があり，古川の提出した証拠がすべて不十分であるとして否定され，それ以降，血液型と性格の関連性を実証した学術研究は，皆無である。

　ところが，1971年の能見正比古の『血液型でわかる相性』の出版を皮切りに，雑誌，一般書，テレビ番組などで血液型と性格に関連のあることが喧伝され，1980年代に第2次ブームが絶頂期となる。その後，多少の波はあるものの，このブームはとどまることをしらない。

　ある大学の一般教養の心理学の授業で，血液型性格論に根拠のないことを1時間講義されたあとでも，1割以上の学生が「血液型と性格に関連があると思う」と回答したという。この信念の，これほどまでの根強さは，むしろ社会心理学のテーマともいえ，さまざまな説明が試みられている。大村(1998)によると，「人の視線に敏感である」「人のめんどうみがよい」といった血液型性格論による性格の記述は，あいまいで，かなりの人に該当する内容が多い。このため，自分や身近な人にあてはめてみて，納得する人が多い。あてはまる項目が数個あれば，あてはまらない項目があっても，それは無視されてしまう。

　また，「×型は○○の性格」というラベルにそって人の行動をみていると，少しでも該当している場面に注意が向くようになり，該当しない場合を無視しやすくなる(ラベルについては，▶219ページ)。さらに，そうした説明を一度覚えてしまうとそれを規範としてほかの説明を理解するようになり，修正しがたい。血液型性格論の証拠としてあげられるデータは，性格を測定する項目が少なく，かたよっていたり，回答の数が少なかったり，回答者の選び方自体もかたよっていたりすることが多い。分布にかたよりがあるようにみえても，統計的には意味のあるものでないことも多い。

　こうした研究方法の問題は，一般人だけでなく，研究者自身も反省すべき点が含まれている。

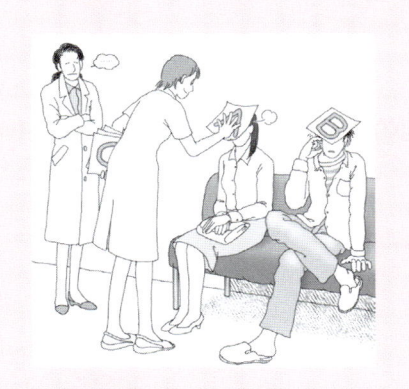

C 知的機能と創造性

1 知能テスト

①ビネー式知能テストの作成

知能は，前述の狭義の性格（●48ページ）と密接にかかわりながらも，性格とは独立した機能として，現代心理学草創期から研究されてきた。哲学的・抽象的な知能研究にかわって，具体的・実証的な知能の心理学研究を可能にしたのは，フランスの心理学者ビネー Binet, A. であった。

知能テストの起源

ビネーは，フランス文部省から特殊教育を受けさせるべき知的障害児を選びだすための委員に任命されて，1905年に世界最初の知能テストをつくり出した。このテストは改訂を繰り返し，またたくまに世界中で使用されるようになった。

● **精神年齢と知能指数** ビネーは，高等精神作用は，良識，実用的感覚，率先力，順応力，判断力，理解力，推理力などの多様な側面のすべてからとらえなくてはならないと考え，知能の多様な性質をはかるための問題を集めた。たとえば，5歳児の3/4は，「重さの異なる2つの箱を比べる」「正方形を模写する」「10音節の文章を反復する」「硬貨4枚を数える」「長方形を対角線で2分割した三角形で，もとの長方形を組み立てる」という問題にそれぞれ正解することができた。そしてこれは，「それほど注意深くなく，暗示にかかりやすいけれど，かなりのものを命名することができる」という3歳児の知能を単純に量的に増加させたものではなく，いわば「5歳児の知能」とみなすことができる。そして，年長になってもこの能力を身につけていない子どもは，通常の教育的環境以上の環境を必要とする知的障害児である可能性が高いことが指摘されたのである。この年齢に基づく知的能力は，**精神年齢** mental age（**MA**）と名づけられ，さまざまな段階の精神年齢を測定できる心理テストとしてつくられたのが，ビネー式知能テストである。

知能指数

これは，生活年齢 CA：Chronological Age に対する精神年齢の比に100 をかけたもので，右の例では，知能指数は A が 60，B は 80 ということになる。

しかし，5歳児のAと10歳児のBが，ともに知的発達が2歳分遅れていたとしても，その遅れの意味は異なるであろう。これを数値で示すものとして，**知能指数** Intelligence Quotient（**IQ**）が考案された。

②知能の構造の研究

こうして知能を客観的に測定できる知能テストという道具が考案されると，「知能とはなにか」という問いに対して，哲学的な答え以外のアプローチが可能となり，知能が多方面から研究されるようになった。

● **知能の2因子説** スピアマン Spearman, C. E. は，94種類の問題を実施して，思考，記憶，態度，心的速度，運動，注意など，個々の知的活動に特有な特殊因子と，どの知的活動にも関与している一般知能因子とがあるとして，知能の2因子説を唱えた。

●**知能の多因子説**　2因子説に対し，サーストン Thurstone, L. L. は，57種類の問題を用いた資料を因子分析したが，スピアマンのいうような一般因子はみとめられず，数・言葉の流暢性（りゅうちょう），言語理解，記憶，推理，空間関係，知覚の速さなどの，いくつかの特殊因子のみを確認した。この結果に基づいて知能の多因子説を唱えた。

③**ウェクスラー式知能テストの作成**……　ウェクスラー Wechsler, D. は，サーストンの多因子説を受け，知能の主要な要因を個々に測定することで被検者の知能の特質を客観的に明らかにするウェクスラー式知能テストを開発した。精神年齢は算出せず，課題の成績を，年齢別の平均からのズレの程度によって標準得点に換算しており，偏差知能指数とよばれる。IQ の平均値は 100 となり，85〜115 の間に約 68％が，70〜130 の間に約 95％の人がおさまる計算になる。

　児童用のウェクスラー児童知能検査第 4 版（**WISC-IV**）の場合，全検査知能指数（FSIQ）のほかにも，言語理解指標（VCI：言語理解能力），知覚推理指標（PRI：非言語的情報をもとに推論する力），ワーキングメモリー指標（WMI：聴覚的情報を操作する能力），処理速度指標（PSI：視覚情報を処理する能力）という合成得点が算出される（●図 4-3）。これらの得点のかたよりを専門的に評価することにより，全体的知能水準だけではなく，発達障害の評価や支援計画の作成にも用いることができるようになってきている。

④**集団式知能テストの開発**……　第一次および第二次世界大戦において，アメリカは，すべての軍人に知能テストを行い，人員配置の資料として用いた。このため，一度に多数の被検者をテストでき，多数のなかで個人を位置づけることを目的とした集団式知能テストが開発された。世界中で類似のテストが多数

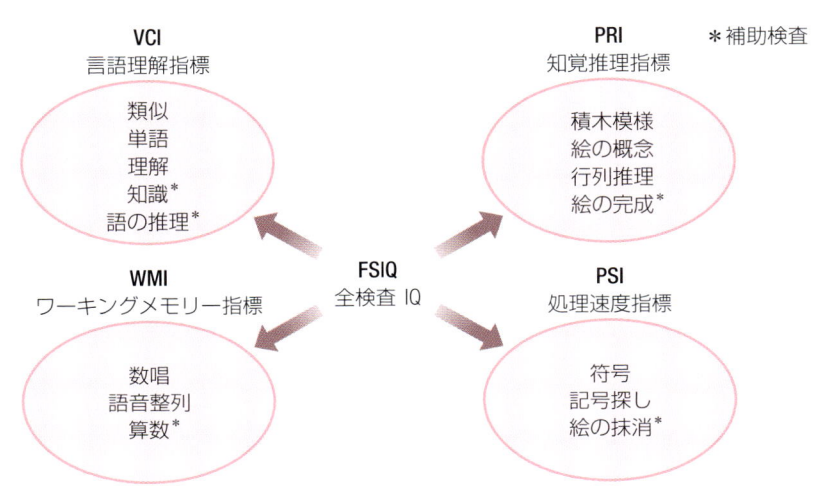

（日本版 WISC-IV 刊行委員会訳編：日本版 WISC-IV 知能検査実施・採点マニュアル．p.4，日本文化科学社，2010 による）Copyright@2010 NCS Pearson, Inc.

図 4-3　WISC-IV の 5 つの指標

作成されたが，他方で，IQ神話を生みだすなど，弊害も指摘されている。知的障害の診断にあたっては，集団式テストはスクリーニングテストとして用い，確定診断や教育や支援の方針づくりには，標準化された個別式テストを用いる必要がある。

2 知的障害

呼称の変遷
以前は精神薄弱という呼称が使われていたが，法律では1999年に「知的障害者」に改められた。

知能テストで測定されるような，知的機能が障害されている場合には，適応の面でもさまざまな障害をかかえることが多い。DSMや国際疾病分類ICDでは，年齢に相応した適応行動が障害されていて，かつ全般的な知的機能が平均以下の状態で，これらが発達期に生じた症候を**精神遅滞** mental retardation とよんできた。

原因としては，先天性代謝異常や染色体異常などの先天性の原因や，低栄養，低酸素，感染，毒物，外傷などの出生前後の原因が特定されているものも，不明のものもある。知的障害児・者は，注意の障害をも伴う傾向があり，その教育には，幼少期からの個別的な生活訓練プログラムなどが開発されている。また，職場にジョブコーチをおくなどの環境適応への支援も必要である。さらに，障害児をかかえた親の障害受容の問題も大きく，さまざまな自助グループ（セルフヘルプ・グループ，●210ページ）がつくられている（知的障害については，●74ページも参照）。

3 創造性

創造的人間
創造的人間は，自分に対するほかの人々の意見にそれほど関心をはらわず（独立性），自分の人格の異性的な側面を葛藤なく受容でき，情緒や感情に対して率直で，美的感受性も強い（男女両性性）といわれている。

創造性とは，独創的であって，しかも有用な結果を生み出す知的能力のことをいう。知能テストのはかるものは，正しい1つの正解をめざす**収束的思考**であるが，創造性は，さまざまな，ユニークな正解をめざす**拡散的思考**に関係している。

創造的行為では，よいアイデアを獲得する段階と，どのアイデアに価値があるかを批判的に検討する段階とが区別できる。正しい種類の疑問をいかに発し，またそれにいかに答えるかは，教育することが可能であるが，よいアイデアをいかに生み出すかは教育できないということで，傑出した科学者たちの意見が一致したという。

創造的な人の性格特徴としては，独立性，衝動性，内向性，直観性，自己受容性，男女両性性などがあげられている。

4 思考の様式

思考の様式は，**創造的思考・現実的思考・内閉的思考**に区分できる。創造的思考は，現実的思考と内閉的思考の巧妙な協働によって達成されるが，

内閉的思考は，目標や意図や方向性をもたない思考で，空想や夢などに終わってしまうことも多い。自分のもっている習慣や知識を活用して，よりよく外界に適応して，目標に照らしてより適応的な解決を見いだしていく思考が，現実的思考である。

WORKS

A. 次のかっこのなかに正しい言葉を入れてみよう。

① パーソナリティに関係する言葉のなかで，体質にも関連し，感情的・情緒的に個性を表出させるものが（　　　　　）である。特定の状況・文脈でのみ生じる（　　　　　）が一貫して続き，異なる文脈でも一貫性がみとめられる場合を，狭義の（　　　　　）とよぶ。（　　　　　）は，個人のもつ一貫した行動傾向や心理的特性の総称であり，知能をも含めた，より広義の概念である。

② ドイツの精神科医（　　　　　）によると，細長型体質者に多くみられるのは，芸術的な繊細さをもつ一方で，孤独を好んだり他者の感情に無神経だったりする（　　　　　）気質であり，肥満型体質者では，社交的で世話好きだが，ときとしてふさぎ込んで自己否定的になる（　　　　　）気質があり，闘士型体質者では，ふだんは生まじめに努力を重ねるが，ときに爆発的言動を示す（　　　　　）気質が多いという。さらに後天的気質として，依存的な反面みえっぱりで体裁のみをつくろおうとする（　　　　　）気質や，神経質も考察されており，（　　　　　）論的性格理論の代表格として位置づけられる。

③ 精神分析学による性格理論は，発達課題が未達成のかたよった状態を性格として理解し，たとえば，むこうみずな冒険をする一方で，小心で引っ込み思案だったりする（　　　　　）性格などがある。ストレスに対する適応機制と性格を関連づけた，（　　　　　）の考え方でもある。

④ アメリカの心理学者（　　　　　）は，「楽天的」「好奇心旺盛」などの，言葉を用いた評定や，具体的行動の記述をもとに，性格特性を単位として性格をとらえる（　　　　　）論的性格理論を創始し，個人のプロフィールを描き出して（　　　　　）を作成した。

⑤ ゴールドバーグらが提唱した（　　　　　）では，内向-外向，情動性-非情動性といったそれまで重視されていた因子以外に，分離性-愛着性，自然性-統制性，現実性-遊戯性の因子が一貫した性格因子であると位置づけて，5因子性格検査（FFPQ）やネオ人格目録改訂版（　　　　　）がつくられた。

⑥ ある人が，属する文化で期待されるのとは著しくかたよった行動をして，著しい苦痛や社会的機能障害があるが，「病気」のためであるとは考えられない場合を（　　　　　）障害とよぶ。DSM-5では，統合失調症に類似する点のあるA群，劇的・感情的・移り気な人格のゆえに対人関係において問題を引きおこしやすく，対応がむずかしいB群，不安性障害や感情障害と類似するC群に分けられているが，対人関係・自己像・感情の不安定さ，著しい衝動性などが特徴の（　　　　　）パーソナリティ障害は，B群の1つである。

C 知的機能と創造性 ●63

⑦ 年齢に基づく知的能力を（　　　　　　　）として測定し，世界で最初の知能テストを開発したのは，フランスの（　　　　　　　）である。これに対し，知能の主要な要因を個々に測定して（　　　　　　）に換算する知能検査を開発したのは，アメリカの（　　　　　　）である。

B. パーソナリティの形容をしてみよう。

　自分自身と，誰か気になる人，1人について次のようなワークを行ってみよう。気になる人は，好きな人でも，苦手な人でもよい。1人について，以下のような用紙を1枚用意して，番号順に作業を行い，用紙に記入してみる。まず，①〜③までを先に行い，終わってから④〜⑥を行う。よくわからなければ，ほかの人と相談してみよう。最後に，用紙の下に感想を記入する。以上の作業をして，自分自身や気になる人の印象はどのように変化しただろうか。

① その人の特徴を形容詞3つくらいであらわすと……	⑥ ①に否定的な面がある場合，肯定的にすると……
② その人の長所を形容詞3つくらいであらわすと……	④ ②を否定的表現にかえてみると…… 　（思いつかなければ無理に考えなくてよい）
③ その人の短所を形容詞であらわすと……	⑤ ③を肯定的表現にかえてみると…… 　（例：引っ込み思案→謙虚）

[引用・参考文献]

1) 秋山さと子：ユングの性格分析．講談社，1988．
2) 上野一彦ほか：日本版 WISC-IV による発達障害のアセスメント──代表的な指標パターンの解釈と事例紹介．日本文化科学社，2015．
3) 大村政男：血液型と性格，新訂．福村出版，1998．
4) シュルツ，D. 著，上田吉一監訳：健康な人格──人間の可能性と七つのモデル．川島書店，1982．
5) 滝沢武久：知能指数──発達心理学からみた IQ．中央公論社，1971．
6) 辻平治郎編：5因子性格検査の理論と実際──こころをはかる5つのものさし．北大路書房，1998．
7) 日本精神神経学会日本語版用語監修，髙橋三郎・大野裕監訳：DSM-5 精神疾患の診断・統計マニュアル．医学書院，2014．
8) 福島章・町沢静夫編：人格障害の精神療法．金剛出版，1999．
9) 福屋武人・鍋田恭孝編：クレッチマーの思想──こころとからだの全体理論．有斐閣，1986．
10) 矢田部達郎：性格自己診断検査の作製．京都大学文学部研究紀要 3：71-167，1954．

第5章

発達の心理

A 乳幼児期・児童期

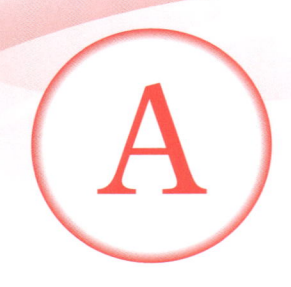

1 乳幼児期・児童期の発達段階

　乳幼児期・児童期とは，エリクソン Erikson, E. H. の生涯発達論の区分に基づけば，第1段階（乳児期）から第4段階（児童期）までの，誕生後から12歳前後までをさし示す。いわゆる「子ども期」における経験は，知的・社会-情動的発達や，個人の人格の形成に重要な意味をもつ。「子ども期」の重要性を理解するために，ここでは，この段階の心理的発達の特徴や心理的発達課題について言及する。

2 乳幼児期・児童期の心理的発達

①知的世界の特徴と発達

即時模倣と延滞模倣
他者の動作模倣に関して，その動作（モデル）を見ながら「見よう見まね」でまねる場合を**即時模倣**といい，動作モデルのあとでそれを思い出しながら再現する場合を**延滞模倣**（遅延模倣）という。乳児期の「バイバイ」や手遊び模倣は前者の例であるが，後者は眼前にないものを思い浮かべる表象能力が発達する2歳前後から多く見られるようになる。

　子どもの知的発達を研究したスイスのピアジェ Piaget, J. は，もともとは生物の発生学者であったため，子ども（人間）の知的発達を「知」の個体発生過程としてとらえ，また，各発達段階には固有の思考特性（知的構造）があることを子どもの行動観察より見いだした。以下，ピアジェの知的発達理論に基づいて説明をしていく（▶表 5-1）。

●**乳児期（0～1歳ごろ）**　ピアジェは，生後2年間の子どもの認知発達の段階を**感覚運動期**と位置づけている。認識の道具としての「言葉」をもたない乳児の場合，感覚と運動によって，事物を情報処理・理解している。たとえば，「ガラガラを振ると音が鳴る＝振れば鳴る物」というような枠組みで事物を理解する。また，振ると音が出るというおもしろい変化を何度も再現しようとするなど，運動（自分のかかわり）とそれに随伴する事物や環境の変化に関する感覚的な受け取りを繰り返し確認し（循環反応），目に見える世界の理解をひろげていく。

●**幼児期前期（2～4歳ごろ）**　2歳に近づくころから，子どもは感覚運動期を脱却して，目の前にないものでも「思いおこす・思い浮かべる」能力が発達していく。そして「ある物に関するイメージに基づいて，それを他の別の物にかえて表現する」という心のはたらきである**象徴機能**が発達していく。この能力は「赤いボールをりんごに見たてる」「お盆をハンドルに見たてる」というような見たて遊びや，ブロック・積木での構成遊び，描画，身体表現など，内的イメージを表現する多くの遊びや活動に反映される。

●**幼児期後期（4～6,7歳ごろ）**　多様な事物を「丸い」「赤い」「細長い」な

表5-1 ピアジェの理論を基礎とした認知発達の段階

段階	年齢（目安）	認知発達
感覚運動期	0〜2歳	事物を感覚と運動を通して理解していく。たとえば「押せば鳴る物」というような理解の仕方をし、このことを**感覚的同化**という。また、感覚と運動の協応（「見たものを手をのばしてつかむ」など）の発達も見られる。たたく、振る、かむなど、外界に直接身体的にかかわり（運動）、その結果や反応を視聴覚・触覚で受け止めることで知識を拡大していく。
前操作期	2〜7歳	内的イメージの象徴的表現が豊かに発達するが、論理的・抽象的思考が未発達の段階。
象徴的思考期	2〜4歳	目の前にないものを思いおこす・イメージすることができ、（眼前にない）事物に対する内的イメージをほかの別のものにおきかえて表現することができる。目の前のいない人の模倣、見たて遊び、描画表現などは、この能力を反映している。
直観的思考期	4〜7歳	見かけの変化など、知覚特性が思考を左右し、加えたり減らしたりしない限り「数や重さなどの本質はかわらない」という思考が成立しない（**保存概念の未獲得**）。また、科学的な正しい知識とは異なり、大人には理解しがたいが、子ども独自の一貫した体系的知識をもち、子どもなりに「つじつまのあった」思考をすることがある（**素朴理論**）。
具体的操作期	7〜11歳	保存概念を獲得し、論理的な思考や概念を用いた抽象的思考が可能となる。しかし、そのためには具体的な例・現実的な実感や、活動を通したレベルでの理解を経ることが必要である。
形式的操作期	12歳〜	具体的・現実的なレベルで理解を経ずとも、一足飛びに論理的・抽象的な思考が可能になる。そのために、哲学的な理解や、確率・仮定による思考、記号で連なる数学の解法などが可能となる。

素朴理論
生活経験から形成される、比較的一貫した考えのことであり、科学的には誤った考え（理論）でもあるが、実体験から形成された強い思い込みでもあるがゆえに、とくに子どもの場合は修正するのがむずかしい。

9歳の壁
実体験や活動を通して論理的・抽象的理解が可能になる児童期であるが、中・高学年になると算数・理科、その他の教科学習では、経験から離れた著しく抽象度の高い理解が求められ、理解につまずく子どもが増える傾向がある。このような現象を**9歳の壁**という。

どの共通項で分類・整理することができ、形・色・性別などのカテゴリカルな概念での理解が可能になり、さらには時間（昨日・今日・明日などの時間軸）や数の概念も獲得しはじめて、思考が秩序だったものとなっていく。しかし、いまだ論理性は乏しく、見た目や主観的感覚にとらわれてしまう（**直観的思考**）。他方で、象徴機能の発達により、ごっこ遊びなどの想像世界の協同創出が豊かになっていく。

他方でこのころは、想像力の豊かさと相まって、ともすると非現実的・主観的な思考にかたより、夢でみたことが現実にもつながっていると思い込んだり、ぬいぐるみも人間と同様に生きているものと思い込むなどの傾向がある（**思考の自己中心性**）。

●**児童期（7, 8〜12歳ごろ）** 幼児期以来の主観的イメージの世界から脱却することにより、自己中心的思考は消失し、より客観的・論理的な思考が可能となっていく。しかし、論理的・抽象的な理解にいたる前段階として、身近な具体的・体験的・感覚的理解を経ることが重要であり、たとえば、「1つのケーキを4人で均等に分けた場合の1人分」というような具体物での例の理解を経て、「1/4」という分数の理解が可能になっていくことなどがあげられる（**具体的操作期**）。

②言語の発達

エントレイメントとマザーリース

新生児から見られる現象で，大人のゆっくりとした短い言葉での声がけに対して，乳児が声がけのリズム・抑揚に同調して手足を動かす現象をエントレイメントとよぶ。これは，誕生直後からの音声言語への反応であり，養育者の言葉のリズムと乳児の身体の動きのリズムが同調し，言語発達以前の段階ですでにコミュニケーションの場が創造されているあらわれである。また，乳児の反応を引き出すような養育者側の独特の語りかけを**マザーリース**という。

子どもの言葉の発達には，音声言語（聴覚的記号）と文字言語（視覚的記号）の次元がある。また，前者は理解言語（他者の言葉を理解する）と表出言語（言葉を使って話す）の発達，後者は文字を読むことと書くことの能力の発達に分けられる。ここでは，とくに乳幼児期の表出言語の発達に焦点をあてることとする。

● **表出言語の発達** 生まれたばかりのころより乳児には，人の音声に選択的に反応して手足を動かすという「身体的同調」や，母親の比較的高音で抑揚のある声がけに呼応して発声する「音声的同期性」がみられる。つまり，言語理解や言語の表出のずっと以前の新生児期より，子どもには人の音声や言葉への感受性があると考えられる。新生児期以降の幼児期前期までの表出言語の発達過程については，●表5-2に示した概略のとおりである。

有意味語の出現は平均して1歳前後であるが，表出言語の発達には，個人差と環境要因により，出現時期や語彙数の増加時期にはかなりの幅がある。性差もあり，一般に女児のほうが早い。たとえ，有意味語の出現が遅くとも，簡単な指示がわかる，親の言うことがわかるなどの言語の理解や，

表5-2 乳幼児期の音声言語の発達

月齢・年齢	音声言語のパターン	特徴
0か月～	泣き声	
2か月ごろ～	クーイング	「アー」「クー」など，目ざめてきげんのよいときに発する。
3か月ごろ～	喃語	「アーアーアー」「ウーウー」「アグゥー」などの音節をリズミカルに発声する。
6か月ごろ～	反復喃語	「マンマンマン」「バブバブバブ」など，さらに抑揚をつけて反復する。
1歳前後	ジャーゴン	反復喃語の減少とともに，ゴニョゴニョと多様な音節からなる「おしゃべり」に聞こえるが，意味不明の音声。しかし，明らかに相手（主として養育者）との対話のシチュエーションで発せられたり，ひとり遊びのときにひとりごとのように発せられる。
1歳ごろ～	有意味語（一語文）	事物やその事物を含むさまざまな状況で，それと適切に結びついた意味ある単語を発する。たとえば，食べ物をさして，あるいは食べ物を食べたいときに「マンマ」と言う。母親に向けてのみ「ママ」と言ったり，母親に接触を求めたいとき，母親の不在に気がついたときにも「ママ」と言う。
1歳後半，2歳ごろ～	語彙の急激な増加	言葉の象徴機能（ある事物を表現するために特定の音声[言葉]におきかえて表現する）の発達に伴い，語彙数が急激に増加する。そして，物の名称にも興味をもち「これ？」「あれは？」などの質問の言葉も生ずる。
	二語文	「ママ，だっこ」「ワンワン，いた」など，二語連結する言葉を発する。
	幼児語・幼児音	「ニャーニャ（ねこ）」「ブーブ（自動車）」「ネンネ」などの幼児語（赤ちゃん言葉）や，発音がむずかしいため「ジューチュ（ジュース）」「でんちゃ（でんしゃ）」などの幼児音が多い。
2歳後半，3歳ごろ～	多語文	言葉が三語，四語，それ以上とつながり，長く，また構造も複雑化してくる。会話も成立し，コミュニケーションの道具として言葉を使用することができる能力がしだいに高まる。

指さしでのコミュニケーション，他者の動作の模倣などが発達していれば，個人差内のこととして理解できるといえる（発達の遅れの問題については ▶74ページ）。

●**コミュニケーションの道具としての言語**　自己主張が強くなる2〜3歳ごろには「○○ちゃんの（おもちゃだから触らないで！）」「○○ちゃんが（やる！）」「○○ちゃんも（一緒に行きたい！）」というように，言語面での自己主張として助詞の使用も適切になされていく。また，幼児期前期は，仲間どうしではまだ真の意味での対話ができないので，同じ場にいてもおのおのが自分勝手に話していることが多くある（**自己中心的発話**）。

4〜5歳になると，表現手段としての言葉を意のままにあやつり，仲間どうしや大人との会話も十分に成立するようになり，コミュニケーションの道具として言葉を使用する能力が高まる。そのほか，日常的なできごとや印象に残ったエピソードについて時系列的に順序だてて話すことができるようになったり，「順番だから待つ」「最後までがんばる」というように，自分の行動や情動を制御するために言語を用いるようになり，認知発達や社会・情動面の発達に伴い，言語の機能も発達していく。

③**対人世界の特徴と発達**……　人生早期の対人世界において，最も重要な他者は養育者であり，養育者との愛着形成が子どもの豊かな心の発達を支える。さらに，幼児期〜児童期にかけては，養育者や家族のみならず同年齢層の仲間が，互いの発達を支え合う重要なパートナーとなっていく。

●**乳児期早期：人への選好性**　乳児は生まれて間もないころから，能動的・選択的に周囲を見ている。たとえば，静止したものより動きのあるものを，直線的なものよりも曲線的なものを，平面よりも立体的なものに視覚的注意を向けることがわかっている。また，これらの要素が備わっている「人の顔」を興味深く見て，他者と目が合うと微笑したり，声を出したりする。聴覚についても，物理音より人の音声に多く反応し，前述のように，さらにゆっくりとした抑揚のある語りかけには，同期して身体を動かして呼応するなど，コミュニケーションの萌芽がみとめられる。

●**乳幼児期：愛着の発達**　愛着（アタッチメント）とは「ある特定の他者との間に形成される永続的な情緒的絆」を意味する。とくに乳幼児にとっては，母親を中心とする養育者が愛着の対象（**愛着人物**）であり，愛着人物との近接・接触を通して安心感・完全保障感を得ることができるのであり，愛着人物から離れることは強い不安が喚起される。これを**分離不安**という。

乳児は，泣く，笑う，声を出すなどの行動を通して他者にケアや保護，かかわりを求めるが，生後3か月ごろまでは，いまだ人の識別ができない段階であり，誰に対しても同じような行動を向ける。しかし，生後6か月ごろまでには，母親を中心とする特定の愛着人物に対してのみ，選択的に，「笑う」「声を出す」「目で追う」などの行動を示し，愛着人物との接触や声がけによってのみ情緒的な鎮静化・安定化がもたらされる。

新奇性不安

生後6か月以降の乳児は対人識別がつき，養育者を中心とする数人の愛着人物に対してのみ選択的にかかわるが，半面，見知らぬ他者，なじみのない場所，見たことのないものに対して強い不安が喚起される。その反応としては，泣く，養育者への近接・接触を求める，養育者の表情を見ながら（安心していいのか，警戒事態なのかを）判断するなどである。不安の強さや出現月齢，持続期間にはかなりの個人差があるが，2〜3歳ごろまでには低下していく。

その後，2〜3歳のころまでは，ハイハイや歩行によって，「接近する」「身体接触を求める」「いなくなるとさがす・泣く」「あと追いする」など，愛着人物との接触を維持するための行動や分離不安を示す行動が顕著化してくる。愛着人物が近づきやすい状態でそばにいることで，子どもは安心して遊びや環境探索に取り組めるが，外界での恐怖事態や不安，愛着人物の不在の気づき，疲れや眠けといった身体的調子などによって，一気に愛着行動が活性化され，近寄り接触を求めることで心理的安定がもたらされる。このように，この時期，愛着人物は子どもにとっての「心の安全基地」であることが最重要となる。

　3歳以降では，認知発達により「自分がたすけを求めたい場合にはどうすれば愛着人物からの応答が与えられるのか，そしてどのような応答や援助が期待できるか」ということを予測できるようになる。この場合，乳幼児期早期より愛着人物（養育者）からの情緒的応答性の高いかかわりを受けた子どもほど，「必ずや自分をまもり，たすけてくれる存在であり，あたたかく受け入れてくれる」という愛着人物への信頼・期待・確信をもてるため，短時間であれば，愛着人物が不在であっても心理的に安定することができるようになる。同時に，確固たる安全基地があるということが大きな心の支えとなって，ためらいなく他者（とくに同年齢層の他児）とかかわり，外界の積極的探索活動が促される。

●**幼児期前期：仲間関係の重要性**　仲間との関係性は，親との安定した愛着関係を基盤としつつ形成されるが，他方で親子関係とは異質の，遊びを通したさまざまな技能の獲得や，他者の視点にたつこと（「もし，自分だったら」とおきかえて，相手のこと思いやる）を通した社会性の発達を促す。

　大人との遊びと違い，仲間との遊びは自分の状態や興味に合わせてはもらえず，欲求が阻止されることもしばしばである。とくに2〜3歳の子どもどうしでは，言語での意思疎通は完全ではなく，相手の行動は予測できず，互いの自己主張も高まる時期である。自分の欲求や意図がうまく伝わらず相手と衝突しても，自分たちでは解決できない時期であり，保育者・

Psycolumn 10　サイコラム

愛着の不安定

　愛着の不安定とは，新奇性不安，分離不安などを緩和し情動を安定化するための「心の安全基地」として，愛着人物の存在が充分に機能しない場合をさす。

　不安の緩和に愛着人物の存在を必要とせず，分離不安や新奇性不安もあまり表出しない子どもを「不安定-回避型」，不安が強く愛着人物との近接・接触をたえず求めるものの，それでも不安を緩和できずに攻撃的な行動や情動を養育者に向ける「不安定-両極型」，愛着人物が恐怖の対象でもあるかのように，近接・接触が中途でとぎれたり，不自然・不可解な行動をとる「不安定-無秩序型」の3タイプがあげられる。

養育者の介入が必要となる。このときの保育者・養育者の調整的介入は，子どもが相手の気持ちに気づき，対人関係のルールを身につけていく好機である。他方で，一緒にいても，各自が独自の興味に従って勝手に遊んでいることも多いが，ともにいることの心地よさや「場」を共有することは，以降の仲間関係の発展にとって重要な土壌となる。

●**幼児期後期：子どもの対人ネットワーク**　集団保育の経験を通して，同性同年齢の仲間関係を中心に子どもの対人世界は拡大していく。年少児のときのように遊びや行動をともにするだけの対象ではなく，たすけ合ったり励まし合ったりする仲間として，情緒的な絆が形成される。

また，自分と仲間の異質性を認識したうえで，相手の感情や意図を推察できるようになり，自分の感情とは独立して相手の視点にたてるようになる（「心の理論」の発達）。他者の視点取得や道徳性の発達に伴い，集団生活のなかで，園のルールをまもる，友達にゆずる，順番を待てるなどの**自己抑制**の能力が3～6歳にかけて高まっていく。半面，自分の考えや意図，アイデアを提案・主張し，いやなことは拒否するなどの**自己主張・実現**については，3～4歳にかけては言語発達に伴い発達するが，その後は，自己主張よりも自己抑制のほうが優位となっていく。

●**児童期：ギャングエイジの特徴**　ある研究で，子どもにとって重要な存在は誰であるかを調査した結果，小学生の低学年では母親を中心とした家族の存在が大きかったのに比べて，高学年になると親よりもむしろ友人の存在が重要となることが見いだされている。また，低・中学年では友人は遊びや行動をともにする相手であることが多いのに対して，高学年では精神的な支えの対象であり，理解し合え，秘密を共有できる相手として，関係性の質が深まっていく。

この時期は**ギャングエイジ**ともよばれ，徒党を組み集団で行動し，仲間内だけのルール・規範を遵守（じゅんしゅ）し，相互に忠誠を尽くし，連帯感・仲間との一体感を形成する。ときには，親や教師に認められるよりも，仲間に認められることのほうが自分の存在価値を高めるなど，心の重心が親から仲間へと移行していく時期である。

> **心の理論**
> 他者や自分の行動の背後には，動機，欲求，感情，意図，考えなど，目には見えない心のはたらきがあることを理解し，また，自分と他者の感情や意図などは必ずしも同じではないことを認識する。そして，他者の心の内容・状態を推察・理解できることを「心の理論」が発達していると言う。4歳以降に発達していく。

❸ 乳幼児期・児童期の心理社会的発達課題と危機

エリクソンは，人格の成熟のために，人生の各段階で獲得すべき心理社会的発達課題をあげている。ここでは，乳児期から児童期までの各発達課題について説明する。

①基本的信頼感/基本的不信感（0～1歳ごろ）……　前述のように，人生早期の安定愛着は，乳児からの信号行動（泣き，微笑，発声，身ぶり）や近接・接触を求める行動に対して養育者が受けとめ応答することによって形成される。つまり，乳児からの発信に対する養育者からの一貫性のある情緒的応答性が，養育

者(愛着人物)への一貫した期待と信頼感を築き，それは，そのまま，子どもにとっての重要な他者や仲間，周囲の世界への信頼へとつながっていく。

　乳児期の応答的環境によって，子どもは，人とのかかわりが安心感と満足，情緒的安定をもたらすものであるということの信頼を獲得し，また，自分からはたらきかければ，いつかはなんらかの応答や変化が得られるはずだという，肯定的な時間的展望をもつことができる。これと同時に，乳児は，自分の発信行動が養育者からの応答や保護を引き出すことができたという有能感を形成し，それが自信となって，幼児期以降の積極的な環境探索や他者との親和的・友好的な関係形成につながっていく。

　反対に，乳児期における応答的環境の欠如，すなわち養育者の情緒的応答性の低さや欠如，一貫性のないかかわり(もっとも劣悪な場合は虐待やネグレクト)は，他者やまわりの世界に対する根深い不信感や敵意を形成することとなる(**基本的不信感**)。

②自律性/恥・疑惑(2〜3歳ごろ)……　2歳近くなると，排泄や食事・着脱など簡単な身のまわりのことがしだいに自分でできるようになる(自立)。「自分のことは自分で統制できる」ことの広がりに伴い，自分自身の意思・意図が明確になり，養育者からの制止・禁止や自分の思い通りの実現がはばまれる場合に，激しい抵抗・攻撃をして養育者を困らせるようにもなる。しかし，妥協を許さないがんこなこだわりは，けっして反抗ではなく，他者とは違う独自の意思・欲求・計画をもって行動する固有の存在としての自己主張であり，独立した自分をしっかり維持するための孤軍奮闘の努力だといえる。さらに，3歳になると，「自分で！」「○○ちゃんがやる」と，言葉での主

Psycolumn　サイコラム⓫

乳幼児期の「分離–個体化」
——マーラー Mahler, M. S. の乳幼児の発達理論

　前述の新奇性不安で述べたように，生後6か月以降は見慣れた人と見知らぬ人の識別が可能となるが，その前提として，自他の分化が明確となる(「分化期」：6〜10か月ころ)。身体発育により，はいはいや独立歩行が可能になると，他者(養育者)から分離した1つの存在として，一時的に離れてひとり遊びや環境探索に従事するが，再び養育者のもとに戻り「情緒的燃料補給」をして，また外の世界に向かう。この行ったり来たりを「練習期」という(12か月前後)。

　その後，さらに身体能力が発達し，自由に歩きまわり，養育者からの身体的分離はますます進んでいく。しかし，これに伴い逆に分離不安が再燃し，これを「最接近期」という(1歳後半から2歳になるころまで)。その後，一定期間ならば養育者が不在でも情緒的安定を維持できるようになる(「個体化期」：2歳から3歳になるまで)。そして，3歳以降では，心の内に一貫してまとまりのある「養育者イメージ」，すなわち母親表象が形成され，それを安心感のよりどころとして，分離に耐えられる時間も長くなっていく(「情緒的対象恒常性の確立期」)。

張と積極的な行動によって，なんでも（無理なことでも）独力でやろうとし，他者の援助をこばむ。「行為の主体」として，自分を確立していく試みと挑戦に，自我の発達が映し出されている（**自律性**）。

他方，養育者が自己主張をはばみ，子どもを統制・支配・指示するかかわりが強い場合には，この時期の自我の発達は阻害され，さらに養育者からの厳しいしつけや叱責に対して，子どもは「自分は愛されていないのではないか，見捨てられるのではないか」というような親からの愛情に対する疑惑や，周囲の期待にこたえられず失敗してしまったときの「恥」の感情が生まれる。

③**自発性/罪悪感（4～6歳ごろ）**……　この時期の子どもは，身体運動能力や言語・知的発達が基盤となり，知的世界と対人世界をみずから自発的・積極的に拡大していく。未知の世界・理解できないことへの知的好奇心は，児童期の学習意欲につながる。また，ときには攻撃的な言動を発しつつ，遠慮なく仲間とかかわり，関係性の崩壊（けんか）と修復（仲直り）を繰り返しながら対人関係のスキルを獲得していく。この過程で，大人から対人関係のルールや善悪を学んでいくが，それが自分でまもれなかったり，仲間から受け入れられなかったりすると，罪悪感が生まれる。その時々で罪悪感をもち，それを心にかかえながらも，それを上まわる比率で自発性・積極性が育まれることで，強い目的意識・意志をもって挑戦・試行錯誤できる心が育つといえる。

また，象徴的機能と仲間関係の発達に伴って，子どもどうしの「ごっこ遊び」は豊かに展開されるようになる。想像力の共有と役割の分担を通して成立するごっこ遊びでは，子どもはさまざまな職業に従事する人（運転手，看護師，お店屋さんなど）をモデルとしてまねたり，周囲の大人と同一化して役割を演じる。遊びのなかで，いろいろな役割を試して演じる（なりきる）体験は，子どもの社会化の一助となっていると考えられる。

Psycolumn 12 サイコラム

子どもの自己制御機能

自分の行動や情動の制御は，がまん・譲歩・ルールの遵守などの「自己抑制」の次元と，意思表示・考えやアイデアの提供・言葉でのコミュニケーションを通して自分の意図を実現するなどの「自己主張」の次元からなりたっている。自己抑制は，男児よりも女児の発達が早いが，男女ともに3歳から6歳ごろまで年齢とともに発達していく。しかし，自己主張については，3歳から4歳にかけては男女ともに高まるが，幼児期後期にはのびは停滞する。他者理解（心の理論，▶71ページ）により，自己主張が抑制されるのかもしれない。また，日本の幼児教育・家庭保育のなかで，自己主張するより，がまん・譲歩を美徳として重んじ，そのような価値観で子どもを育てるという文化も一因として考えられる。

④勤勉性/劣等感（7〜12歳ごろ）……　児童期の課題は，子どもが属する社会や文化で有用とされている知識や技能を獲得することであり，そのための主要な舞台は学校である。子どもは，学校という小社会のなかで，仲間とともに学び，課題を解決し，物をつくりあげたり，ものごとをなしとげる。これらの経験を通して，時間をかけて努力を蓄積し，最後までなしとげた達成感や，「努力すればできる」「がんばればできそうだ」という**自己効力感**，有能感を獲得することが重要となる。もちろん，すべてのことに対して有能感をもてるということではなく，自分なりの得意なことに対する自信を見いだせることが，肯定的な自己概念や自尊心の形成に重要な意味をもつ。

　他方で，学校では，教科学習や課外活動などを通して日常的に教師による評価や他者（友人）との比較がなされ，子どもにとっては優越感や劣等感，無力感などをいだきやすい環境となる。テストや成績表，教師や友人からの指摘や評価が，肯定的な場合には強い自信のよりどころとなるが，否定的評価の場合には劣等感を生む。しかし，前述の自己効力感や肯定的な自己概念が形成されている限り，劣等感を克服したり，前向きに挑戦していく力につながっていく。

4　乳幼児期・児童期の心理的問題

①知的障害と発達障害（神経発達障害）……　従来の診断基準（DSM-Ⅳ）では，知的障害・発達障害は「通常，幼児期・小児期または青年期にはじめて診断される障害」というカテゴリーの下位分類としてまとめられていたが，DSM-5では「神経発達障害」という新しいカテゴリーに含まれることになった（●表5-3）。神経発達障害は，脳機能の発達上の障害や遅れ，かたよりをさし示し，広義の発達障害として理解できる。

　とくに，従来「広汎性発達障害」とされていたものは，DSM-5では「自閉スペクトラム症」に包含され，社会的コミュニケーションの障害と興味関心の極端なかたより，反復常同的なこだわり行動の有無や重篤度によって評価・診断される。さらに，多くは幼児期に障害が顕著化するものの，幼児期に発現する特有の発達障害ではなく，どの年齢でも発症する（発見される）ものであると考えられている。「スペクトラム」という語を用いることにより，発達障害児・者と定型発達児・者との間には明確な境界はなく，重度〜中度〜軽度〜定型発達まで連続的につながっていることが前提とされている。

②子どもの気質と養育不安……　兄弟姉妹であっても乳児期よりさまざまな個人差があるように，**気質**とは，その子どもの「生得的な特性」を意味する。具体的には，活動水準（身体の活発さ），周期の規則性（排泄や睡眠のリズムなどの規則性），新しい刺激への反応，変化への慣れ，泣きや微笑などの反応の強度，刺激への敏感さ，気分の質などであり，それらはある程度，その子の生ま

表 5-3 神経発達障害（DSM-5 の分類による）

知的能力障害群	学習面，社会性，生活自立の側面での遅れ・適応障害
コミュニケーション症群/コミュニケーション障害群	話し言葉・書き言葉・サイン言語の障害，発音や流暢な発話の困難，対人コミュニケーションの困難など
自閉スペクトラム症/自閉症スペクトラム障害	社会的コミュニケーションおよび相互的かかわりの困難，著しく限局的な興味関心，無意味な反復常同行動など
注意欠如・多動症/注意欠如・多動性障害	注意の集中・持続の困難や抑制できない多動性・衝動性により，社会生活，学業，職業機能がそこなわれることなど
限局性学習症/限局性学習障害	読み（文章を読む，長文理解）・書き（文字筆記や文章の構成）・算数（計算・空間把握等）の困難など
運動症群/運動障害群	複数の運動を協応させて動かすこと（なわとび，三輪車，ボタンつけ，はさみで切るなど）の困難など。自分の意図とは関係なく顔をしかめる・まばたきをする・手足がふるえるなどの不随意性の運動障害（チック症群/チック障害群）も含まれる。
他の神経発達症群/他の神経発達障害群	上記に分類できないもの

表 5-4 愛着の障害

反応性愛着障害	愛着人物に対して慰安・保護・援助を求めることや，愛着人物からのかかわりへの反応がめったに見られない。他者への社会的・感情的反応が乏しく，肯定的な情動表出が抑制されている。
脱抑制性社交障害	見知らぬ他者に対して積極的に接近・交流し，過度に親密な（なれなれしい）言語的・身体的行為を向ける。
共通するリスク要因としてあげられる不十分な養育環境（病的な養育）	
特定の養育者による日常的なケアや情緒的かかわり，応答が持続的に欠如する環境（怠慢な養育や母性剝奪に類する養育環境）。	
特定の養育者との安定した愛着形成の機会が制限され，愛着発達が阻止されるような環境（養育者の頻繁な交替，多重保育など）。	
複数の愛着人物との選択的な愛着形成の機会が制限されるような養育環境（母子の密着など）。	

れもった特性として，生後約2年間はかわりにくいことが指摘されている。

そのために，排泄や睡眠のリズムが不規則，新奇な対象や環境変化に強く抵抗する，泣きが激しいなどのむずかしい気質の乳児の養育者は，周囲のサポートがない場合には育児不安・育児負担が高まり，愛着の発達にも影響する。乳児期のおもな養育者となることが多い母親にとっての有益なサポートは，夫の情緒的サポート，家族や実母の子育て分担・手伝い，母親仲間との交流や情報共有，医療者などの専門家の助言指導があげられる。

③**愛着の障害**　子ども側の脳機能の発達障害に起因するのではなく，主として養育者側の病的な養育，不適切な養育環境が原因で愛着関係の障害が生じることがある（◎表5-4）。

反応性愛着障害では，養育者に向けた愛着行動が乏しく，情緒的にひきこもり，対人世界から身を閉ざしていることが中核となる特性であるのに対して，脱抑制性社交障害では，愛着行動よりも，むしろ対人識別がなく誰にでも接触することが問題の中核である。

④虐待・育児放棄と関係性障害，行動問題　　不適切な養育（虐待・育児放棄）は，愛着関係の形成にとって大きなリスク要因である。被虐待児の多くは乳児期には前述の「不安定－無秩序型」の愛着パターンを示し，幼児期には親を厳しく統制したり（役割逆転），児童期には外向次元の行動問題（攻撃的行動など）などが顕著化する傾向がある一定の比率でみとめられる。また，思春期・青年期には内向的次元の行動問題（自傷行為など）や解離性人格障害との関連が指摘されている。

⑤幼児の習癖　　指しゃぶり，爪かみ，性器いじりなど，繰り返し自分の身体の一部をいじる習癖(しゅうへき)は，心理的葛藤や素因的要因が関連している。

　指しゃぶりは，乳児期から2～3歳までは日常的に高率で見られ，5～6歳までには自然に減少していく傾向がある発達上の現象であると考えられる。この場合，興味のある遊びや身体運動・活動に子どもを方向づけることは，子どもの心理発達を促すうえで大切な対応である。

　爪かみは，児童期での出現が多い習癖である。過剰な不安や緊張，気持ちの不安定な状態があれば，軽減して安心感をもてるように援助することが重要である。また，夢中になれるほかの活動におきかえられるように援助することも有益である。

　乳幼児期から児童期にかけてみられる**性器**いじりも，さりげなくほかの活動に注意を向けられるように方向づけ，習癖そのものを焦点化して注意・叱責することは避けるべきである。

Psycolumn⑬　サイコラム

家族病理に起因する子どもの行動問題

　子どもの心理・行動問題の背景には，夫婦関係・嫁姑(よめしゅうと)(いんぺい)関係の緊張や，問題解決を回避・隠蔽する家族，子どもの自立に不安・恐怖を感じている母親など，親や家族システムのゆがみが存在し，結果として一番弱者である子どもが犠牲者となり，「病者」となることがある。この場合，腹痛や頭痛を訴える心身症や不登校，自我や対人社会性の遅れとしてあらわれ，一見，子どもの心身に問題があるかのようにとらえられ，家族は子ども自身の病気だと認識する。しかし，心理的治療の真の対象は，子どもではなく，親や家族全体である。

Psycolumn 14 長期の母子分離による心理的変化

ボウルビィ Bowlby, J. は，児童精神科医として非行少年の生育歴を分析した結果，子ども時代の長期間の親子（母子）分離体験が，子どもの心理的発達や人格形成に負の影響を与える可能性があることを見いだした。その後，施設養育の戦争孤児，親・家族と離された入院児などを対象として，心理的発達や愛着関係の形成におけるダメージを明らかにしている。

たとえば，1～2歳児は，入院などによる長期の母子分離によって，一度形成された愛着関係が次の3段階を通して変化していく。

第1段階「抵抗」：子どもは分離への抵抗として大声で泣き叫び，なだめても鎮静化せずに，必死に母親を求める。

第2段階「絶望」：泣いて求めても母親が来ないことに絶望し，抑うつ的にひきこもり，看護師のかかわりにも反応は弱くなる。

第3段階「脱愛着」：看護師のかかわりにこたえ，ケアも素直に受け入れるようになり，一見安定したかに見える。しかし，この時期になると，母親が面会に来ても無関心・無表情で，自分からはかかわらずに離れている。これは，愛着の絆が絶たれたことを意味する。

しかし，親子・家族との生活に戻り，親が情緒的応答性に満ちた密度の濃いかかわりを続けていくと，愛着は回復していく。

Psycolumn 15 関係性の世代間連鎖

被虐待児が成人して子どもの親になったときに自分の子どもに虐待してしまうというような，関係性の質（虐待-被虐待関係という親子関係の質）が次世代に連鎖することを関係性の世代間連鎖という。もちろん，親子関係のみならず，先輩-後輩関係，師匠-弟子関係，上司-部下関係なども例としてあげられる。

虐待の世代間連鎖の割合は，経済社会的階層，文化，国や地域，研究手法によってばらつきがあり，一概に言えない。また，社会構造の変化（低所得者層の増加など）によって児童虐待自体の件数が増加しており，世代間連鎖の要因以外にも多要因が重なったときに，有効な支援がない場合，どんな養育者であっても虐待者になる可能性があるといえる。

B 青年期

❶ 青年期の発達段階

　青年期は，現代社会のように，社会構造が複雑化し，教育年数の延長と社会人になるまでの準備期間が長期化するに伴って拡大しており，本節では青年期を11〜25,6歳までとする。この時期は，●表5-5のように青年期前期（思春期）・青年期中期・青年期後期と3つの段階に分けられており，それぞれの時期に特徴がある。

❷ 青年期の心理的特徴

　●**心身の大変動期**　青年期においては，身長の急激なのびと**第二次性徴**の発現によって，子どもの身体から大人の身体へと変化する。女子は，生理が始まり，乳房の発育と骨盤の発達により女性らしいからだつきになる。男子は，声がわりと精通がおこる。また，女子も男子も性衝動が強まり，異性への関心が高まる。このように青年期は，身体の表面と内的衝動の変動に伴い揺れ動く，心身の大変動期である。青年は，強い内的衝動に対処するために，また表面的な身体像の変化によって，**禁欲主義**や**非妥協的，観念主義的**な態度をとる（●表5-6）。

　●**青年期と境界人・周辺人**　青年期は，子どもでもないし，かといって一人前の大人とみなされるわけでもない。言うなれば中途半端な時期である。この中途半端な状態は，社会学から引いてきた**境界人**や**周辺人**（**マージナルマン**）という概念を用いて説明される。これは，どの社会にも属さず，2つの社会・2つの文化の境界に位置している人間をあらわす概念である。青年期は，身体的には大人の状態にほぼ近い状態でありながら，精神的・社会的にはまだ子どもであるとみなされる。この状態に，青年は居ごこちのわるさと不安をおぼえるとされる。

　●**青年期とモラトリアム**　生涯発達を論じたエリクソン Erikson, E. H. によると，青年期は，自我の同一性（●80ページ）を確立するまでの心理的にも社会的にも猶予を与えられている期間（猶予期間：**モラトリアム**）であると考えられている。青年は，青年期の間に，友人との付き合い，異性との交際，アルバイトなどの労働に参加する体験をしながら，社会的に役割を果たせるような自己を確立するのである。

表 5-5　青年期の発達段階

発達期	年齢	特徴
青年期前期（思春期）	11歳ごろ〜16歳ごろ	・心身の変化および心理的動揺が激しい ・自己への関心が高まりはじめる ・自我の形成はまだ弱い
青年期中期	16歳ごろ〜21歳ごろ	・自我意識が強まる ・自己への関心と主観的世界への関心が高まる ・人間関係が深まる
青年期後期	21歳ごろ〜25,6歳ごろ	・社会のなかでの自己の存在を意識する ・社会的行動を行い，生活・将来への見通しをもつようになる

表 5-6　青年期に特徴的な防衛

1. 性的な衝動の高まりに対する防衛	
(1)禁欲主義	衝動に対処するために，いっさいの欲動を抑制しようとし，性的欲望・攻撃性，ときには食欲や睡眠・排泄も抑制しようとする。
(2)非妥協的・観念主義的	高まる欲動に対処するために，極度に観念的・道徳的になる。審美的な原理にこだわって，妥協せず，「大人はきたない」などと観念的になる。
2. 親に依存すること，および，親から分離することへの不安に対する防衛	
(1)依存する相手のおきかえ	依存する相手を親から年上の仲間・友人・指導者におきかえる。
(2)感情の逆転	愛情を憎しみに，依存・甘えを反抗に，尊敬を軽蔑に，攻撃を他者から自己へと逆転させる。
(3)自己愛的態度	両親に向いていた愛情を自己へ向ける。強さや美しさ，清潔さ，能力にこだわり気をつかうこと，誇示することがみられる。悲劇のヒーローや英雄気どり，容姿を気にすること，自己感覚や身体的な変化にこだわることもある。
(4)退行	親への依存が再燃する。食べることや食べないこと，ためることや逆に流しだすことにこだわる。自我機能は一時的に弱まり，親や家族からのひきこもりもみられる。

●**現代の青年期**　かつて，青年期は中途半端であるため不安で居ごこちのわるい時期とされていたが，現代では不安や居ごこちのわるさを感じず，青年期から抜け出せない者が増えている。

　ところで，青年期は，身体的には第二次性徴が発現する時期である。これを受けて性への関心が高まり，性行動が増えるとされている。しかし，その動きに近年変化がみられている。日本性教育協会が1974年からほぼ6年ごとに実施している「青少年の性行動全国調査」2018年の調査結果をみると，「性交経験あり」が1974年から2005年にかけて上昇しており，男子高校生では10.2%から27.0%，男子大学生では23.1%から62.1%，女子高校生では5.5%から31.1%，女子大学生では11.0%から61.7%と増えている。ところが2017年の調査では，これらの数値は減少し，男子高校生13.6%，男子大学生47.0%，女子高校生では，19.3%，女子大学生では36.7%となっている。このような資料を見ると性行動の不活発化が生じているといえる。

この動きを簡単に説明することはできないが，現代の青年の特徴として関心をはらっておく必要がある。

③ 青年期の心理発達課題

青年期における心理発達課題は，①自我同一性の形成と②親からの精神的自立である。

①自我同一性の形成

自我同一性（アイデンティティ identity）とは，連続した時間経過のなかでの，自己の連続性と同一性を自覚することを前提として，さまざまな社会的役割をもっている自己を統合する，自我の統合機能のことをいう。自我の同一性の形成は，乳幼児期の基本的信頼感の形成や，自律，積極性の発達，児童期における生産する技術の獲得と，働くことへの意欲の獲得を経てなしとげられる（▶表5-7）。また，表の縦軸に示される一極性（自分が生まれたことが周囲の人から喜ばれており受け入れられているという確信）や両極性（周囲から自律性が認められているため相互に交流できること），遊戯同一化（性別意識がめばえ同性の大人に同化して役割を演じて遊ぶこと），労働同一化（学んだり働いたりしている大人に同一化し，勉強したり将来の職業への夢をもつこと）などの過程を経て，自我同一性にいたるとされている。

自我同一性の拡散

看護学校や大学の看護学部・医学部のように，進路が明確な場で学生時代を過ごしている青年は，自我同一性拡散に陥ることが少ないといわれている。なお，自我同一性の形成に問題をかかえている青年は，それ以前の発達課題をもう一度確認する作業を行うことにより，問題を解決できる。

● **自我同一性の形成と失敗**　▶表5-7の横軸は，自我同一性をめぐる現象を示している。自我同一性の形成は，時間展望をもてるようになること，自己確信，自己の達成への期待感，性的同一性の獲得を内に含んでいるので，自我同一性を形成した青年は，親密な友人関係を形成することや，時間展望をもちながら，将来の準備をすることができる。逆に，自我同一性の形成の失敗は，自我の同一性拡散状態を引きおこし，▶表5-8に示したような**自我同一性拡散症候群**をまねく。

②親からの精神的自立

青年期の若者は，親からの精神的・心理的な自立を徐々に達成しなければならない。マーラー Mahler, M. S. らの「分離-個体化理論」では，子どもは，幼児期に親とは異なる別個の人格をもっていることを意識し，個としての人格を発達させるとしている。その後，青年期にいたると，より心理的な自立を達成しなければならないので**「第2の分離-個体化の時期」**といわれる。

● **青年のもつ分離不安**　親からの自立は，青年に分離不安（▶69ページ）を生じさせる。また分離-個体化では，親のほうも子どもからの分離を達成しなければならない。子どもの側の不安が強すぎたり，子どもが親離れすることに対する親の不安が強かったりすると，分離-個体化の過程が進まず，青年の精神的自立はなしとげられない。青年期の不登校，引きこもり，無気力については，分離-個体化の失敗としてとらえる考え方もある。

ふつう，青年は，親から離れる不安を友人との仲間関係のなかで緩和さ

表 5-7 エリクソンの生活周期

乳児期	信頼 対 不信				一極性 対 早熟な自己分析				
幼児前期		自律性 対 恥・疑惑			両極性 対 自閉				
幼児後期			積極性 対 罪悪感		遊戯同一化 対 （エディプス） 空想同一性				
児童期				生産性 対 劣等感	労働同一化 対 同一性喪失				
青年期	時間展望 対 時間拡散	自己確信 対 同一性意識	役割実験 対 否定的同一性	達成の期待 対 労働麻痺	同一性 対 同一性拡散	性的同一性 対 両性的拡散	指導性の分極化 対 権威の拡散	イデオロギーの分極化 対 理想の拡散
成人初期					連帯 対 社会的孤立	親密さ 対 孤立			
成人後期							生殖性 対 沈滞		
老年期								統合性 対 絶望	

（前田重治：図説臨床精神分析学．p.110，誠信書房，1985 による，一部改変）

表 5-8 自我同一性拡散症候群

1. **社会的自己（社会的役割）の選択の回避**
   「自分はなになにである」という社会的自己の選択をいつまでも延期する。
2. **自意識過剰**
   全能で完全で無限の力をもった自分を夢見て，人生に限りあることを受け入れることができない。
3. **勤勉さの拡散**
   労働同一化の障害で，勤労感覚・勤勉さが失われる。
4. **一時的・暫定的としか受け取れない感覚**
   その場限りという感覚。見通しをもって行動できない。
5. **社会的かかわり合いの拒否と孤立**
   かかわると飲み込まれ，融合してしまうという不安から，親密になることを避けて孤立する。
6. **時間的展望の拡散**
   時間的な見通しをもてないで，自分自身のことを幼く感じたり，逆に年老いていると感じたりする。時間的アイデンティティの混乱が生じる。
7. **否定的同一性の選択**
   身近なふつうの対象に同一化することを避け，非社会的集団などに非合理的な過大評価を向けてこれと同一化する。

せながら，親からの分離をなしとげていく。そのほかに，▶表 5-6（▶79 ページ）に示したような，① 依存する相手のおきかえ，② 感情の逆転，③ 自己愛的態度，④ 退行という，青年期に特徴的な防衛を使う。これらの防衛が，青年のわかりにくい態度を生じさせる。

看護場面で青年期の患者に対応すると，妙につっぱっていたり，逆に依存的だったりするのは，この時期特有の防衛がはたらいているからである。看護職者はその心づもりで対応すると，青年期の患者にふりまわされることが少ないであろう。

4 青年期の心理的問題

青年期はこれまでに述べたように，心身の変動が大きいことや，心理的発達課題をなしとげるのに，強い不安と葛藤を体験する発達段階である。このため，心理的な問題が生じやすい。ここでは，①不登校，②スチューデント・アパシー，③対人恐怖，④摂食障害について述べる。

①不登校

不登校とは，なんらかの心理的，情緒的，身体的，あるいは社会的要因・背景により，児童生徒が登校しない状況，あるいは登校したくともできない状況をいう。

不登校の種類としては，情緒不安・神経症的なもの，怠学・無気力，積極的拒否，非行を伴うものなどがある。かつては情緒不安・神経症的なものがおもであったが，近年では，その他の種類も増えてきている。

発生要因としては，親子の密着や親子関係の希薄など，親子関係の不安定さ，および，家族・家庭機能の崩壊から派生した心の発達の未熟さや，家庭内における父親不在をまねいた社会的な変化が指摘されているが，これに加えて，学校におけるいじめや教師との人間関係の問題も指摘されている。このように，家庭内の要因だけではなく，社会的要因や学校側の要因も重要視されるようになっている。

対応方法としては，子どもの発達を促すことを目的とした子ども本人や親に対するカウンセリングが中心であるが，不登校生徒を対象とした適応指導教室やフリースクールの利用も行われている。ときに，身体症状が激しい場合には，小児科や思春期病棟への入院治療がなされることもある。

②スチューデント・アパシー

スチューデント・アパシーとは，1960 年代終わりから 1970 年代の始めにかけて「意欲減退学生」あるいは「退却神経症」とよばれて注目されるようになったものである。現象としては，まじめな大学生，おもに男子学生が，急に学業に関する意欲を失い，大学の授業を欠席するようになり，その後試験を受けずに留年を繰り返し退学にいたるというものである。学業に関係ないクラブ活動やアルバイトは，続けることもある。とくに目だった精神症状がみられないことと，無気力状態をみずからの意思で改善できないのが特徴である。自我同一性の拡散と同様に，看護学や

不登校

文部科学省は，全国の国公立・私立小学校と中学校に在籍している児童生徒のうち，病気，経済的理由以外の理由で年間 30 日以上の長期欠席をしているものを不登校児童生徒とし，その人数を毎年公表している。

病態水準

精神医学の領域において，疾患概念や疾病分類とは別に症状や病像の背後にある精神病理に注目して，自我や対象関係の発達の程度，病識の有無などの側面に基づいて病態をとらえようとする概念として「病態水準」が用いられている。神経症水準，精神病水準，その中間に，境界例水準のレベルがあり，各種パーソナリティ障害水準は境界例水準に含まれる。

医学など，進路が比較的定まっている分野の学生には少ないとされている。

その病理は，母親に取り込まれた生育環境から生じた，秀才アイデンティティの挫折を恐れることや，勝ち負けにこだわり，負けることを避ける心性があると理解されたり，父親との葛藤をかかえているために社会に出て行くことを恐れると理解されたりするが，その解明が進んでいるわけではない。

病態水準は神経症水準から回避性パーソナリティ障害のようにパーソナリティ障害水準（▶56ページ）まであるとされている。ただ，統合失調症とは違うという点では多くの見解は一致している。

スチューデント・アパシーは，大学を中退あるいは卒業したあとは，職場からの逃避としてあらわれる場合もある。なかには，スチューデント・アパシーの状態を経て大学に復帰し，活動を再開する例もある。このような例については，スチューデント・アパシーの期間はその後の人格発達をするための猶予期間であったと理解される。

スチューデント・アパシーの治療は，治療に対する本人の動機づけが低いためにむずかしいとされている。父親と違う男性との適度な距離をおいた関係の持続や，根気強い現実的なサポートが有効という意見もある。

③対人恐怖

対人恐怖とは，人と同席する場面において強い不安と精神的緊張が生じ，さらに，自分が他者から軽蔑されるのではないかと不安になり，そのため

Psycolumn サイコラム 16

ロマンチック・アタッチメント

青年にとって，異性との恋愛関係はとても関心が高いことの１つである。子どものころの親とのアタッチメントの質と，青年期におけるパートナーとの関係はどのような関連があるかについて，近年ロマンチック・アタッチメントという概念を用いて研究が行われている。

まず，子どものころの親との関係について青年に話をしてもらったり，質問紙を用いたりして情報を集める。この資料より，青年自身のアタッチメントについて分析する。アタッチメントのタイプは，①安定型，②不安定-回避型，③不安定-反対感情並存型の３つに大別される。

①の安定型は親からあたたかい愛情を十分に受けたと回想する傾向がある。②の回避型は，親との関係は冷たく，自分は拒否されていたと回想し，③の反対感情並存型は，愛情を受けたが不十分であり，不満である・不公平であったと回想する傾向がある。このアタッチメントのタイプと，恋愛関係における満足度の関連を調べるのであるが，これまでの研究では以下のことが明らかになっている。

男女ともに安定型であるカップルの関係は安定していて満足度が高く，相手を信頼している。これに対し，不安定型どうしのカップルの関係は満足度が低く，信頼度・親密度も低い。ところが，反対感情並存型の女性と回避型の男性の組み合わせは，満足度が高く安定していた。このことを反映してか，反対感情並存型の女性は，回避型の男性との結婚が多いという。また，回避型の男性は，安定型か反対感情並存型の女性との結婚が多いということである。

表5-9　対人恐怖に影響する青年期の特徴

1. **身体的変化が大きい時期であること**
   第二次性徴の出現によって，身体の表面の変化が大きく，体型や容貌にこだわる傾向が強まる時期であること。
2. **性衝動の強まり**
   性的な成熟により，性衝動が強まり，内的衝動のコントロールがあやうくなる時期である。そのため，内的衝動のあやうさを行動や食欲，睡眠などのコントロールにおきかえて，気にやむ。
3. **境界人心性**
   子どもと大人の間でどっちつかずであること，またなじんだ子どもの世界から見知らぬ大人の世界や新しい世界に出て行く移行期にあること。
4. **自我同一性の不安感**
   自己へのとまどいを身体表面のとまどいとして苦悩する。
5. **父親との葛藤・エディプス葛藤**
   甘えられる母子関係から，きびしい父子関係や父親的社会に出て行くこと。あるいは，大人としての異性関係が要求されること。

青年期に集中する理由

対人恐怖の人の90％は青年期にあるとする報告もある。これは，青年期の心性に基づいて考察され，①身体的変化が大きい時期であること，②性的衝動が強まること，③子どもと大人の境界にいる境界人心性の影響，④自我同一性の不安感，⑤父親葛藤，エディプス葛藤が指摘されている（▶表5-9）。

自己臭恐怖

自分の身体から嫌なにおいが出ているため，まわりの人から嫌われていると思い込み，その結果，対人接触を避けようとする病態。一過性のものから統合失調症に進行するものまである。

④摂食障害

他者との交流を避けようとする病態である。DSM-5では，対人恐怖症は「不安症群/不安障害群」の「社交不安症/社交不安障害（社交恐怖）」のなかにおいて，文化に関連する診断的事項としてふれられており，「社交不安症/社交不安障害（社交恐怖）」の診断基準のなかに含まれると考えられる。

具体的な症状としては，人前で赤面することや発汗すること，凝視すること，手がふるえることなどの不安をおぼえるか，あるいは実際にそのような症状が生じるので，社会的接触を避けようとする。しかし，その一方で，耐え忍んでなんとか社会的な活動に参加しようとする意欲は維持されている。

これらには，対人関係の中間的関係，中間的な対人接触場面の病理，あるいは適切な距離を保つことができないことの病理が考えられている。すなわち対人恐怖は，親しくもなく，かといって見知らぬ人でもないといった関係のなかで，甘えを出してもいいか，本心をみせてもいいのかどうかが迷われる場面に，どのようにふるまったらよいのか決めかね，生じるというのである。まさに青年期は，子どもと大人の中間にあるわけで，この時期と対人恐怖の関連性が理解できる。

治療方法としては，薬物療法が中心であるが，これに加えて，精神療法やカウンセリング，認知療法，行動療法が並行して行われることもある（治療方法については，▶第9章）。

対人恐怖は，青年期に発症しても30代になると軽快し，比較的予後はよいとされている。ただし，自己臭恐怖のなかには統合失調症へと移行するケースもある。

極端に食べることを制限したり，反対に大量に食べて制限ができなくなったりというように，食べることにまつわる心理・精神的な病気が，**摂食障害**である。青年期の女子に多い病気である。DSM-5では，食に関する障害として「食行動障害および摂食障害群」の大分類を設けているが，そ

のなかで青年期の障害として関連が深いものは，「神経性やせ症/神経性無食欲症」と「神経性過食症/神経性大食症」である。

●**神経性やせ症**　神経性やせ症は，青年期に体型を気にしてダイエットに取り組みはじめ，食事量を極端に制限することをきっかけとして，あるいは対人関係や自立にまつわる葛藤によって陥りやすい。食事制限を始めた当初は，自己のコントロールのもとに体重が減少するが，その後さらに進むと食べたいという感覚がわからなくなり，**拒食症**が自動的に進行する。そして，なかにはコントロールが困難な状態に伴って，過食とそれに続く意図的な嘔吐が生じる**過食症**に移行する人もいる。

発症には，本人のパーソナリティの問題，自己の病理，親子関係の病理，そして家族の病理が指摘されている。病前性格としては，親に心配をかけずよく気がつく，わがままをいわず努力家である，相手に合わせる，負けず嫌い，競争心が強いことがあげられている。自己の病理に関係しては，「自分がない」といわれ，みずからの体重のコントロールを通して「自分」を確認しようとしているのであると理解される。また病気の根底には，大人になっていくことの恐れや，女性として成熟していくことへの拒否があると指摘されている。このほかに，自己の身体を共感的に扱わず，ものとして扱おうとする面がみられる。これに関しては，親から共感を得られない育児を受けてきていることの影響と考えられている。家族関係の病理としては，家族内になにも問題のないことを表面的に装うことや，親の価値観に過剰なまでの一体感を求められるので個々人間の境界があいまいであることが見いだされている。

●**神経性過食症**　神経性過食症は，不幸・苦しみ・挫折体験をきっかけとして発症する場合や，神経性やせ症の時期のあとに生じる場合，単なる美容上の目的のために大食行動を繰り返す場合などがあるが，いずれも，抑うつ気分や無気力，不安，焦燥があらわれやすく，自殺企図，衝動的盗癖，薬物濫用などの行為も多くみられる。過食症の人のパーソナリティについては，さまざまであり一様ではない。

●**病態水準と治療**　摂食障害の病態水準としては，神経症水準からパーソナリティ障害水準，精神病水準までと広範囲にわたっている。

治療方法であるが，極端に衰弱している場合には，入院治療が必要である。また，行動療法，行動制限療法，精神療法が行われる。家族の病理もみられる場合には，家族療法が適用される（治療方法については，●第9章）。予後は，神経症水準の場合には良好であるが，パーソナリティ障害水準では改善に時間がかかるとされる。入院治療の場合には，万引き，盗み食い，病院からの逃走などの行動化が頻繁に生じることを前提にして，医師・看護職者・病院管理者との間で治療構造（●180ページ）について検討しておく必要がある。

過食症と口腔障害

過食症で嘔吐が繰り返されると，食道・口腔は強い胃酸に何度もさらされることになる。そのため口腔粘膜，食道の粘膜はただれ，歯はボロボロになる。

C 成人期

1 成人期の発達段階

　成人期は，エリクソン Erikson, E. H. の生涯発達論では，第6段階(成人前期：20〜30歳)と第7段階(成人後期：30〜65歳)に相当する。また，レビンソン Levinson, D. J., シーヒィ Sheesy, G., グルド Gould, R. L. らなどの近年の成人発達段階論では，初期(22〜40歳)，中期(40〜60歳：いわゆる中年期)，後期(60〜65歳)の3期に分けて論じられている(●表5-10)。

2 成人期の心理発達課題

　成人期は，青年期までに形成された人格を家庭生活や社会的活動のなかでさらに発達させるとともに，老年期という人生の終焉をどのように過ごすかを左右する重要な時期である。成人期のそれぞれの時期には，特有の発達課題と心理的葛藤が存在する。以下，近年の成人発達段階論の区分を軸とし，エリクソンの考えも加えつつ解説する。

①**成人初期**　　成人初期は3期に分けて論じられることが多い。
● **第1期(22〜28歳)**　この時期は，レビンソンによって「大人の世界へ入る時期」とされている。青年は社会に出て，仕事をしながら自己と大人の社会をつなぐ仮の**生活構造**をつくることを行う。生活構造とは，生活の基本的パターンないし人生設計をいい，初期にある若い成人は，大人の生活パターンを身につけることや，将来の展望や目標を模索する。また，この時期は，自分が選択した職業や異性，仲間関係，価値観などに試験的に関与しながら，慎重に自己のあり方をさぐっていく時期でもある。いうなれば，自己の夢の実現に向けて努力する時期である。

　以上の課題を進めていくためには，人との関係が重要である。エリクソンは，この時期の発達課題として，他者との親密な関係を形成することとしたが，そのためには，青年期の発達課題である自我同一性(● 80ページ)の獲得が達成されていることが大切である。親しい友人や異性，職場の同僚や上司との関係を維持することが，この時期の発達に役だつ。

　成人期初期の不適応問題としてよくあるものとして，職業，職場環境，異性，仲間，価値観，ライフスタイル(生活様式)など，はじめて選択したものへの関与の困難さをあげることができる。不適応に陥り出社したくな

表 5-10 成人期の発達段階

	レビンソン（1978）	シーヒィ（1974）	グルド（1978）
成人初期	●大人の世界へ入る時期（22〜28歳） ・自己と大人の社会をつなぐ仮の生活構造をつくる ・職業，異性，仲間関係，価値観，生活様式など，はじめて選択したものへの試験的関与 ・人生の「夢」への展望 ● 30 歳の過渡期（28〜33 歳） ・現実に即した生活構造の修正 ・新しい生活構造の設計 ・重要な転換期（30 歳の危機） ・ストレス大 ●一家をかまえる時期（33〜40歳） ・安定期 ・仕事における自己拡大・昇進 ・活力大・生産性 ・自分にとって最も重要なもの（仕事・家族など）に全力を注ぐ ・指導者との関係の限界	●試練の 20 代（22〜28 歳） ・生活パターンの形成 ・将来展望や目標の形成，模索 ・年齢相応の期待への省察 ・活力 ● 30 代への過渡期（28〜32 歳） ・不安定感の増大 ・積極的関与するものの再評価，交替 ・人生目標の再評価 ・自己拡大への欲求 ●根づきと自己拡大（32〜35 歳） ・生活の構造化・安定化 ・仕事のうえでの自己拡大 ・家族への関心の増大 ・社会生活への適応	（22〜28 歳） ・有能さや統制力への欲求 ・仕事における自己拡大の始まり ・自己に対する自信 （28〜34 歳） ・30 歳の転換点（危機） ・自分が積極的に関与しているものの再評価 ・自己評価 ・経済的関心の増加 （35〜42 歳） ・価値観や自分が積極的に関与しているものの再評価 ・残された時間の限界の認識 ・第 2 の青年期 ・37 歳の「中年期危機」 ・結婚生活への満足感は低い
成人中期	●人生半ばの過渡期（40〜45 歳） ・重要な転換点 ・人生の目標や夢の再吟味 ・対人関係の再評価 ・体力の衰えへの直面 ・これまで潜在していた面を発揮するかたちで生活構造の修正 ●中年に入る時期（45〜50 歳） ・安定感の増大 ・成熟と生産性 ・生活への満足感 ● 50 歳の過渡期（50〜55 歳） ・現実の生活構造の修正 ・転換期 ●中年の最盛期（55〜60 歳） ・中年期第 2 の生活構造を築きあげる ・中年期の完結，目標の成就 ・安定期	●「締め切り」の 10 年（35〜45 歳） ・残された時間の狭まり ・体力の衰え ・不安定さ，切迫感の増大 ・人生の目標の再吟味 ●再生かあきらめか（45〜50 歳） ・新たな人生の意味の発見 ・満足感対脱錯覚による不満，絶望	（42〜50 歳） ・自己内部での受容 ・あきらめ ・安定性の増大 ・対人関係への関心の再増加 ・経済的関心の減少 （50 歳〜） ・安定感の増大 ・健康，成熟性，時間への関心 ・達成したものへの満足感の増大 ・結婚生活への満足感の増大
成人後期	●老年への過渡期（60〜65 歳） ・老年期へ向けての生活設計		

（岡本祐子：自己実現をめぐって．小川捷之ほか編：ライフサイクル〈臨床心理学大系 第 3 巻〉．p.196，金子書房，1990 による，一部改変）

い気持ちが強まったり，身体症状が生じて出社拒否を続けたりして，退職にいたることもある。

●**第2期（28〜33歳）**　この時期は「**30歳の過渡期**」といわれる。社会人としての生活構造や，仕事や職場の人間関係にも慣れてきて，自分よりも若い人の世話をする立場におかれるようになる。仕事に対する自信が育ってくるが，その一方で，30歳を前にして生活構造を現実に即して修正することや，人生目標や仕事，交際している異性について再検討することが必要になる。また，30歳以降の生活に備えて経済面をより拡充することも考えなければならなくなる。

この時期は1つの転換点であり，不安が高まる時期である。男性は同じ会社で仕事を続けるか転職するかについて迷う。また仕事についている女性は，仕事をそのまま続けるか結婚するかについて迷う。あるいは，結婚していた女性は，子どもを生むかどうかについて迷う。

●**第3期（33〜40歳）**　この時期は，「一家をかまえる時期」「根づきと自己拡大の時期」とされている。20代の努力の過程を経て30代の新しい生活構造をつくりあげる時期であるが，基本的には安定している時期であるので，結婚して家庭をつくりあげ，仕事にも家庭にも全力投球して，自己の夢を実現するのが課題である。そのためには，目標に向かって成功するように努力することである。

エリクソンの発達段階では，この段階の発達課題は**生殖性**である。生殖性とは，家庭では親として子どもを育てることである。また仕事場では，部下を育てること，場合によっては新しい会社や仕事をおこして発展させることである。この営みへの努力が，人としての発達をもたらす。

ところで，この時期は自己拡大の時期であるために，男性は仕事を重視する傾向が生じやすい。この時期に仕事の面で業績を達成できるかどうかは，その後の会社での自己拡大には重要である。就業している女性の場合には，仕事と育児を両立することに対する困難さを，男性以上に強く感じることになる。

また，仕事が軌道にのってくる時期だけに，仕事に精力を使いすぎ，燃えつきてしまう**バーンアウト**（▶90ページ）に陥るのもこの時期である。

なお，この時期に，仕事でも家庭でも打ち込め育てるものが見つからない場合には，エリクソンのいう生殖性や生産性を発揮できず，発達は停滞する。また自己への関心にとらわれ，自分自身のことだけにとらわれる**自己没入**が生じる。

これらが，この時期における不適応の一部であるが，このほかには，仕事の先行きを考えられる位置になるために，残された可能性を意識したり，指導者との関係に限界を感じたりして転職が増える時期である。また夫婦の間では関係に不満を感じる度合いが高い時期とされ，残された時間を意識して，会社からの独立や男性の浮気が増えるとされている。グルドはこ

成人期の女性
女性の場合にも，男性と同じような課題を伴っているが，この時期に結婚相手を決めて結婚し，30歳くらいに第1子をもうけることが，統計的には多い。

のことをふまえて「**第2の青年期**」「**中年期危機**」といっている。

②**成人中期**　　　時期の分け方は研究者で異なるが，レビンソンの区分を中心に4期に分けて論じる。

●**第1期(40〜45歳)**　体力の衰えを感じはじめ，人生の折り返し点であることを意識する時期である。レビンソンは，この時期を「**人生半ばの過渡期**」としている。またシーヒィは，この時期を35〜45歳としており「締め切りの10年」と言いあらわしている。どちらも，それまでの人生で表に出ていなかった自己の側面を発揮し，より自己実現するかたちで，生活構造を修正するという前向きの動きに伴い，人生の目標や夢を再評価する作業が行われることを示している。

●**第2期(45〜50歳)**　この時期は「中年に入る時期」である。人生において成熟し，中年の安定感が生まれ，仕事の面では油がのり，生産性が高まる時期でもある。

　ところで，この時期は職業生活や家族関係において，個人によって満足度に大きな違いが生まれる。すでに，自分の人生における選択を模索する時期は過ぎ去っている。自分の人生に満足しているか，それとも強い不満をいだいているかである。シーヒィは，これを「満足感対脱錯覚による不満，絶望」とあらわしている。**脱錯覚**とは，うまくいっている，あるいはうまくいくはずであると思い込んでいたのが実は錯覚であり，この錯覚に気づくことをいう。これを切り抜ける1つの方法としては，グルドがいうように，自己内部での受容とよい意味でのあきらめであるかもしれない。

●**第3期(50〜55歳)**　この時期をレビンソンは「**50歳の過渡期**」としている。結婚生活への満足感，達成したものへの満足感を感じている場合も多いが，大きな転換点である。というのは，40代の「人生半ばの過渡期」につくりあげた生活構造を修正し，中年に合った新たな生活構造をつくりあげる時期であり，いうなれば中年期における**自我同一性の再体制化**が必要であるからである。人生の限界や体力の衰えを認識して生活構造や人生の目標を修正することや，新たな人生の意味を発見するのが課題である。

　ところが自我同一性の再体制化はそうたやすいことではなく，中年に移行するのに困難をおぼえる人も多い。この困難さのあらわれとして，3つのタイプ，① 軌道内安定型・妥協型，② 青年期の同一性の未確立型，③ 永遠の青年型を ● 表5-11 に示した。この3つのタイプは，とくに男性においてあてはまる。

　また，自分自身のいかされていなかった心の部分をいかして**自己実現**したいという無意識的な衝動が強まる時期でもあるが，その衝動にそれまでの自己がのみ込まれてしまう**自己肥大**が生じ，中年の浮気・転職がおこる時期である。自己実現は大切な心の動きであるが，現実に足場を残しながら，慎重に行うことがかんじんである。

　このほか，家庭においては20代後半から30代半ばにかけて生まれた子

表 5-11　中年期の自我同一性の不適応 3 様態

1. 軌道安定型・妥協型
   内面の課題に取り組むことを避け，青年期以降に獲得した同一性の枠組みのなかで過ごし，そのままつっぱしる。
2. 青年期の同一性の未確立型
   積極的に関与できる職業や人生観・価値観が未確立のまま中年期にいたっており，中年期に不安が高まる。
3. 永遠の青年型
   年齢相応の心の成熟が達成されておらず，中年期でも実際の年齢や体力の衰えや限界を否認している。

どもが親離れをする時期である。これを受けて，夫婦関係の再評価がなされた結果，離婚が増加する。また，女性は子育てが終わったさびしさから**空の巣症候群**に陥ることもある。

●**第 4 期（55〜60 歳）**　レビンソンはこの時期を「中年の最盛期」としている。成就の時期であるが，中年期の終わりにあたって，再び生活構造の修正をしなければならない。勤務者は，退職後の生活に向けた生活設計の講習会などに参加して心の準備を行うこともある。

③**成人後期**　この時期は 60〜65 歳であるが，老年への過渡期として位置づけられている。来たるべき老年期を迎える生活設計をすることが課題であるが，まずは退職による心と生活構造の変化に対処しなければならない。退職は，つとめていた男性だけでなく，妻の側にも生活時間などの大きな変化をもたらす。

3　成人期の心理的問題

成人期における心の問題については，それぞれの時期の発達課題や生活構造の変化と関連させながら簡単にふれてきた。ここではバーンアウトと自殺について述べよう。

①**バーンアウト——職場のストレス**　バーンアウト burnout syndrome（**燃えつき症候群**）の燃えつき現象としては，マスラック Maslach, C. の定義が保健医療従事者の間で意見の一致をみせている（●142 ページ）。

バーンアウトと関連する職場のストレスとしては，長時間労働，自立性を欠く仕事（仕事の役割・範囲・責任などが不明瞭），要求がましい客，評価されていない仕事，達成程度を測定しがたい仕事内容，過度に要求される高い生産性，不適切な仕事の訓練，上司の不適切なリーダーシップが，燃えつき感の高さと関係している。このことは，バーンアウトが単なる働きすぎから生じるものではないことを意味しており，仕事への強い意欲とこれに対抗するネガティブなストレスが長期間続くことが，その原因になることをあらわしている。

バーンアウトに関連するのは，仕事場の要因だけではない。その人個人

看護職者とバーンアウト

人を相手とする専門職である看護職者は，バーンアウトに陥る可能性が高い。職場での対策に気をつけたいものである。看護職者とバーンアウトの関連性・対策については第 7 章を参照のこと。

の特性も関与する。さらに，日常生活上の変化も，関係している。たとえば，結婚，配偶者の死や離婚，家族の病気，仕事の変化，責任の変化などである。個人的な観点からバーンアウトを予防するには，家族や友人関係との付き合いを大切にすることや，余暇生活を充実させて，趣味，娯楽，スポーツなどで気分転換をしたり，仕事の役割から心を切りかえたりすることが役だつ。

② **自殺**

警察庁の自殺統計によると，2020年の自殺者の数は21,081人である。そのうち男性は14,055人，女性は7,026人と，7割近くが男性である。年齢でみると，男性は，30～39歳1,846人，40～49歳2,466人，50～59歳2,371人，60～69歳1,859人と，40～60代が多い。女性でも，30～39歳764人，40～49歳1,102人，50～59歳1,054人，60～69歳936人と，40～60代が多い。

自殺の理由であるが，男性全体についてみると，1位が「健康問題」，2位が「経済・生活問題」，3位が「家庭問題」である。女性全体についてみると，1位が「健康問題」，2位が「家庭問題」，3位が「経済・生活問題」である。ちなみに，「健康問題」では，うつ病等の精神疾患と自殺との関連が指摘されている。

以上の資料をもとに自殺対策について考えると，健康問題と経済・生活問題への対応が必要であることがわかる。2006年に「自殺対策基本法」が

Psycolumn 17　サイコラム

自殺者数の推移

わが国の自殺者の数は，1979年から1997年の間は，1983年と1986年を除き21,000人から25,000人の間にとどまっていたのであるが，その後1998年から2011年までは，30,000人をこえていた。1998年の人口10万人あたりの自殺者数を示す自殺死亡率は，26.0(男性37.1，女性15.3)であった。ところが，2012年には27,858人(男性19,273人，女性8,585人)と3万人を切り，自殺死亡率は21.8%(男性31.1%，女性13.1%)となった。その後も自殺者数は減少しており，2019年には20,169人(男性14,078人，女性6,091人)，自殺死亡率は16.0%(男性22.9%，女性9.4%)となった。自殺率の推移をみるとわかるように，男性の自殺者数の減少が顕著であるといえる。減少の要因として，「令和2年版自殺対策白書」では，40～60代において「経済・生活問題」を理由とする自殺が減少したことをあげている。

このように自殺は減少しているのであるが，15～34歳までの人口10万にあたりの死亡率の死因上位をみると，他の国では事故死が1位であるのに対しわが国では自殺が1位となっており，自殺率はまだまだ高いといえる(世界保健機関資料，2018)。さらに，15～29歳までの年齢では，死因に占める自殺の割合が40～50%と，30歳以上の年齢に比べて高くなっている。このような状況を考えると，今後もますます自殺予防対策を続ける必要があるといえる。

制定され，自殺対策を総合的に推し進める方針が明確にされた。そのなかでは，心の健康の保持に係る体制の整備について明記された。同じ2006年に，厚生労働省でも自殺予防の対策を支援する機関として「自殺予防総合対策センター」を設置し，自殺リスクの高い精神疾患への対策が検討された。また，経済・生活問題への対策としては，自殺の背景に「負債（多重債務）」が関係している状況がみられたことから，国は2006年から貸金業法改正等の対策を行い，さらに2010年には，同法の改正を行っている。この成果として，2000年から2013年の間の完全失業率の上昇にもかかわらず，2013年には「負債（多重債務）」を理由とする自殺率は低下した（「平成26年版自殺対策白書」）。

　その後2016年には「自殺対策基本法」が改正され，さらに2017年には「自殺総合対策大綱」が閣議決定された。このなかには，新たに「子ども・若者の自殺対策をさらに推進する」ことが盛り込まれた（「令和2年版自殺対策白書」）。

D 老年期

❶ 老年期の発達段階

●**生涯発達心理学** 超高齢社会を迎え，老年期の心理に関心が寄せられるようになってきた。看護の臨床場面においても，高齢の患者や家族と接する機会が増えてきているはずである。発達心理学の領域においては，従来のように，乳幼児・児童・青年といった人生前半のみを対象にするだけでなく，今日では，成人・高齢者の加齢変化も発達という枠組みでとらえようとする，**生涯発達心理学**という立場が広まってきている。生涯発達心理学では，老年期を喪失や衰退の時期とみなすだけでなく，とくに心理的・精神的な側面では，獲得や円熟に向かった変化もみとめられるというとらえ方が重要視されるようになってきている。

●**年齢区分** 老年期の発達段階を年齢によって区分する場合，今日では一般的に 65 歳以上をさすことが多い。しかし，この基準は絶対的なものではない。実際，少し以前の研究では，60 歳以上を高齢者群とすることも多かったが，現在のわが国のように長寿化が進行してきている社会では，もはや還暦(60 歳)は「老人」への入り口ではなく，65 歳すら高齢者への境界とすることには抵抗を感じる人も少なくないのではなかろうか。高齢者の心理を理解する前提として，「老人」という言葉がさし示す年齢やイメージが，時代とともに刻々と変化してきているということを心にとめておく必要があろう。

ここでは，現在の標準的な考え方に従って，65 歳以上を老年期としておく。また，老年期をさらに前期と後期に分け，75 歳未満を前期高齢者，75 歳以上を後期高齢者(前期と後期の境界を 80 歳，85 歳とする立場もある)とよぶことがある。

老性自覚・老人意識

本文で述べていることは，暦年齢を基準とした客観的な年齢区分についてである。一方，自分が「老人」であると自覚する主観的な年齢は，暦年齢と異なることも少なくない。「老人」であるという自覚を**老性自覚**あるいは**老人意識**などとよぶが，かなりの高齢になっても，自分を「老人」であるとみなしていない人もいる。老性自覚がない場合に「老人」扱いされることは不快であろう。高齢者と接する際には，その他の心身の機能と同様に，老性自覚にも大きな個人差があることに注意する必要がある。

❷ 老年期の心理的特徴

老年期を，老化による機能の喪失や衰退の時期だと思っている人は，少なくないようである。しかし実際には，自立した日常生活が送れないほどに機能的健康度の低い高齢者は，むしろ少数派である。また，高齢になれば，心理的・精神的な機能がすべて衰えるとはいえない。ここでは，衰えやすい側面と衰えにくい側面とに分けて，成人期以降の心の年齢に伴う変

化について紹介する。

① 老年期に衰えやすい側面 …… 心理的機能のうち，加齢による機能低下が顕在化しやすい側面として，感覚・知覚機能，記憶機能，動作性知能があげられる。

● 感覚・知覚機能 一般に，五感は，感覚器官の老化の影響を受け，機能低下がみられる。たとえば，視覚では，遠見視力，近見視力，焦点調節能力，動態視力，色覚，暗順応などはすべて老年期には機能が低下し，聴覚では，最小可聴域値が上昇して小さい音が聞こえづらくなり，嗅覚・味覚・皮膚感覚の感度も鈍くなり，低下することが知られている。また，高齢者では加齢白内障や難聴，嗅覚障害などの有病率も高いともいわれている。知覚においても，形の識別や会話の聞きとりが困難になると訴える高齢者は少なくない。とくに，高速度で提示される刺激の知覚処理は，老化により一般に遅延する傾向がみとめられるようである。

● 記憶機能 記憶機能も加齢に伴って低下すると考えられている。中年期以降の人のなかには，「人の名前がのどまで出かかっているのに言えない」とか，「隣の部屋に物を取りに行って，なにを取りに来たか思い出せない」などという体験を訴える人も少なくない。このような日常の経験は，記憶機能の低下や老化を自覚させるものではあるが，こうした現象は，いわば正常範囲の記憶機能の衰退といえる。

正常な老化に対して，認知症高齢者にみられる記憶障害では，たとえば，自分自身の名前が思い出せない，配偶者など身近な人が誰であるかわからない，といった状態がみられる。また，食事が終わった直後に食事をしたことを忘れてしまうといった記銘力障害や，自分がいまどこにいるか，いまが何年何月何日の何時ごろかなど，自分自身の現在の状況がわからなくなる見当識障害もしばしばみとめられる。中高年齢者には記憶機能がわるくなったことを自覚した際，認知症になったのではないかと不安をもつ人もいるが，認知症と比較した場合の正常な知的機能老化の特徴について，柄澤は ● 表 5-12 のようにまとめている。

● 動作性知能 動作性知能も，一般に加齢による低下が指摘されている。

> **想起と記銘の機能低下**
>
> 高齢者の記憶機能の低下のうち，認知症の際にみられるような病的ではないものは，想起，すなわち思(想)い出すことが困難になるということが多いといわれる。右の例やど忘れなども，想起の困難によると考えられる。一方，記銘，すなわち新しいことを覚えるのに，若いころより時間がかかったり，反復を多く必要としたりするといった変化も，記憶機能の低下を反映しているといえよう（● 第 2 章，22 ページ）。

表 5-12　正常な知的機能老化の特徴

1. 障害の範囲が限定されている。たとえば，
   a) 人物や物品の名称，漢字の想起困難
   b) 言葉を言い間違えて自分では気づかない
   c) 喚語困難，言葉につまる
   d) 置き忘れ，ど忘れ，立ち上がったとたんに用事を忘れる
   e) うっかりミス，勘違い
2. 40 歳ぐらいから目だちはじめ，徐々に進行する。
3. 日常生活や職業活動に支障をきたすことはない。
4. それまでの高級な精神活動も維持される。
5. 本人に明白な自覚がある。

（柄澤昭秀：新老人のぼけの臨床，p.8，医学書院，1999 をもとに作成）

ウェクスラー Wechsler, D. は，知能を言語性と動作性に分けて成人用知能検査を作成したが（▶61ページ），作業や課題をすばやく円滑に遂行することに関連する能力である動作性検査の得点は，成人期以降，年齢とともに低下することを示す結果が多い。運動・動作の能力も老化によって低下するといわれており，速度および効率には加齢の影響が顕著であると考えられる。

●**日常生活への援助**　感覚機能の低下は，主として感覚器の老化を背景にしていると考えられている。生物にとって老化は普遍的かつ不可避であるので，わが国のように高齢化が進んだ国では，感覚機能や運動機能の衰退した人が多くなってきている。高齢者の生活の質を高めるためには，不可避な老化を少しでも遅らせるようなアプローチも必要であるが，より現実的には，感覚や運動機能が老化によって低下した人でも，安全に快適に日常生活や社会生活が送れるような環境整備も重要であろう。また，記憶機能の低下に対しては，たとえばメモを利用するとか，記憶術のような想起や記銘の方法を工夫することで対処することも可能といえよう。さらに，動作性知能の低下を考慮すれば，高齢者が作業や課題を遂行する際には，ゆっくりしたペースでの条件を用意する必要があろう。このような環境的配慮や本人の対処によって，機能低下による日常生活への影響は，困難さを目だたないようにすることは十分可能と考えられるし，その必要性は，今後一層高まるといえよう。

②**老年期に衰えにくい側面** …… 衰えにくい機能の例として，言語性知能と人格について紹介する。

●**言語性知能**　知能の加齢研究は，1950年代以前には，研究法として，異なった年齢の人に一斉に検査を実施して比較する横断法が用いられることが多かった。この方法では，高年齢ほど知能検査の成績が低く見積もられる傾向があった。その後，同一の対象を一定期間追跡する縦断法による研究成果が報告され，知能には，かなりの高齢になるまで発達しつづける側面がみとめられるようになってきた。現在では，知能のなかでも，言葉を話したり理解したりする能力などと関係する言語性知能は，50～60歳代まで，検査の成績が向上するということが広く受け入れられている。

　キャッテル Catell, R. B. は，知能を**流動性知能**と**結晶性知能**とに分類した。流動性知能とは，新しい場面への適応を必要とする際にはたらく能力であり，個体の生理的成熟に密接に関係していると考えられている。これに対して，結晶性知能とは，過去の学習経験を高度に適用して得られた判断力や習慣であり，経験の機会など環境因子・文化因子により強く影響されると考えられている。流動性知能は加齢により低下が顕著であるが，経験によってみがかれる結晶性知能は，高齢になっても維持される可能性が高いといえよう。

●**人格**　高齢者の人格的特徴に関して，かつては，がんこであるとか嫉妬

深いなどと，否定的な側面が強調される傾向があった。しかし，人格検査を用いた研究では，人格は中年期以降大きな変化がみとめられないという結果が報告されている。

看護の臨床場面などで接する高齢患者には，がんこ，わがまま，嫉妬深い，ひがみっぽい，自己中心的などの特徴を示す人がいるかもしれない。こうした場合，それが高齢になったためにみられる特徴であるのか，その人のおかれた状況の影響によるのかを注意深く見きわめる必要もあろう。たとえば，感覚機能が老化により低下しているために，周囲の状況が十分把握できないことを背景として，嫉妬深いとみなされる言動やひがみっぽいと思われる行動が生じることもないとはいえない。とくに臨床場面などでは，高齢者の人格に関する俗説にまどわされず，その人の行動とその背景を正しく見きわめることが重要であろう。

③ 老年期の心理発達課題

ハヴィガースト Havighurst, R. J., ニューマン Newman, B. M. らは▶表5-13のような発達課題をあげている。発達課題をあげることに関して，研究者のなかには批判的な立場をとる人もいるが，通常の社会生活を送る際の，比較的常識的な課題という意味では参考にすることができよう。

そうした観点から発達課題のリストをながめると，中高年期は，経済的な側面を含めて家庭や職業生活に適応することと，自分の子どもだけでなく広い意味で若い世代を育成するということが課題となり，老年期では，心身の加齢変化への適応，社会や家庭での役割変化を受け入れ，変化した

表5-13　中年期・老年期の発達課題

	ハヴィガースト	ニューマンら
中年期	・大人としての市民的・社会的責任を達成すること ・一定の経済的生活水準を築き，それを維持すること ・10代の子どもたちが信頼できる幸福な大人になれるようたすけること ・大人の余暇活動を充実すること ・中年期の生理的変化を受け入れ，それに適応すること ・年老いた両親に適応すること	・家庭の経営 ・育児 ・職業の管理
老年期	・肉体的な力と健康の衰退に適応すること ・隠退と収入の減少に適応すること ・配偶者の死に適応すること ・自分の年ごろの人々と明るい親密な関係を結ぶこと ・社会的・市民的義務を引き受けること ・死に対する見方を発達させること ・肉体的な生活を満足に送れるように準備すること	・老化に伴う身体的変化に対する適応 ・新しい役割へのエネルギーの再方向づけ ・自分の人生の受容

社会関係や人間関係に適応すること，配偶者の死や自分自身の死に適応すること，そして，自分の人生を肯定的に受容することなどが課題となりうるといえよう。

4 老年期の心理的問題

老年期の心理臨床的問題として，① 認知症と ② うつ状態を取り上げ，簡単に紹介し，それらへの対応について述べる。

①認知症　　**認知症**は，おもに高齢者にみられる知的障害であり，なんらかの疾患を背景として，記憶や判断力，理解力などの認知機能，実行機能などが病的に低下し，日常生活や社会生活に支障のある状態が持続している状態である。65歳以上の約15％に認知症がみとめられると推計されているが，高齢になるほど認知症の有病率は高まる。診断や理解が進むにつれ認知症の早期発見が可能となってきているが，若年性認知症という65歳未満の人の認知症も注目されるようになってきている。

● **認知症の種類**　認知症の背景には50以上もの疾患があるといわれているが，アルツハイマー型認知症，血管性認知症，レビー小体型認知症，前頭側頭型認知症は4つの代表的認知症といわれる。**アルツハイマー型認知症**は，最も有病率の高い認知症である。中核症状として，近時記憶の障害，判断力障害，実行機能障害，見当識障害などがみとめられる。現在，内服薬や貼付薬など数種類の治療薬が使用可能となっている。**血管性認知症**は，脳血管障害を背景とした認知症である。日本ではかつては最も多い認知症であったが，脳卒中の予防や治療が進んできたこともあり，有病率は減少してきている。**レビー小体型認知症**は，幻視を訴える人が多いことや意識障害や意識の変動が生じやすいこと，筋の固縮や歩行困難といったパーキンソン病の症状を伴うことがあるという特徴をもつ認知症である。**前頭側頭型認知症**は，人格の変化や社会性の低下，常同行動などの特徴を示すことが多い。

● **認知症の予防**　認知症は，いまだ原因が明らかにされていないものも多いが，最近では，予防が重要視されるようになってきている。適切な栄養・運動・休養などの生活習慣病の予防は基本となるが，アルツハイマー型認知症の予防では，ウォーキングやダンス，楽器の演奏，ゲームや知的刺激を受けることが有効であるといわれている。また，予防の観点からも，認知症とは診断されないが，記憶の低下が顕著でアルツハイマー型認知症の発症のリスク高い**軽度認知障害** mild cognitive impairment（**MCI**）も注目されている。

● **認知症のケア**　認知症は，治療や予防に加え，ケアが重要である。とくに入浴を嫌がる，同じものを繰り返し買ってくる，外出して迷うなどの認知症の行動・心理症状 behavioral and psychological symptoms of demen-

表 5-14　認知症高齢者に対する個別的対応の指針

1. 異常な言動を正常化することをあせらない。まずその背景にある情動の不安定を軽減させることに目を向ける。
2. 間違った言動を頭から否定しない。いったんは受け入れる。
3. 失敗行動をいちいち指摘したり，叱ったりしない。
4. 理屈で問いつめたり，説明や説得をしたりしても効果はない。
5. 命令調・権威的・高圧的な態度にならないよう注意する。
6. 不用意な言動で患者の気持ちを傷つけてはならない。
7. よい点についてはっきり評価する。
8. 受容的・保護的な接し方を原則とする。
9. 残存能力へのはたらきかけにも工夫が必要。
10. 日常のケアには専門性が求められる。

（柄澤昭秀：新老人のぼけの臨床，pp.118-121，医学書院，1999 をもとに作成）

tia（BPSD）に対しては，ケアが困難な場合が多い。認知症の人をケアする人の負担感軽減のためにも，社会的な支援と認知症に対する正しい理解，ケアに関する適切な知識の普及が望まれる。柄澤は，認知症高齢者に対する個別的対応の指針として，▶表5-14にあるようなことがらをあげている。

②老年期のうつ状態……　うつ状態は，認知症とならんで高齢者の生活の質や精神的健康とも関連が深いので，心理臨床的問題として重要である。うつ病のように治療を要する症状が明確に示されなくても，気分が沈んで意欲がわかないなどという，うつ状態を訴える高齢者も少なくないといわれる。実際に，評価尺度を用いて地域の高齢者に調査した結果では，数十％にうつ状態がみられたとする報告すらある。

● **高齢者のうつ状態の特徴**　高齢者のうつ病の特徴として柄澤は，① 一見，軽症のうつ病が多い，② 非定型病像を呈するものが多い，③ 遷延化や再発が多い，④ 身体的合併症を有するものが多い，⑤ 環境因・心因の影響が少なくない，⑥ 治療薬の副作用が出やすい，ということを指摘している。また，わが国では高齢者の自殺率が高いが，うつ病やうつ状態は自殺との結びつきも強いので，この点からも対策が必要であろう。

● **うつ状態への対応**　うつ病の治療には，薬物療法が第一の選択であろうが，栄養の低下から生命的危機状態にいたったり，自殺念慮がある場合などには，電撃療法が用いられることもある。心理的対応として大森は，① 苦悩の受容，② 病気であることの説明，③ 治療意欲を引き出す，④ 服薬の必要性および副作用に対する説明，⑤ 自殺念慮の有無を話題にする，⑥ 家族に対する説明，をあげている。

また，小林らは，老年期のうつ病・うつ状態の介護の基本姿勢として，① 身体的不調に対する恐怖心をいだいていることが多いので，身体的不調やうつ状態がいつまでも続くのではなく，治療を受けることでしだいに改善されることを保証し，安心させる，② 患者の訴えは何度も繰り返されることが多いが，忍耐強く聞き入れ，包み込むようなあたたかい介護を心がける，③ 家族や周囲の人に，心身の老化や種々の機能低下は誰にで

も避けられないものであることを説明し，患者の失敗を叱責したりあなどったりせず，つらさを分かち合うことをすすめる，④ 体調改善への努力をする，⑤ 家族関係の調整を試みる，⑥ かなりの頻度で自殺企図(きと)がみられるため，その予防を心がける，をあげている。

●**看護職者に望まれること** 老年人口の増加にともない，認知症やうつ状態の高齢者を看護する機会は，ますます増えてくるはずである。認知症高齢者を叱ったり子ども扱いしたりすることや，うつ状態の人を安易に励ますことが禁忌(きんき)であることは，広く知られるようになってきている。

看護職者は，このような看護やケアに関する正しい知識を自分が身につけておくだけでなく，高齢者をケアする家族や周囲の人々が適切な対応を行えるように援助することも，今後はいっそう必要となるであろう。

本章では，「生涯発達」という視点で，私たちの人生でおこるさまざまな心理的課題や問題を取り上げてきた。看護師として患者にかかわったり，保健師として地域住民に対応したり，助産師として出産や育児の援助をしたりする際，受精から死にいたる一生の発達をも視野に入れ，1人ひとりを個性ある存在と受けとめて接することが望まれよう。

WORKS

A. 次のかっこのなかに正しい言葉を入れてみよう。

① ピアジェは，生後2歳ごろまでの子どもの認知発達の段階を，事物を感覚と運動を通して理解していく段階とし，（　　　　　　）と名づけた。

② 乳幼児期の音声言語発達は，生後3か月ごろに（　　　　　　），1歳ごろから一語文の（　　　　　　）がみられ，1歳後半から2歳ごろになると「ママ，だっこ」「ワンワン，いた」などの（　　　　　　）がみられるようになる。

③ 乳幼児は，愛着の対象である（　　　　　　）との近接や接触を通して安心感を得ている。そこから離れて強い不安が喚起されることを（　　　　　　）という。

④ 小学校高学年ごろは，集団で行動し，仲間内だけのルールを順守し，連帯感・仲間との一体感を形成する時期で，これを（　　　　　　）とよぶ。

⑤ 児童期の発達課題は勤勉性/劣等感であり，達成感や（　　　　　　），有能感を獲得することで，肯定的な自己概念や自尊心の形成につながる。

⑥ （　　　　　　）は，発達障害などに起因するものでなく，おもに養育者の病的な養育や不適切な養育環境が原因で生じる障害である。

⑦ 青年は，強い内的衝動に対処するために，また身体の大きな変化に伴う不安に対処するために（　　　　　　）主義や（　　　　　　）的，（　　　　　　）的な態度をとる。

⑧ 青年期は大人でもないし，かといって子どもでもない，いうなれば中途半端な時期である。この状態は，社会学で使われていた用語である（　　　　　　）という概念を用いて論じ

られる。

⑨ 青年期は，自我同一性を確立して大人となるまでの猶予を与えられている時期として，（　　　　　）であると考えられている。

⑩ 自己の連続性と同一性を自覚しつつ，さまざまな社会的役割をもっている自己を統合する自我機能を（　　　　　）という。

⑪ 自我同一性の確立の失敗は，さまざまな不適応状態を生じさせる。この不適応状態を総称して（　　　　　）という。

⑫ 青年期における親からの自立の達成は，マーラーらの理論に従って，（　　　　　）といわれている。

⑬ 青年期の女子に多い，食べることにまつわる心理・精神的な病気を（　　　　　）という。

⑭ 成人期を論じる際に用いられる，生活の基本的パターンないし人生設計のことを（　　　　　）という。

⑮ 成人期にはいくつかの転換点ともいえる時期がある。たとえば，30歳はそういう時期の1つであり（　　　　　）といわれ注目されている。また40歳から45歳の時期は人生の折り返し点であることを意識する時期である。レビンソンはこの時期を（　　　　　）としている。ほかには40歳前に，先行きを考えることと，可能性が残されているのはいましかないと考えることから転職や浮気が増える時期があるが，この時期はグルドによって，第2の青年期，あるいは（　　　　　）といわれている。

⑯ 50歳は過渡期であり，人生における大きな転換点である。この時期には，それまでの自我の同一性の変換が求められることになる。これを（　　　　　）という。

⑰ 中年期の自我同一性の不適応には（　　　　　）（　　　　　）（　　　　　）の3つの型がある。

⑱ 自分自身が老人であると自覚しているかどうかということを（　　　　　）というが，これは必ずしも暦年齢によって決まるものではない。

⑲ ウェクスラーの作成した知能検査において，加齢に伴い成績が低下しやすい知能は（　　　　　），向上する可能性が指摘されている知能は（　　　　　）である。

⑳ 認知症の代表的な4つのタイプは，（　　　　　）と（　　　　　），（　　　　　），（　　　　　）である。

B．次のテーマについて話し合ってみよう。

① 分離不安をふまえて，小児科における子どものケアの留意点について考えてみよう。
② 近年，児童虐待の相談件数が急増しているが，その理由について考えよう。
③ 対人恐怖が青年期に多いのはどうしてか考えてみよう。
④ 不登校の発生要因としてどのようなことが指摘されているか，考えてみよう。
⑤ 摂食障害が青年期に多く発症するのはどうしてか，また摂食障害の看護を担当する場合，どのようなことに気をつけたらよいか考えてみよう。
⑥ 自己実現とはどういうことか，また自己実現をしようとする際に注意することはなにか，考えてみよう。
⑦ バーンアウト（燃えつき症候群）に陥りやすい職種としてはなにがあるか，また，燃えつき

を予防する方法としてどのようなことが言われているか調べ，考えてみよう。
⑧ 高齢者の心理的特徴から，高齢者に対する看護ケアでどんなことに留意すべきか，考えよう。

[引用・参考文献]
1) 飯田真ほか編：対人恐怖——人づきあいが苦手なあなたに．有斐閣，1981.
2) 池田一夫・伊藤弘一：日本における自殺の精密分析．東京都立衛生研究所年報50：337-344，1999.
3) 池田一夫ほか：自殺の発生病理と人口構造．東京都健康安全研究センター年報59：349-355，2008.
4) 伊藤隆二ほか編：成人期の臨床心理学(人間の発達と臨床心理学5)．駿河台出版社，1994.
5) 井上勝也・木村周編：新版老年心理学．朝倉書店，1993.
6) エヴァンズ，R. I. (1967)著，岡堂哲雄・中園正身訳：アイデンティティの探求——エリクソンとの対話．金沢文庫，1973.
7) エリクソン，E. H. 著，小此木啓吾訳編：自我同一性——アイデンティティとライフ・サイクル．誠信書房，1973.
8) エリクソン，E. H. 著，小此木啓吾訳編：自我同一性．誠信書房，1973.
9) エリクソン，E. H. (1963)著，仁科弥生訳：幼児期と社会1．みすず書房，1977.
10) 大森健一：心理的アプローチ．老年精神医学雑誌10：1077-1081，1996.
11) 大橋秀夫：対人恐怖．土居健郎ほか編：神経症と精神病2(異常心理学講座5)．pp.1-72，みすず書房，1988.
12) 岡本祐子：自己実現をめぐって．小川捷之ほか編：ライフサイクル(臨床心理学大系 第3巻)．pp.193-214，金子書房，1990.
13) 笠原嘉：退却神経症 withdrawal neurosis という新カテゴリーの提唱．中井久夫ほか編：思春期の精神病理と治療．pp.287-319，岩崎学術出版社，1978.
14) カナー，L. (1958)著，黒丸正四郎・牧田清志訳：児童精神医学．医学書院，1964.
15) 柄澤昭秀：新老人のぼけの臨床．医学書院，1999.
16) 柄澤昭秀：高齢期のうつ病の診断と治療．循環11：1-10，1990.
17) 厚生労働省：障害者福祉，自殺予防対策．2015.（http://www.mhlw.go.jp/stf/seisakunitsuite/bunya/hukushi_kaigo/shougaishahukushi/jisatsu/）（参照2015-5-30）
18) 小林敏子・西村健：老年期のうつ病と介護．老年精神医学雑誌8：905-909，1993.
19) 下坂幸三：拒食と過食の心理——治療者のまなざし．岩波書店，1999.
20) 下仲順子編：老年心理学．培風館，1997.
21) 庄司順一ほか編著：小児科の相談と面接——心理的理解と支援のために．医歯薬出版，1998.
22) 杉山信作編著：登校拒否と家庭内暴力．新興医学出版社，1990.
23) スターン，L.・フォグラー，J. 著，三浦文夫監訳：ボケないための記憶術．中央法規出版，1992.
24) 土居健郎監修，宗像恒次ほか著：燃えつき症候群——医師・看護婦・教師のメンタルヘルス．金剛出版，1988.
25) 内閣府自殺対策推進室・警察庁生活安全局生活安全企画課：平成26年中における自殺の状況．2015（https://www.npa.go.jp/toukei/index.htm）（参照2015-5-30）
26) 内閣府：自殺対策．（http://www8.cao.go.jp/jisatsutaisaku/index.html）（参照2015-5-30）
27) 内閣府編：平成26年版自殺対策白書．2014.
28) 中村道彦・小野泉：自殺の予防．小椋力・倉知正佳編：精神障害の予防(臨床精神医学講座)．pp.387-405，中山書店，2000.
29) 日本精神神経学会日本語版用語監修，髙橋三郎・大野裕監訳：DSM-5精神疾患の診断・統計マニュアル．医学書院，2014.
30) 日本認知症ケア学会編：認知症ケアの基礎，改訂3版(認知症ケア標準テキスト)．ワールドプランニング，2013.
31) 日本労務研究会編：労務年鑑2000年版．日本労務研究会，2000.
32) ニューマン，B. M.・ニューマン，F. R. 著，福富護訳：新版生涯発達心理学．川島書店，1998.
33) 野上芳美：摂食障害．土居健郎ほか編：神経症と精神病2(異常心理学講座5)．pp.131-186，みすず書房，1988.
34) ハヴィガースト，R. J. 著，荘司雅子監訳：人間の発達課題と教育．玉川大学出版部，1995.
35) 原純輔・片瀬一男：第7回「青少年の性行動全国調査」(2011年)の概要．現代性教育研究ジャーナル17：1-8，日本性教育協会，2012.
36) ピアジェ，J.・イネルデ，B. 著(1966)，波多野完治ほか訳：新しい児童心理学．白水社，1969.
37) 樋口幸吉：青春期の異常心理．島崎敏樹ほか編：異常心理学2(異常心理学講座4)．pp.71-131，みすず書房，1967.
38) ボウルビィ，J. (1951)著，黒田実郎訳：乳幼児の精神衛生．岩崎学術出版社，1967.
39) ボウルビィ，J. (1979)著，作田勉監訳：ボウルビィ母子関係入門．星和書店，1981.
40) ボウルビィ，J. (1988)著，二木武監訳：母と子のアタッチメント——心の安全基地．医歯薬出版，1993.

41) マーラー，M. S. ほか著，高橋雅士ほか訳：乳幼児の心理的誕生——母子共生と個体化．黎明書房，1981．
42) 前田重治：図説臨床精神分析学．誠信書房，1985．
43) マスターソン，J. F. 著，作田勉ほか訳：青年期境界例の精神療法——その治療効果と時間的経過．星和書店，1982．
44) 文部科学省：学校基本調査——平成25年度(確定値)結果の概要．2014．(http://www.mext.go.jp/b_menu/toukei/chousa01/kihon/kekka/k_detail/1342607.htm)（参照 2015-5-30）
45) 吉田弘道：不登校．保健の科学 42(11)：893-898，2000．

第6章 社会・集団の心理

A　社会的認知

　私たちは，日々多くの人，集団，社会状況とかかわりをもちながら生活している。こうしたかかわりにどのように対応するかは，それらをどのように知覚し，解釈し，理解するかに左右される。このような**社会的認知**には，対人認知，認知的不協和，帰属などの問題がある。

① 対人認知

　人とのかかわりを良好に保つためには，まず，相手のことを正確に知る必要がある。他者に関するさまざまな情報から，他者の性格や能力，考え方を推測するはたらきを**対人認知**という。

　●**印象形成の実験**　対人認知の古典的な研究を行ったアッシュ Asch, S. E. は，2 群の学生を対象に次のような実験を行っている。「ある人の性格特性」と言って，複数の形容詞からなるリスト A，B を 2 群に別々に読み聞かせたあと，この人がどのような人物か印象を書かせた。一方の群のリスト A と他方の群のリスト B は，「あたたかい」（A）と「冷たい」（B）が違うだけで，そのほかの形容詞はすべて同じであったが，報告された印象はかなり違うものであった。A の印象のほうが B の印象よりも，はるかによかったのである（◯図 6-1）。

　つまり，人の印象形成は，個々の特性がみな平等に考慮され合計されるのではなく，ある中心的な特性を核として，ほかの情報がそれと組織的に統合された結果だということである。このような核となる特性のことを**中心特性**という。

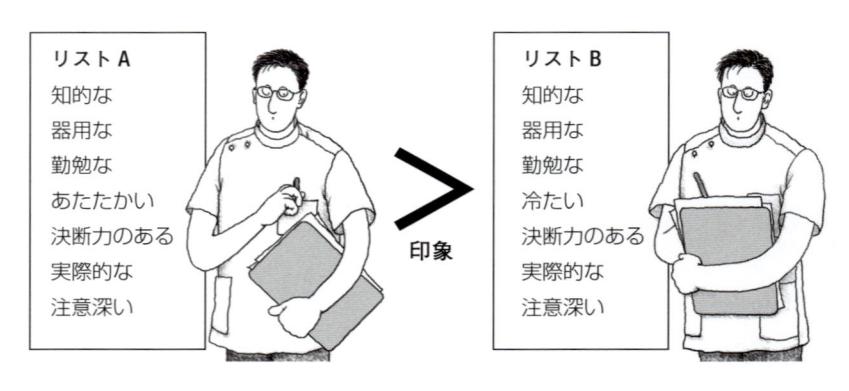

図 6-1　印象形成の実験

2 認知的不協和

①認知的不協和とは …… 認知的不協和理論での認知とは，まわりの環境や自分自身に関する知識や意見，信念のことである。フェスティンガー Festinger, L. によると，人は自分の複数の認知を，相互に矛盾や不一致がない協和な状態にしようとする。なんらかの原因で協和関係がくずれ，認知間に矛盾が生じている状態では，大きなストレスが生じ，不快だからである。このような状態を不協和関係といい，人はいくつかの方法を用いて，なんとかこの状態を解消し，協和関係を回復しようとする。以下，病院で治療を受ける患者の例で，具体的にみていこう。

②不協和の解消 …… ある患者が，自分の病気治療のため，いろいろな病院を本やインターネットで調べ，先進医療を行っているよさそうな病院を見つけて受診したとする。何回か診察を受けたころ，その病院で大きな医療事故が発生したとしよう。信じて選んだ病院に問題があることが発覚したことで，この患者は不協和を経験し，大きなストレスを感じることになる。

このような不協和を解消するため，この患者は ① 医療事故はたいしたものではなく，自分の病気治療には関係ないと思い込もうとする（方法１：不協和な認知要素の重大性を低める），② この病院は自分の病気治療に対して最先端の医療技術をもっており，ここにまさる病院はないと考える（方法２：協和的認知要素の重要性を高める），③「看護がたいへん手厚い」など，この病院の新しい情報を入手する（方法３：新たな協和的情報の付加）といった方法をとることが考えられる。あるいは，④ 受診をやめ，ほかの病院を探す（方法４：不協和な認知要素をかえる）という方法をとることも考えられる。

しかし，このような不協和を解消する方法のどれもがむずかしい場合，不協和は重大なものとなる。不協和が極大に達すると，それまでの不協和の解消から一転，今度は不協和を増大させる情報をさがすようになる。転院しかないと考え，転院と協和関係にある情報を集めはじめるのである。

3 帰属

私たちは，かかわりのある人の行動を見ると，「なぜ，そのようにするのか」と考え，理由や原因を推測する。これを**帰属**という。

①帰属の次元 …… ハイダー Heider, F. は，人は一般に行為者の要因（能力，努力，意欲など）と環境の要因（課題の困難さ，運など）に帰属するとした。また，ワイナー Weiner, B. は，成功や失敗の原因帰属には，内的・外的（ハイダーの行為者の要因と環境の要因に相当）のほかにも，安定・不安定（変化しにくい要因か，変化しやすい要因か），統制可能・統制不可能（自分でコントロール

できる要因か，自分でコントロールできない要因か）の2つの次元があるとしている。ワイナーによると，安定性の次元は期待に影響する。たとえば，前回の失敗は能力が低いためだと認知した人は，基本的な能力は変化しにくいため，次回も成功は期待できないと考えると推測できる。また，統制の次元は感情，とくに誇り，自信，有能感といった自尊感情に影響するとされる。

② **パーソナリティと帰属** ……　一方，帰属の仕方は，帰属する人のパーソナリティにも関係している。達成動機の高い人は成功を自分の能力が高いことと努力に帰属し，失敗は努力不足に帰属する傾向がある。成功の内的要因への帰属，つまり，自分の能力や努力によって成功できたという認知は，自尊感情を高め，達成行動が継続される。また，失敗を努力不足に帰属すると，努力すれば次には成功するとの期待をいだかせ，努力を持続させることになる。これに対して達成動機の低い人は，成功を内的要因に帰属することが少なく，失敗を能力不足に帰属する傾向がある。失敗を変化しづらい能力に帰属すると，次回の成功への期待は弱まり，達成行動は減少することになると推測できる（▶図6-2）。

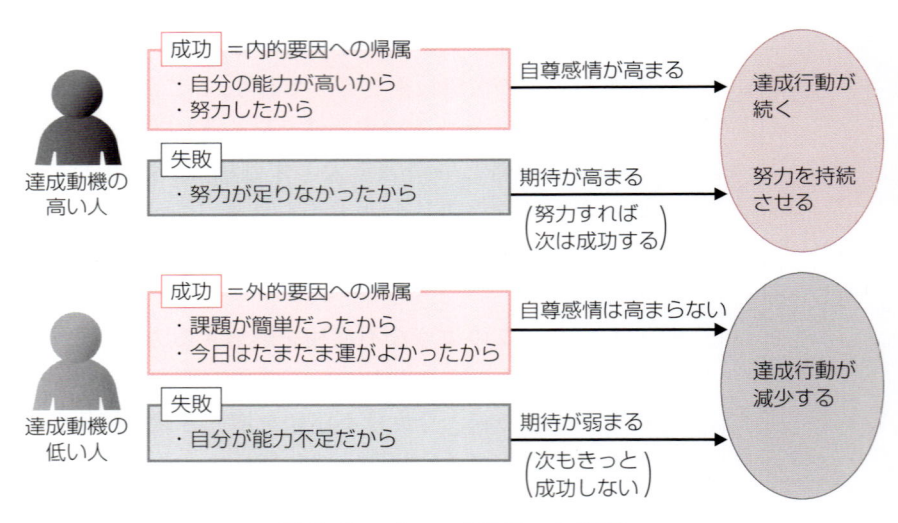

図6-2　パーソナリティと帰属

B 社会的態度

慢性疾患は，ひとたびかかるとさまざまな生活上の制約が必要となる。たとえば糖尿病では決められた食事摂取エネルギー量をまもることが必要となるし，腎不全ではカリウム制限など，厳格な食事内容の制限が必要となる。しかし逆に考えるならば，これらの疾患は，決められた制限をまもれば進行を防ぐことができるのである。それにもかかわらず，「好きな食べ物をがまんしてまで長生きなどしたくない」とか「人生太く短くでよい」などと考え，決められた制限をまもらず，結果的に病気を悪化させてしまう人が多くいる。こうした人に制限の必要性を納得させ，これをまもってもらうためには，医療従事者はどのようなことを心がけるべきだろうか。

こうした問題は，社会心理学では態度と態度変化の問題として研究されている。以下，① 態度の定義，② 態度変化と説得について説明しよう。

1 態度とはなにか

医療嫌いの態度3成分

たとえば，現在の医療に否定的・批判的な態度をもつ人は，「病院は嫌いだ」と感じ（**感情成分**），「医師の言うことは信じられない」と思い（**認知成分**），「医師からもらった薬は飲みたくない」と考えている（**行動成分**），ということである。

私たちは，他者や社会のできごとに対して自分なりの一定の仕方で反応する傾向がある。このような内的傾向を**態度**という。ローゼンバーグ Rosenberg, M. J. とホヴランド Hovland, C. I. によると，態度には感情・認知・行動の3成分がある（▶図6-3）。

① **感情成分**　態度対象に対する「快−不快」の感情のこと。
② **認知成分**　態度対象に関する情報の「真−偽」についての信念。
③ **行動成分**　態度対象に「接近−回避」する行動の準備状態のこと。

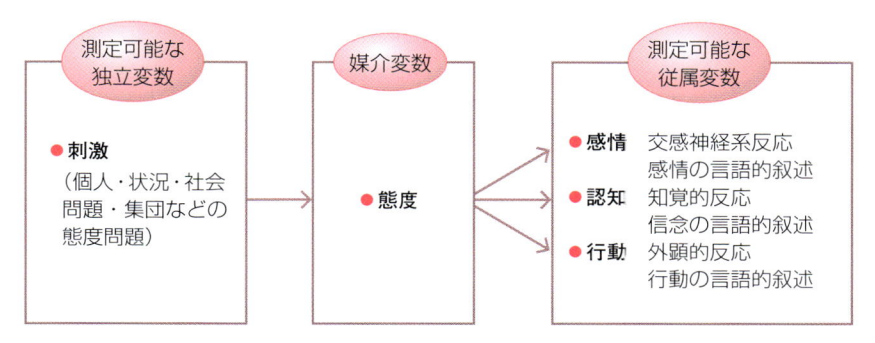

（Rosenberg, M. J. and Hovland, C. I.：Cognitive, affective and behavioral compo-nents of attitudes. In Rosenberg, M. J., Hovland, C. I., McGuire, W. J., et al (eds)：Attitude organization and change. pp.1–14, Yale University Press, 1960 をもとに作成）

図6-3　態度の3成分

2 態度変化と説得

　患者の不適切な考え方や行動をかえるためには，どのような指導やアドバイスが有効だろうか。ここでは，指導する・指示する・アドバイスするといった行動を**説得的コミュニケーション**とよんで，その影響を検討しよう。

　ホヴランドらによると，説得的コミュニケーションの効果を左右する要因には，① 誰が説得するかという「説得者の要因」，② どんな内容をどのように言うかという「メッセージの要因」，③ どのような手段で説得内容を伝えるかという「チャンネルの要因」，④ 説得される人自身，つまり「受け手の要因」がある。

①説得者の要因——専門家 vs. 素人

専門性
説得者が真実を知る立場にあり，正しいアドバイスができる専門家であると受けとめられる程度のことである。

　同じ内容であっても，それを誰が言うかによって説得の効果は異なる。信用できない人が説得しても，効果は期待できないであろう。信用できるかどうかを決める要因の1つが，専門性である。

●**ボクナーらの実験**　ボクナー Bchner, S. とインスコ Insko, C. A. は，生理学的な問題（適切な睡眠時間の長さ）について，専門家（ノーベル生理学賞を受けた生理学者）と素人（YMCA の指導者）が同じ内容の説得をした場合の効果を実験により比較し，説得者の専門性の高低が態度変化にどのような違いを生むか，検討している。これによると，説得される者がもともともっていた意見（睡眠時間は8時間が適当）と大きく隔たった極端な内容の説得をする場合（睡眠時間は2時間以下が適当）には，説得者の専門性は高いほど効果的であった。

②メッセージの要因——おどしの効果

　患者がなかなか言うことを聞かないと，医療従事者は「言うとおりにしてもらわないと，病気は治りませんよ」とおどすような言い方をすることも，ときにはあるだろう。このような恐怖心をあおる説得は効果があるのだろうか。

●**ジャニスらの実験**　ジャニス Janis, I. L. とフェッシュバック Feshbach, S. は，この問題を歯みがきなどの口腔衛生指導の効果で検討している。実験協力者の高校生には，スライドを使って虫歯と口腔衛生に関する講義が行われる。この際，スライドの内容により，強恐怖条件，中恐怖条件，弱恐怖条件，さらに，比較対象として不快な内容にはいっさいふれない統制条件が設けられた。

　その結果，指導に一番よく従ったのは弱恐怖条件であり，強恐怖条件は統制条件とほとんど差がなく，実験群のなかでは最も指導の効果が弱かった（●表6-1）。つまり，恐怖心をあおりすぎることは逆効果だということである。

　不安が強すぎると問題から目をそむけたり，指導を無視したりする傾向が強まって，かえって説得の効果が弱まるのである。

表 6-1　歯科衛生に関する講義の効果

変化の様態	条件設定(n = 50)			
	強恐怖条件	中恐怖条件	弱恐怖条件	統制条件
講義の方向へ変化……①	28%	44%	50%	22%
講義と反対の方向へ変化……②	20%	22%	14%	22%
変化なし	52%	34%	36%	56%
同調についての実際の変化（①－②）	＋8%	＋22%	＋36%	0%

③チャンネルの要因——説明に使う手段

患者に治療の内容や薬の使い方を説明し，正しく対応するように指導する場合，どのような方法が最も効果的だろうか。説明のプリントや映像などを使うのがよいだろうか。それとも，口で説明するだけで十分だろうか。医療場面ではないが，この点を検討したチェイキン Chaiken, S. とイーグリー Eagly, A. H. の実験を紹介しよう。

●**チェイキンらの実験**　彼らは，実験協力者にある労働紛争について法学部の学生が行った事例検討会の記録を示して労働紛争に関する学生の意見を伝え，実験協力者がその意見の内容をどの程度理解するか，また，その意見にどの程度賛同し，受け入れるかを調べた。この際，学生の意見は，文書（文字）・録音（音声）・ビデオ（音声と映像）のいずれかによって提示された。また，意見内容の表現の仕方には，複雑でむずかしい言葉を使う難解条件と，やさしくわかりやすい言葉を使う平易条件とが設定された。

その結果，難解条件では，意見の理解も意見を受け入れる程度も，文書条件が最も高かった。これに対して平易条件では，理解の程度に関しては文書・録音・ビデオの条件間で差がなかったが，受け入れる程度に関してはビデオ条件が最も高く，つづいて録音・文書の順であった。

この実験から，複雑でむずかしい内容を説明し，説得する場合には文書が，やさしくわかりやすい内容の場合にはビデオが効果的であることがわかる。

④受け手の要因——自分にとっての重要度

説得がうまくいくかどうかには，説得される人のいろいろな特徴も関係している。その1つは，説得内容に対する**自我関与**の程度，つまり，その人が説得内容をどのくらい心理的に重要だと考えているかである（▶142ページ）。

ところで，人がある意見を受け入れるかどうかは，その意見が自分の受容域・拒否域・非関与域のどこにあてはまると考えるかによって決まる。受け手のもともとの考えと大きくかけ離れた意見は「拒否域の意見」と判断されて，説得の受け入れが拒否されるのである。各域の大きさは，意見に対するその人の自我関与の強さによって異なり，自我関与の強い人ほど，非関与域が小さく，拒否域が大きい。つまり，その問題がその人の価値や

受容域
受け入れ可能な意見の範囲。

拒否域
受け入れ不可能な意見の範囲。

非関与域
どちらとも言えない意見の範囲。

評価にかかわるようなものであるほど，説得に従うことがむずかしいということである。

　たとえば，自分の健康に絶対的な自信をもち，体力だけは誰にも負けないと考えてきた人は，病気になり節制が必要になっても，医師や看護職者の指導をがんこに拒否したり，指示をなかなかまもれなかったりするということである。弱った自分，体力の衰えた自分を認めることは，自分が価値のない，だめな人間だと認めることになるからである。

Psycolumn 18 要請・説得のテクニック

　めんどうな仕事や役割を引き受けてもらうにはどのようにお願いすればよいか。頭を悩ませた経験のある人は多いであろう。うまく要請し，説得するためのテクニックとして，社会心理学では次の3つがよく知られている。

(1) 段階的要請法：まず相手が承諾しそうな簡単な要請をして承諾してもらい，次に本来の要請をするという方法。引き受けやすい小さな要請を承諾してしまうと，つづく困難な要請も受け入れてしまう心理を利用したものである。アンケート調査を装って高価な品を売りつけるキャッチセールスは，これを応用したものである。

(2) 譲歩的要請法：まず目的の要請より困難な要請をして相手に拒否させ，次に目的の要請をする方法。引き受けがたい困難な要請を拒否すると，続く小さな要請をことわりにくくなる心理に基づくものである。

「町内会長を引き受けてもらえませんか」「それはちょっと」「じゃ，せめて役員に」「う～ん，それならまあ……」といったぐあいである。

(3) 承諾先取要請法：相手の受け入れやすい条件（価格が安い，魅力的な特典があるなど）で要請し承諾を得たあと，なんらかの理由をつけて以前よりわるい本来の条件（価格が高い，特典は別料金など）を示し，承諾を維持させるという方法である。たいていの人は，いったん承諾したことはくつがえさない傾向があることを利用した要請法である。

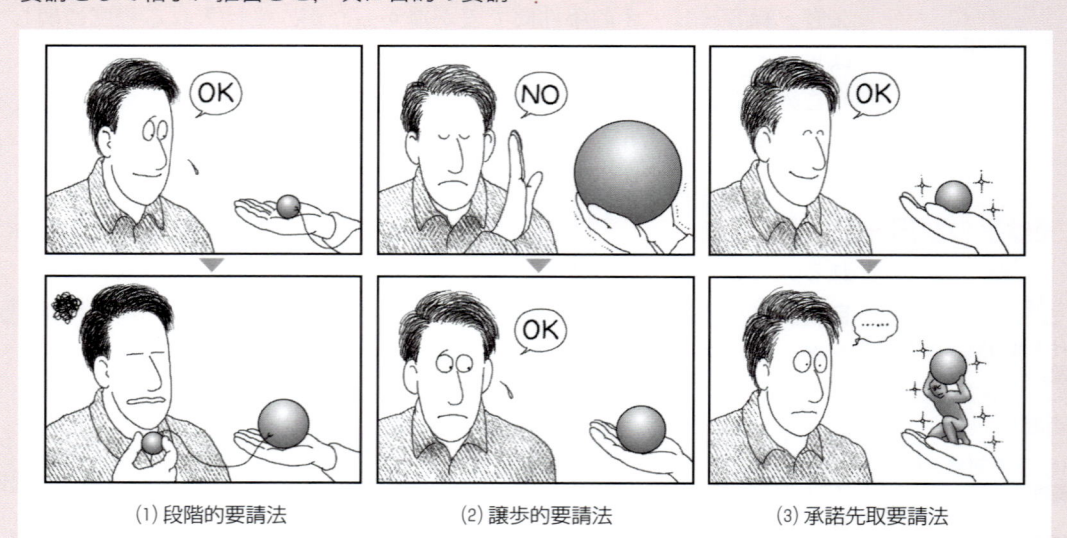

(1) 段階的要請法　　(2) 譲歩的要請法　　(3) 承諾先取要請法

要請・説得3つのテクニック

C 社会的スキル

1 社会的スキルとはなにか

①社会的スキルの考え方 …… 私たちは、他者との円滑な対人関係を築くために、さまざまな技能を身につけている。このような技能を**社会的スキル**という。

スキル skill とは、そもそも運動に関して用いられる言葉である。たとえば、テニスはグランドストローク、ボレー、サービス、スマッシュといったスキルから構成されている。これらのスキルを状況に応じて実行することによって、テニスのゲームが展開されるわけである。どんなにすぐれたテニスプレーヤーであっても、これらのスキルを生まれたときからじょうずにできたわけではない。運動のスキルは、練習の積み重ねによって獲得されていくものである。運動のスキルと同様に、人づきあいの仕方、すなわち対人関係の力も練習して身につけることができる多くのスキルからなりたっていると考えるのが、社会的スキルの考え方である。

②社会的スキルの分類 …… では、社会的スキルには具体的にどのようなものがあるのだろうか。● 表6-2 は臨床心理学者のゴールドスタイン Goldstein, A. P. らのリストである。ここには、初歩的なスキル、高度のスキル、感情処理のスキルなどに分類された50種類の社会的スキルがあげられている。さらに、たとえば「聞く」には、「話し手に注目する」「なにが言われているか考える」「自分の順番が来るまで待つ」「言いたいことを言う」といったサブスキルが含まれ、全体では211のサブスキルが存在すると考えられている。

これらのスキルを獲得しているか否か、また、状況に応じて適切に実行できるか否かが、対人関係の円滑さ、つまり、人づきあいのじょうず・へたを規定していると考えられる。

2 社会的スキルのモデル

社会的スキルは、どのようなプロセスを経て実行されるのだろうか。この点を究明するために、社会的スキルのモデルが検討されている。ここでは、相川らのモデルを紹介する。相川らのモデルは、5つの過程から構成されている（● 図6-4）。

①相手の対人反応の解読 この過程は、さらに細かい3つの過程から構成されている。最初が、相手のさまざまな言語的・非言語的反応を知覚す

表 6-2　若者のための社会的スキル

分類	スキル	分類	スキル
I．初歩的なスキル	1. 聞く 2. 会話を始める 3. 会話を続ける 4. 質問をする 5. お礼をいう 6. 自己紹介する 7. 他人を紹介する 8. 敬意をあらわす		26. 自己統制 27. 権利を主張する 28. いじめを処理する 29. 他人とのトラブルを処理する 30. ファイトを保つ
II．高度のスキル	9. たすけを求める 10. 参加する 11. 指示を与える 12. 指示に従う 13. あやまる 14. 納得させる	V．ストレスを処理するスキル	31. 不平をいう 32. 苦情にこたえる 33. ゲームのあとのスポーツマンシップ 34. 当惑を処理する 35. 無視されたことの処理 36. 友人のために主張する 37. 説得に対応する 38. 失敗を処理する 39. 矛盾したメッセージを処理する 40. 非難を処理する 41. むずかしい会話に応じる 42. 集団圧力に対応する
III．感情処理のスキル	15. 自分の感情を知る 16. 感情を表現する 17. 他人の感情を理解する 18. 他人の怒りを処理する 19. 愛情表現 20. 恐れを処理する 21. 自分をほめる	VI．計画のスキル	43. なにをするか決める 44. 問題がどこにあるか決める 45. 目標設定 46. 自分の能力を知る 47. 情報を集める 48. 問題を重要な順番に並べる 49. 決定をくだす 50. 仕事に集中する
IV．攻撃にかわるスキル	22. 許可を求める 23. 分け合う 24. 他人をたすける 25. 和解する		

(Goldstein, A. P., Spratkin, R. P., Gershaw, N. J., et al.：Skill Training Approach to Teaching Prosocial Skills. Research Press, 1980 をもとに作成)

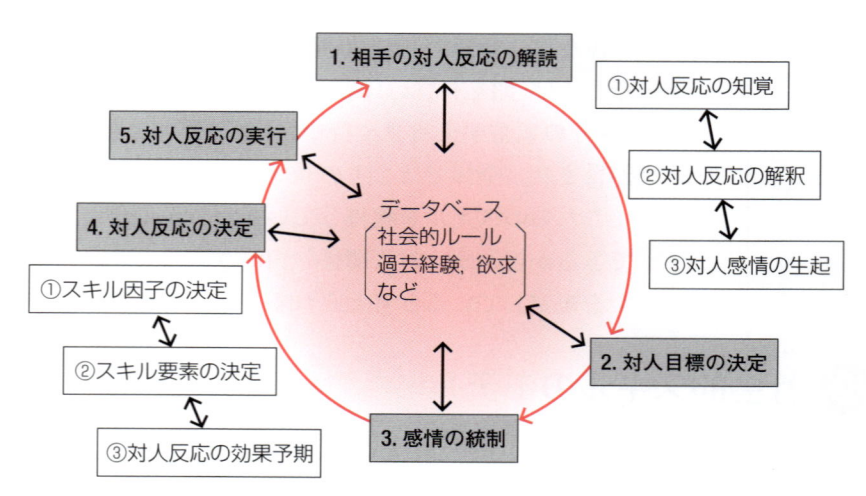

(相川充ほか：社会的スキルという概念について——社会的スキルの生起過程モデルの提唱．宮崎大学教育学部紀要〔教育科学〕74，1993 による)

図 6-4　社会的スキルの生起過程モデル

中央：データベース（社会的ルール，過去経験，欲求 など）

1. 相手の対人反応の解読
　①対人反応の知覚
　②対人反応の解釈
　③対人感情の生起
2. 対人目標の決定
3. 感情の統制
4. 対人反応の決定
　①スキル因子の決定
　②スキル要素の決定
　③対人反応の効果予期
5. 対人反応の実行

る「対人反応の知覚」過程，次に，対人反応の知覚に基づいて相手がどんな意図や要求のもとに当該の反応をしたのかを解釈する「対人反応の解釈」過程，そして，対人反応を解釈した結果生じる「対人感情の生起（せいき）」過程である。

　②**対人目標の決定**　相手の反応を解釈し特定の感情がおきると，目の前の相手に対して，これからどのように反応すべきかが決定される。これが第2の「対人目標の決定」である。

　③**感情の統制**　「対人反応の解釈」の結果生じた感情に加えて，「対人目標の決定」は新たな感情を生む可能性がある。たとえば，「相手の不当性を訴えよう」という対人目標を設定すると，「ちゃんと言えるだろうか」といった不安が生じるといったことである。しかし，的確に対人目標を達成するためには，感情のコントロール（統制）が必要になる。これが第3の「感情の統制」過程である。

　④**対人反応の決定**　対人目標が決定され，感情のコントロールが行われると，対人目標をうまく達成するための具体的な方法が決定される。これが，第4の「対人反応の決定」である。この過程には，① 対人反応を構成する要素である「スキル因子」の決定，② スキル因子を構成する個々の動作である「スキル要素」の決定，さらに，③ 選んだ対人反応を実行した際に，うまく対人目標が達成できるかどうかの予測を行う「対人反応の効果予期」という3つの下位過程が含まれている。

　⑤**対人反応の実行**　決定された対人反応を実際に表出するのが，第5の「対人反応の実行」過程である。対人反応が実行されれば，相手はなんらかの反応をするであろう。この反応は，再び第1の「相手の対人反応の解読」過程で解釈されることになる。このようにして繰り返し各過程が機能することによって，対人反応が維持されるのである。

　●**モデルの看護への応用**　こうしたモデルを設定することで，どのような原因によって対人関係に問題が生じるのかが，的確に把握できるようになる。たとえば，A看護師が患者にうまく対応できないのは，患者の反応をうまく解釈できないためか，患者にどのように反応すべきかといった対人目標の選択が不適切なためか，それとも，患者の反応により生じた自分の感情をうまくコントロールできないためか，対人目標を達成するためのスキルが不足しているためか，またはそれらが複合的にかかわっているためかといった，分析的な理解が可能になるのである。

D 集団の心理

1 集団とはなにか

- **集団と集合** 私たちは，学校・職場・仲間といったさまざまな集団に所属している。心理学における**集団**とは，一定数の成員がなんらかの目標のもとで相互作用を及ぼし合っている状態をさしており，単なる人々の集まりである**集合**とは区別される。
- **集団凝集性** 集団がまとまりをもって存続していくためには，成員を集団に引きとめておく力が必要である。このような力の総体を**集団凝集性**という。
- **集団規範** 集団内には，各成員が共有する標準的な考え方や行動の仕方がある。これは，**集団規範**とよばれる。

2 集団構造

病室内の患者どうしの人間関係を考えてみよう。たとえば，A室には人気者が1人おり，病室の会話はこの人物を中心に展開する。これに対して，B室では仲のわるい2つのグループが対立し，会話はそれぞれのグループ内だけで行われるといったことがある。このような集団の成員間にみられる心理的な関係性のパターンを，**集団構造**という。

集団構造は，その集団の個性を規定すると同時に，集団における作業の効率，さらには集団成員の意欲や満足感に影響を与える重要な要因である。

集団構造をかたちづくる成員間の心理的関係にはさまざまな側面があるが，この側面をそれぞれ**構造の次元**という。

ここでは，① コミュニケーション構造，② ソシオメトリック構造，③ 勢力構造の次元について説明しよう。

①コミュニケーション構造……　コミュニケーションは，集団内の相互作用における最も重要な過程である。コミュニケーションによって形成される人間関係のパターン，つまり**コミュニケーション構造**は，その集団の特徴を反映したものとなる。たとえば，強い力をもったリーダーが集団に存在する場合には，情報はリーダーに集中し，このリーダーを中心としたコミュニケーション構造が構成されると考えられる。

このようなコミュニケーション構造，言いかえると，人と人のネットワー

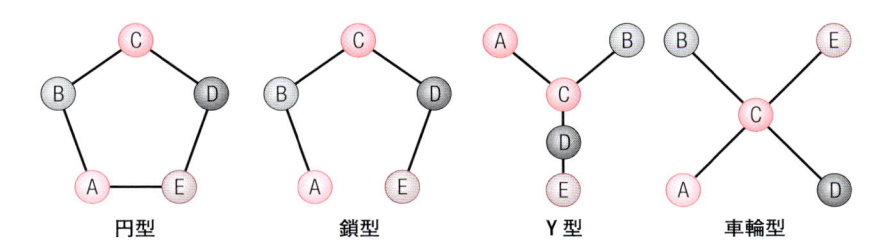

図 6-5 集団コミュニケーション・ネットワークの 4 つの型

表 6-3 作業の楽しさについての評定

	円型	鎖型	Y型	車輪型
A[1]	58.0[2]	45.0	46.0	37.5
B	64.0	82.0	49.0	20.0
C	70.0	78.0	95.0	97.0
D	65.0	70.0	71.0	25.0
E	71.0	24.0	31.0	42.5
合計	328.0	299.5	292.5	222.0

1) A・B・C・D・E は図 6-5 に示す構造内の位置をあらわす。
2) 数値が高いほど作業が楽しい。

クの型は，集団における作業の効率にも影響を与える。リービット Leavitt, H. J. は，実験協力者を 5 人ずつ 4 つの集団（円型・鎖型・Y 型・車輪型）に分けて作業させる実験を行っている（▶図 6-5）。

●**リービットの実験** 各集団は，実線で結ばれている人とだけ情報を交換することができる。課題は，各自がもっているカードから共通の記号をさがすものである。実験の結果，作業効率が最もよいのは車輪型であったが，作業の満足度（楽しさ）は円型が最も高く，車輪型は最低であった（▶表 6-3）。つまり，作業を能率的に行うためには，1 人のリーダーを中心とし，そこに情報を集中させるようなコミュニケーションが有効だということである。しかし，このような関係での作業では，中心となるリーダーは高い満足感を感じるものの，その手足となって働くだけのほかの成員の満足度は低くなる。これに対して，リーダーをおかず平等に情報を共有して作業を行う場合には，作業の能率は低下するが，全員が高い満足感を得られるということである。

②**ソシオメトリック構造**…… 集団の成員間には，「好き・嫌い」の感情が存在する。モレノ Moreno, J. L. は，集団内である活動を行う際，一緒にしたい人として選択する行動を「好き」という感情のあらわれ，したくない人として排斥する行動を「嫌い」という感情のあらわれと考え，このような選択・排斥関係を**ソシオメトリック関係**，このような関係によって構成される構造を**ソシオメトリック構造**とよんだ。

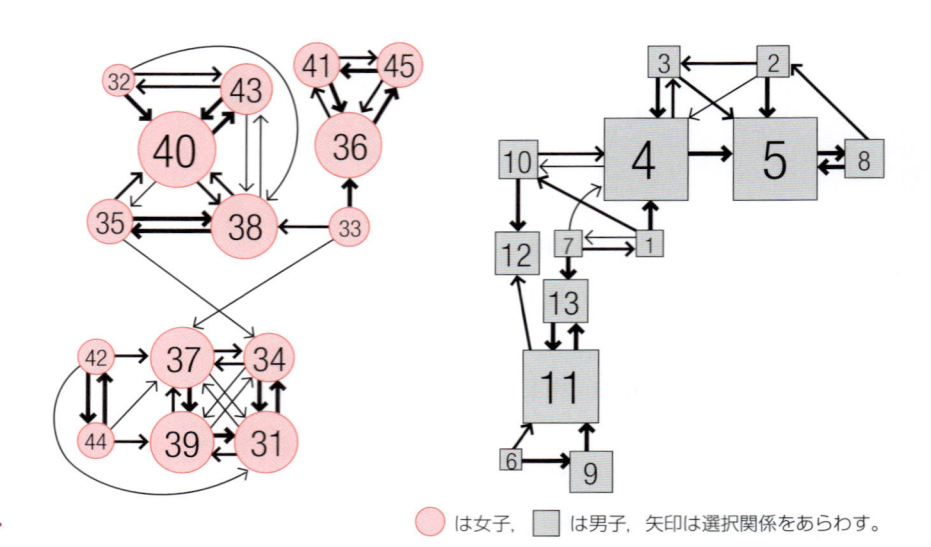

○ は女子，□ は男子，矢印は選択関係をあらわす。

➡ は第1選択，➡ は第2選択，➡ は第3選択をあらわし，○□の大きさは選択された数に対応している。

図 6-6　ある学級のソシオグラム

ソシオメトリック・テスト

ソシオメトリック・テストとは，「クラスで一緒に勉強したい人，3人の名前を書いてください」といった設問により，好意の順に人を選択させる質問紙形式のテスト。相手を選択する場面，選択する相手の範囲，選択数を指定する。排斥関係を問う場合には，十分な配慮が必要である。

　ソシオメトリック構造とは，成員の自発性に基づいて形成されるインフォーマルな構造である。このような構造を測定する方法が**ソシオメトリック・テスト**であり，これによって集団内にどのような下位集団が存在するか，いずれの下位集団にも属さない孤立者が誰で，どのくらいいるか，最も人気のある成員は誰かなどが明らかになる。なお，テスト結果は，**ソシオグラム**で図示することができる（▶図6-6）。

③勢力構造

　集団が形成され，成員の相互作用が進むと，各成員は集団内に自分の役割や地位をもつようになる。ある役割をもつ成員はほかの成員に一定の行動をさせる強い力をもつこともある。このような力のことを**社会的勢力**という。そして，**勢力関係**によって形成される集団構造を**勢力構造**という。ある成員が勢力をもつのは，その人がなんらかの特性をもっているからである。フレンチ French, J. R. とレイヴン Raven, B. は，このような特性に基づいて，勢力を5つに分類している（▶表6-4）。

表 6-4　フレンチとレイヴンの勢力の分類

1. 報酬勢力	その人の言うことに従えば，報酬が得られると思うことによる勢力
2. 強制勢力	その人の言うことに従わなければ，罰を受けるだろうと思うことによる勢力
3. 正当勢力	その人は自分に命令したり，禁止したりする権力をもっていると思うことによる勢力
4. 準拠勢力	自分もその人のようになりたいという同一視や好意で生ずる勢力
5. 専門勢力	その人が専門的知識や技能をもっていると考えることによって生ずる勢力

勢力構造のあり方は，集団における意志決定のされ方，集団の安定度，集団内のコミュニケーションなどに影響を与えることが知られている。

❸ リーダーシップ

①リーダーシップとパーソナリティ……集団には，発達の過程で，ほかのメンバーに強い影響力をもつリーダーが発生する。このリーダーがどのようなリーダーシップ行動をとるかは，集団の活動に大きな影響を与える。

Psycolumn サイコラム ⑲
同調行動——人のフリ見て……

同じ集団に所属している人は，考え方や行動の仕方が似ていることが多い。これは，ほかの成員のふるまいを見て，自分も同じように行動するようになるからである。

一般に，他者の行動を知ることによって，他者と同じように行動を変容させること，あるいは他者からの期待に一致するように行動することを同調という。

この同調行動の研究として有名なのがアッシュ Asch, S. E. の実験である。実験では2枚のカードが課題刺激として用いられた。1枚には線分が1本だけ描かれており（標準刺激），もう1枚には，それぞれ長さの異なる3本の線分が描かれている（比較刺激）。実験協力者の課題は，3本の比較刺激のうち，標準刺激と同じ長さの線分がどれかを答えることである。これは，通常なら間違えることのほとんどない，たいへんにやさしい課題である。実験協力者は8人の集団でこの課題刺激を観察し，順番に答えるように指示される。

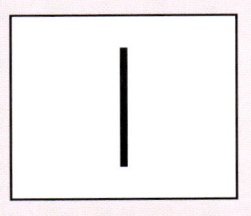

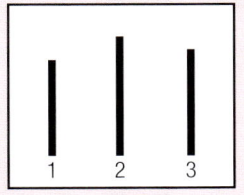

実は，この実験には細工がされている。一緒に参加する8人の実験協力者のうち，本当の被験者は7番目に答える1人だけであり，残りの7人は事前に答え方を打ち合わせてあるいわゆる「サクラ」なのである。そのことを本人は知らず，全員が実験協力者であると思い込んでいる。

課題刺激の判断は，全部で18試行行われるが，このうち12試行は，サクラ全員が同じ誤った答えをする圧力試行である。実験では，結果を比較するために圧力試行のない条件も設定されている。実験協力者とサクラは，いずれも男子大学生である。

実験の結果，圧力試行のない条件では，実験協力者の95％が全試行に正しい判断をしたが，圧力試行のある条件で全試行正答した実験協力者は26％にすぎず，74％はサクラの判断に同調する方向で誤った答えをした。つまり，答えが誤りであることがかなり明確であり，別の答えをしても制裁を受けるわけではない場面でも，人は他者に同調する傾向があり，自分だけ違う行動をすることはなかなかむずかしいということである。

また，サクラの人数を1人から15人まで順次変化させた実験も行われている。これによると，サクラが3人の場合に最も同調が強く生じるが，さらに人数が増えても同調の程度はあまり変化しないことも明らかになっている。

標準刺激　　比較刺激
アッシュの課題刺激

D　集団の心理　117

古典的な研究では，リーダーシップは個人の特性の側面から検討されていた。つまり，有能なリーダーには，どのようなパーソナリティ(▶48ページ)特性が必要かといった研究である。その結果，知能，学業成績，責任感，社会・経済的地位といったことが，リーダーの能力と関連していることが明らかにされてきた。

しかし，その後，リーダーに求められる特性やこれが集団行動の効率に与える影響は，集団がおかれている状況や，リーダーとほかのメンバーとの人間関係，リーダーの行動様式によって異なること，これらを無視してリーダー特性一般を論じることは無意味であることが指摘されるようになった。

②リーダーシップ行動……　リーダーシップ行動には，どのような種類があるかという問題にも，古くから多くの関心が向けられてきた。

●**民主型・専制型・放任型**　レヴィン Lewin, K. らは，リーダーの行動様式を民主型・専制型・放任型の3つに分類し，民主型のリーダーは，専制型・放任型のリーダーよりも，集団目標に対するメンバーの参加意欲を高め，不公平感や不満の発生を抑制する傾向があるとしている。

●**PM 理論**　リーダーシップ行動は，集団の目標や課題の達成に関係するものと人間関係の維持に関係するものの2つに分けることもできる。三隅は，これらを P 機能(performance：課題遂行)，M 機能(maintenance：集団維持)と命名し，両機能の高低の組み合わせによって4つの類型を考えている。これを **PM 理論**という。この研究によると，P 機能・M 機能ともに高い場合(PM 型)に，集団の生産性やメンバーの満足度が最も高まることが明らかになっている。

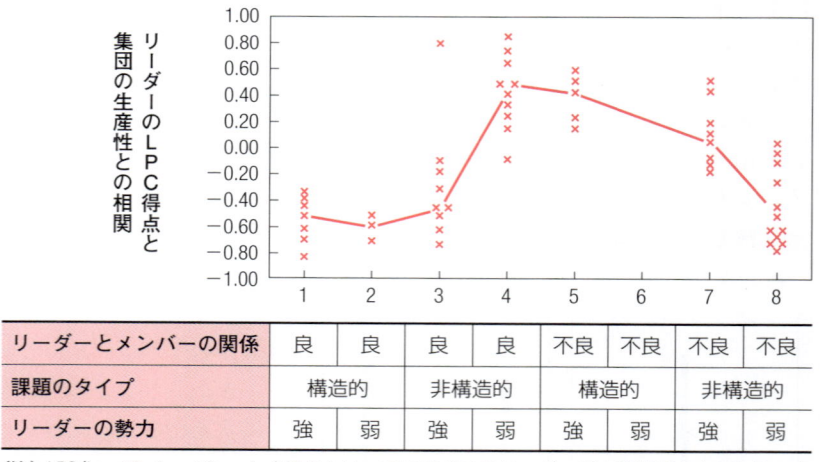

	1	2	3	4	5	6	7	8
リーダーとメンバーの関係	良	良	良	良	不良	不良	不良	不良
課題のタイプ	構造的		非構造的		構造的		非構造的	
リーダーの勢力	強	弱	強	弱	強	弱	強	弱

〔注〕LPC(Least Preferred Coworker)得点とは，高いほどそのリーダーが人間関係志向であることを，低いほど課題志向であることを示している．したがって，LPC 得点と集団の生産性の相関が正であることは，リーダーが人間関係志向であるほど集団の生産性が上がることを，この相関が負であることは，逆にリーダーが課題志向であるほど集団の生産性が上がることを示している．

図6-7　条件即応モデルと研究結果の対応

③リーダーシップと状況要因

リーダーシップの効果性が状況要因によっても左右されることはすでに述べた。この点を考慮し，リーダーシップ・スタイルと集団状況との関連でリーダーシップの効果性を明らかにしようとするのが，フィードラー Fiedler, F. E. の**条件即応モデル**である。

このモデルでは，① 人間関係志向型と ② 課題志向型という2つのリーダーシップ・スタイルの効果性が，リーダーとメンバーの関係の良否，課題のタイプ，リーダーの勢力といった集団状況によって異なると考えられている（▶図6-7）。

研究によると，集団状況がリーダーに非常に好ましい（1・2・3）か逆に非常に好ましくない（8）状況では，課題志向型のリーダーが高い生産性をあげ，中間的な状況（4・5）では，人間関係志向型のリーダーが高い生産性をあげやすいことが明らかになっている。

WORKS

A．次のかっこのなかに正しい言葉を入れてみよう。

① 人の印象形成にあたって，中核的なはたらきをする特性を（　　　　　）特性という。
② ワイナーは，成功や失敗の原因帰属には（　　　　）（　　　　）（　　　　）があるとしている。
③ 他者や社会のできごとに対して，自分なりの一定の仕方で反応する内的傾向のことを（　　　　）といい，（　　　　）（　　　　）（　　　　）の3成分がある。
④ 説得的コミュニケーション効果を左右する要因には，（　　　　）の要因，（　　　　）の要因，（　　　　）の要因，（　　　　）の要因の4つが考えられる。
⑤ 他者との円滑な対人関係を築くためのさまざまな技能を（　　　　）という。
⑥ 成員を集団に引きとめておく力の総体を（　　　　）という。
⑦ 集団の成員が集団内で共有する標準的な考え方や行動の仕方を（　　　　）という。
⑧ 集団の成員間にみられる心理的な関係性のパターンを（　　　　）という。
⑨ ソシオメトリック構造を測定する方法が（　　　　）テストであり，この結果は（　　　　）で図示することができる。
⑩ 三隅は，リーダーシップ行動を集団の目標や課題の達成に関する（　　　　）機能と人間関係の維持に関係する（　　　　）機能に分類し，（　　　　）理論を提唱した。
⑪ フィードラーはリーダーシップ・スタイルと集団状況との関連でリーダーシップの効果性を明らかにするため，（　　　　）モデルを提唱している。

[引用・参考文献]

1) Asch, S. E.：Forming impressions of personality. *Journal of Abnormal and Social Psychology*, 41：258-290, 1946.
2) Asch, S. E.：*Opinions and social pressure*. Scientific American, 1955.
3) Bochner, S. and Insko, C. A.：Communicator discrepancy, source credibility, and opinion change. *Journal of Personality and Social Psychology*, 4：614-621, 1966.
4) Chaiken, S. and Eagly, A. H.：Communication modality as a determinant of message persuasiveness and message comprehensibility. *Journal of Personality and Social Psychology*, 34：605-614, 1976.
5) Festinger, L.：*A theory of cognitive dissonance*. Stanford University, 1957.
6) Fiedler, F. E.：Personality and situational determinants of leadership effectiveness. In Cartwright, D. and Zander, A. (eds)：*Group Dynamics, 3rd ed*. Harper & Row, 1968.
7) French, J. R. P. Jr. and Raven, B.：The bases of social power. In Cartwright, D. (ed)：*Studies in Social Power*. Institute for Social Research, 1959.
8) Goldstein, A. P., Spratkin, R. P., Gershaw, N. J., et al.：*Skill Training Approach to Teaching Prosocial Skills*. Research Press, 1980.
9) Heider, F.：*The psychology of interpersonal relations*. Wiley, 1958.
10) Hovland, C. I., Janis, I. L. and Kelly, H. H.：*Communication & persuasion*. Yale University Press, 1953.
11) Janis, I. L. and Feshbach, S.：Effects of fear-arousing communications. *Journal of Abnormal and Social Psychology*, 48：78-92, 1953.
12) Lewin, K., Lippitt, R. and White, R. K.：Patterns of aggressive behavior in experimentally created "social climates". *Journal of Social Psychology*, 50：720-728, 1939.
13) Leavitt, H. J.：Some effects of certain communication patterns on group performance. *Journal of Abnormal and Social Psychology*, 46：38-50, 1951.
14) Moreno, J. L.：*Who shall Survive?* Nervous and Mental Disease Publishing, 1934.
15) Rosenberg, M. J. and Hovland, C. I.：Cognitive, affective, and behavioral components of attitudes. In Rosenberg, M. J., Hovland, C. I., McGuire, W. J., et al. (eds)：*Attitude organization and change*. Yale University Press, 1960.
16) Weiner, B.：A theory of motivation for some classroom experiences. *Journal of Educational Psychology*, 71：3-25, 1979.
17) 相川充ほか：社会的スキルという概念について——社会的スキルの生起過程モデルの提唱．宮崎大学教育学部紀要（教育学科）74：1-16, 1993.
18) 狩野素朗(1986)：集団の構造と規範．佐々木薫・永田良昭編：集団行動の心理学，有斐閣，1987.
19) 林文俊：対人認知構造の基本次元についての一考察．名古屋大学教育学部紀要(教育心理学科)25：233-247, 1978.
20) 三隅二不二：新しいリーダーシップ——集団指導の行動科学．ダイヤモンド社，1966.

第2部 医療場面での人間理解の展開

- 第7章 健康の心理と人間理解
- 第8章 臨床心理学の基礎と心理アセスメント
- 第9章 カウンセリングと心理療法
- 第10章 行動する人間の理解

第7章 健康の心理と人間理解

A 患者の理解

❶ 患者行動の理解と心理学

①行動は認知の影響を受けている……　看護の領域には，多くの心理学の概念が取り入れられている。とくに，ストレス事態での人の行動について取り上げた**ストレス対処** stress coping **理論**や，人が自分のまわりの環境やできごとをどれくらいコントロール（統制）できると感じているかについてを取り上げた，**主観的統制感**といった研究の成果は，患者行動を理解するための有効な手がかりとなっている。これらの研究は，人の行動を認知の側面から理解しようと試みたものである。

●**認知**　認知とは，あるできごとに出会ったとき，個人がそれを意味づけたり，あるいは意義づけたりしながら知ることであり，まさに「心」のはたらきといえる。たとえば，人はものを見たときに，写真でうつしとるようには見ていないし，音楽を聴いたときにテープレコーダーで録音するようにも聴いてはいない。それらは，個人のさまざまな経験や記憶などによって色づけられている。こうした認知のはたらきは，人の行動に大きな影響を与えている。患者の行動もまた，病気と，そしてそこからの回復をどうとらえるか，あるいは医療へのかかわりをどう考えるかといった患者の認知のはたらきによって，大きな影響を受けている。

②心理学がなぜ注目されるのか……　こうした心理学の概念が，なぜ医療全般で注目されるようになってきたのだろうか。その背景には，疾病構造の変化に伴う，**生活習慣病**の増加があげられる。

　生活習慣病の発症に，食事習慣や運動，対人関係，ストレス対処方法，喫煙や飲酒などの日常のライフスタイル（生活様式）が密接に関連していることはすでに知られている。このように長い時間をかけて生じた身体の変化は，特定の原因への治療のみでは効果がなく，一度発病してしまうと，もはや完治することは困難である。そこで発病の前段階での介入（一次予防）の必要性が認識されるようになってきた。しかし従来の医学モデルでは，人の行動変容を導くことはむずかしい。これにかわる有効なアプローチの方法はないか。そうしたことから，患者を行動の主体としてとらえ，その行動のメカニズム（しくみ）から変容に向けての視点を提供してくれる，心理学の概念が注目されるようになってきたのである。

　それでは具体的に，ストレス理論と主観的統制感についてみてみよう。

> **統計にみる生活習慣病**
> 2014（平成26）年の疾患別死亡者数統計をみると，第1位は悪性新生物，第2位は心疾患，第3位は肺炎，第4位は脳血管疾患であり，生活習慣病が上位を占めている。生活習慣病の予防や改善への取り組みの重要性が，ますます増加してきているといえる。

2 ストレス理論

①セリエのストレス学説

●ストレスの3段階 それまで工学用語として使われていた「ストレス」という言葉をはじめて生物学の分野で用いたのは，セリエ Selye, H. である。セリエによると，ストレスによる反応は3段階に分けることができる（◎図7-1）。

第1段階は，交感神経-副腎髄質系のはたらきにより身体が過度のストレスに対し警告のサインを発する，**警告反応期**である。そして第2段階は下垂体-副腎皮質系のはたらきにより，さらされたストレスに抵抗し，もとのよい状態に戻ろうとする，すなわち再適応をしようとする**抵抗期**である。この段階で適切にストレスが処理されれば，人はストレスのある状況でも，うまく生活することができるようになる。つまり，新しい状況に適応したことになる。しかし，この段階にいたっても問題が解消されず，慢性的にストレスにさらされつづけると，やがて器質的変化を伴うストレス関連疾患が引きおこされることになる。この段階が**疲憊期**である。

●現代を生きる患者への応用 現代は，社会構造の複雑化，長期化する不況に伴う失業やリストラへの不安，価値観の多様化などを背景にストレスの多い状況にある。こうした社会状況のなかで，人は多かれ少なかれ生活や気持ちのうえで無理をしいられている。その結果生じる生活習慣のひずみは，種々の疾患への引きがねとなっていく。また疾病に罹患することは，さらにストレスを増強させる。

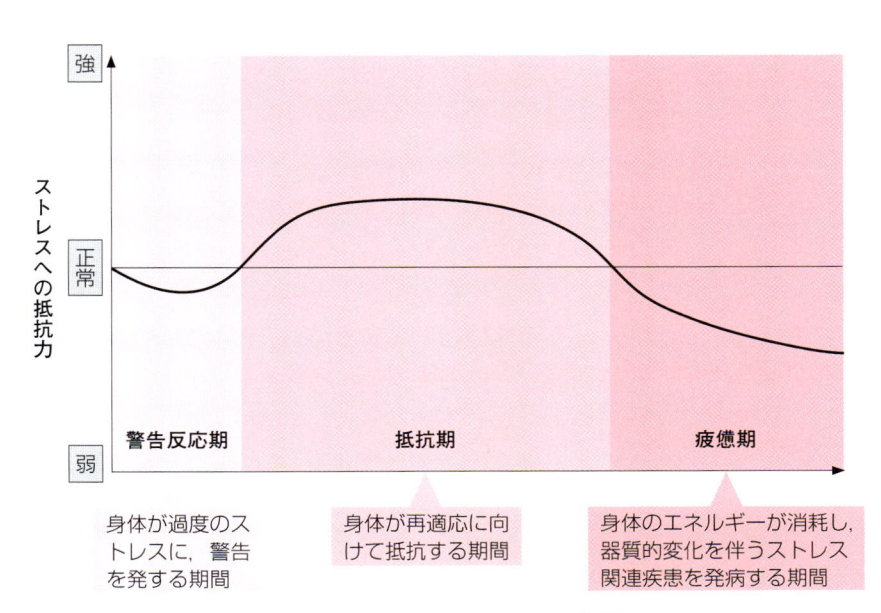

セリエのストレス学説
セリエのストレス学説は，それまで完全にわるいものであると考えられていたストレスを，再適応への原動力として再評価したことによって，現在でも社会的に高く評価されている。

病気の悪循環
病気は，たとえ身体の部分的な障害であっても，その影響は生活全体に及ぶ。たとえば，病気治療のための長期入院→社会での役割遂行への支障→経済的な圧迫→精神的切迫……となってしまう。

図7-1 セリエのストレス学説

- 警告反応期：身体が過度のストレスに，警告を発する期間
- 抵抗期：身体が再適応に向けて抵抗する期間
- 疲憊期：身体のエネルギーが消耗し，器質的変化を伴うストレス関連疾患を発病する期間

しかし一方で，セリエのストレス学説によって考えると，病気というストレスは，うまく対処することで再適応するための原動力となる。このことは不治の病に罹患した患者の闘病記の多くで，「病気によって成長した」と表現されたり，「残された人生のきらめきについて感じた」と書かれたりしたものなどからうかがい知ることができる。ただし，現実にはがんの告知によって抑うつ的になり，その後，生きる意欲を失う例や，自殺によって不幸な転帰をたどる例もある。

こうした適応と不適応の分岐点は，どこにあるのだろう。どうすれば適応へと患者を導けるだろうか。最近のストレス研究からさぐってみよう。

②ストレスのシステム理論

●**一次的評価と二次的評価**　ここではラザルス Lazarus, R. S. とフォークマン Folkman, S. のストレス理論を紹介する。ラザルスらは，ストレスの認知的な部分，つまり個人の感じ方の違いを強調したストレスのシステム理論を展開している（●図7-2）。

ストレスの処理には3つの過程がある。第1の段階は，そのできごとが個人にとってストレスになるかどうかを評価する段階（**一次的評価**），それがストレスであると評価されると，次にそのストレスをどのように対処することができるかを検討する段階（**二次的評価**），そして最後は，実際にストレスに対処する段階（**対処**）である。

このストレスのシステム理論は，できごとがどのようにして個人にとってストレスになるのか，また生じたストレスがどのような過程を経て処理されるのかを明らかにした。このことによって，私たちは，ストレスを回避したり，うまく解消する対策を事前にたてたりできるようになった。

次に，ストレスの処理過程につき，実際のケースを通して考えてみよう。

> **ケース⑤　ストレスに遭遇したDさん**
>
> Dさんは63歳の女性である。20年来，関節リウマチで治療を続けている。すでに症状が全身に及び寝たきりという重症の段階で，身のまわりのこともほとんどできない状態にある。長期にわたる臥床の影響で尿路結石が生じ，今回は結石を破砕するため入院となった。
>
> 体外衝撃波結石破砕術では，体外で発生させた衝撃波を体内の結石に誘導し，結石を徐々に体内から破砕する。当然，この衝撃波は，結石のみでなく下腹部全体に刺激となる。1回目の治療の際，この刺激によってDさんは便意をもよおしてしまった。しかし，治療中のため移動することができず，結局，医師や技師など多くの人の前で，便器を使い排便をしなければならなくなってしまった。

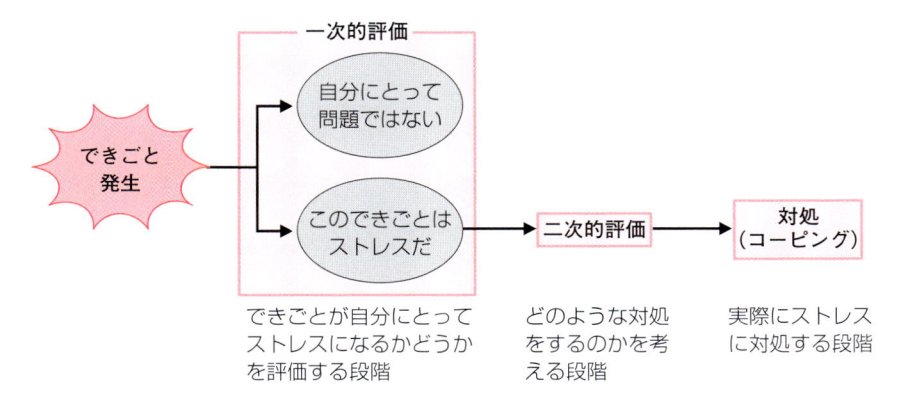

図7-2　ストレスのシステム理論

　このことはDさんにとって，どのような体験だっただろうか。本来排泄という最も羞恥心を伴う行為を，治療ベッドの上で，しかも多くの見知らぬ人に取り囲まれるようにしてしなければならなかったことは，重大事である。つまり前述の一次的評価では，ストレスになる事態として認識された。こうした事態に遭遇すると，患者はひどく落ち込んだり，次回の治療を拒否したりする場合さえある。しかしDさんはとても冷静に受けとめ，その後，二次的評価の段階へとストレスの処理を進めた。

　Dさんが冷静に受けとめられた背景には，次に述べる対処資源とストレス対処方略が関係している。

● **対処資源**　同じようにたいへんなできごとに遭遇しても，ストレスと感じる人とそうでない人がいる。この感じ方の違いは，個人のもっている**対処資源**に関係している。対処資源としては具体的には　①　身体的健康，②　自己効力感，③　問題解決スキル，④　社会的スキル，⑤　ソーシャルサポートなどをあげることができる（●表7-1）。

　それでは先ほどのDさんはいかなる対処資源をもっていたのだろうか。

ケース❻　Dさんのもつ対処資源

　Dさんは，ベッドから動くことはできないが，テレビ番組やラジオ番組からさまざまな情報を収集し，話題に富んでいた。つねに楽しい話術で看護職者や実習中の看護学生を引きつけ，ベッドサイドにはいつも誰かがおり，笑い声が響いていた。また，自分にできない部分についてはじょうずに他者に依頼し，わずかに残存している手の機能を最大限にいかせるよう，療養空間を整備していた。具体的には，テレビのリモコンや，ティッシュペーパー，ナースコールなどを，臥床した状態でもすぐに利用できる場所に整備していた。さらに，夫が身体的にも精神的にも大きなサポート源となった。

A　患者の理解

表7-1 ストレス対処の資源となるもの

1. 身体的健康	ストレスに対処するためには，身体的エネルギーが要求される場合が多い。持続する慢性的なストレス状態で問題を解決するためには，それに耐えうるような身体的健康が必要となる。身体的に健康である人ほど，長期にわたりストレスに耐えることができる。
2. 自己効力感	「私は必要な行動を行うことができる」という，自己の能力に関して人がいだいている自信を自己効力感という。自己効力感が高いほど，さまざまなストレス事態に遭遇した際に問題解決のための対処を積極的に行うことができ，さらにその行動が持続する。
3. 問題解決スキル	生じた問題を解決する能力を問題解決スキルという。これは問題の定義・解決法の選択の考案・意思決定・解決法の遂行と検証という過程からなりたち，このスキルの高い人ほど，問題解決のための対処を効果的に行うことができる。
4. 社会的スキル	対人関係を良好に保つための技術を社会的スキルという。周囲の人と適切に対応し，円滑にコミュニケーションをはかるために必要な能力である。社会的スキルが高い人は，対人的なストレス事態において，自己をうまくコントロールし，他者との協同や協調をはかることで問題解決をすることができる。
5. ソーシャルサポート	他者から提供される実際的なものや労力，金銭あるいは情報などの援助や，他者によって支えられているという安心感のような情緒的な援助とがある。ソーシャルサポート資源の多い人は，ストレス事態に遭遇した際に，種々のサポートを提供してもらうことによって，問題解決の糸口をつかむことができる。

　Dさんは関節リウマチという慢性疾患を長期にかかえるなかで，自分なりの問題解決スキルや社会的スキルを身につけていた。これらを対処資源とし，ストレス事態でも冷静に次の有効な行動手段について考えることができたのである。

●**ストレス対処**　ストレスが生じた場合，それをうまく解消できるか否かは，対処資源とならんでストレスに対応する方法に関連している。これは**ストレス対処**あるいは**ストレスコーピング**とよばれ，ストレス状況に直面したときに生じたイライラ，不安，恐怖，怒りなどの情動をしずめるために行う行動をさしている。

　この行動には，具体的にそこにある問題を除去するという行動的な対処方略と，自分の気持ちを切りかえることによって回避するという認知的な対処方略の両方が含まれる。ラザルスらは前者を**問題焦点型のコーピング**，後者を**情動焦点型のコーピング**とよび区別した。この2種類の対処方略は，どちらかが望ましいというのではなく，いずれの対処方略が使用されるかは，そこで生じた問題の内容によって決まる。

　一般には，状況がコントロール可能と認識されたときには問題焦点型の

コーピングが用いられ，コントロール不可能と認識されたときには情動焦点型のコーピングが多く用いられる傾向にある。そして個人がさまざまな状況にうまく適応できるかどうかは，もっている対処方略の数と，柔軟にそれらを使いこなす能力があるかどうかによる。つまり，ストレスに対してつねに正面から取り組み，問題解決を試みる人は，問題が解決可能な場合はよいが，問題が解決不可能であった場合には，ストレスをうまく処理することができずに背負い込むことになる。

それでは先ほどのDさんは，どのような対処行動をとったのだろうか。

> **ケース❼　Dさんの対処行動**
>
> Dさんはまず，このできごとによって生じたつらい気持ちについて，看護師・夫・学生に話し，共感を得ることで，自分のなかの気持ちを落ち着けようとした。次に，2回目の破砕術の前に自分でできる範囲のこととして，① 治療前日の夕食を少量にする，② 下剤を治療前日の夜でなく，日中の早い時間に服用させてもらうよう看護師に相談する，③ 治療前日に腹部のマッサージをしたり，自分なりに身体を左右に動かしたりすることで，夜までに排便をするなどの工夫をした。これによって，Dさんはじょうずに排便をコントロールし，2回目以降の破砕術の際には便意をもよおすことなく，無事に治療を終了することができた。

周囲の人々に自分の気持ちを話す行為は，情動焦点型の対処方略である。これによって，Dさんはじょうずに気持ちの整理をし，冷静さを取り戻した。そして次に行った3つの工夫は，いずれも問題解決型の対処方略である。

以上のDさんのケースは，みごとな対処行動の一例である。

③ストレス対処方略の実証研究……　ストレスの対処方略の研究は，当初，健康成人を対象としてきたが，近年さまざまな疾患の患者に対して行われるようになってきた。ここでは，がん患者を対象に行われた研究の結果について紹介する。

●**ウエイズマン Weisman, A. D. とワーデン Worden, J .W. の研究**　はじめてのがん患者を対象とした研究(1976〜1978)では，対処方略と適応との関係について検討が行われた。乳がん患者120名を対象に調査を行った結果，がんであることに正面から向かい合う「問題への取り組み」という対処方略と，がんになったことを別な側面から評価するという「再評価」という対処方略を用いることが，適応に関係していることが明らかにされた。

●**岡谷の研究**　1980年代に入ると，わが国でもがん患者を対象した研究

が盛んに行われるようになった。41名の胃がん患者を対象にした研究では，緻密な行動観察とインタビューから，胃がん手術前後のストレスの対処方略には「おまかせ」「問題状況の再認知」「回避」「情報の探索」「感情の表出」「問題と取り組む」という6つの範疇があることが明らかにされた。

● **ドュンケル=シェッター Dunkel-Schetter, C. らの研究**　1992年，603名のがん患者を対象とした，がん患者が用いているストレス対処方略についての大規模な調査が行われた。この結果，「社会的サポートの探索と使用」「積極的な視点」「距離をおく」「認知的な逃避-回避」「行動的な逃避-回避」という5つの内容的なまとまり（因子）が抽出された。このなかで「認知的な逃避-回避」「行動的な逃避-回避」を多く使っている人は情緒的に混乱状態にあり，一方「積極的な視点」を多く使っている人は情緒的に安定していることが報告されている。

● **アセスメント時の注意点**　しかし，先にも述べたように，これらのストレス対処方略は，単純にある特定の方略を用いることが適応や不適応に関連しているということではない。対処方略をアセスメントする際には，個人のもっている対処方略の種類と，それを状況に合わせて柔軟に使いこなすことができているかどうかについて，幅広く情報収集することが必要である。

3 主観的統制感と健康

ここでは代表的な主観的統制感の研究として，① 学習性無気力，② 自己効力感，③ 統制の所在を取り上げ，概念の基本的な枠組みと，健康領域で行われてきた研究を整理する。

①学習性無気力

セリグマン Seligman, M. E. P. の学習性無気力についての研究は，主観的統制感を取り扱った初期のもので，統制感を失うとなにがおこるかという視点から行われている。

● **動物実験**　彼は，無気力を，努力をしても報われない経験の繰り返しによって生じる現象と考え，動物に人為的に無気力をつくり出す実験を試みた（●図7-3）。

図の上部にあるように，はじめにイヌをハンモックにつるし，第1群（統制不可能群）・第2群（統制可能群）・第3群（対象群）の3つの条件群をつくった。そして各条件のもとハンモックで操作をしたのち，3群ともイヌはシャトルボックスという装置（箱の中央にイヌが飛びこえられる低い敷居があり，左右の床に電気グリッドがはられている）に移された。この装置は，実験では左右いずれかの床にのみ電気を通しており，イヌは移動することによって電気ショックを回避することができるよう設定される。

この結果，ハンモックで電気ショックを避けることができなかった第1

主観的統制感の関連語

このほかにも**マスタリー** mastery や，**学習性無気力** learned helplessness，**統制可能性** controllability，**予測可能性** predictability，**コンピテンス** competence など数多く存在する。これらは，研究によって少しずつ視点は異なるが，いずれも主観的統制感と解釈することができ，どの研究でも健康な生活に主観的統制感が重要であることを示している。

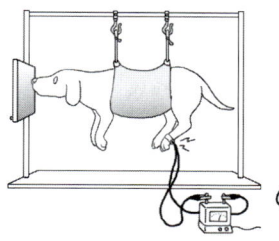

第1群（統制不可能群）
ランダムショックをかけられるが，パネルはショックをカットすることになんら役だたない。

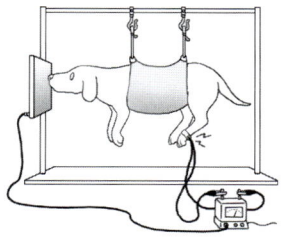

第2群（統制可能群）
同じくショックをかけられるが，鼻でパネルを押すことによってショックをカットできる。

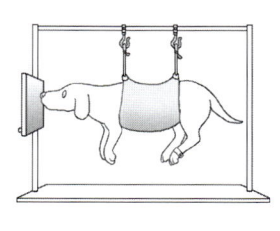

第3群（対照群）
ショックはかけられず，他の群との比較のために用いられる。

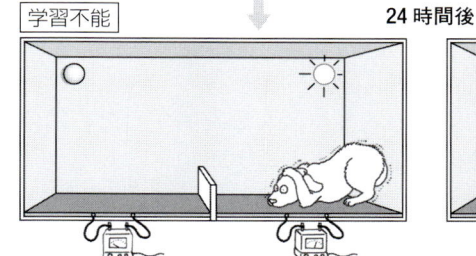

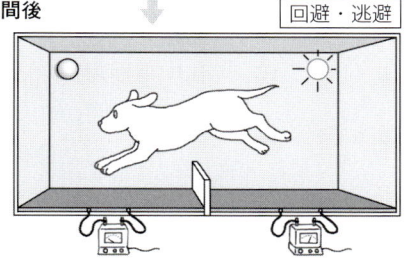

学習不能　24時間後　回避・逃避

3群ともハンモック事態で訓練されてから，24時間後，シャトルボックス事態に移されて回避（飛びはねる）か逃避（別の部屋へ逃げる）の学習が課される。各部屋にあるランプが点灯してから数秒後にショックがやってくる。それまでに回避か逃避すればよいのである。ここで黙り込んで学習不能に陥ったイヌが多かったのは「統制不可能群」であった。

（水口禮治編：適応の社会心理学的心理療法．p.21，駿河台出版社，1993による，一部改変）

図7-3　学習性無気力の動物実験

群のイヌは，シャトルボックスで回避可能な電気ショック課題を課されても，うまく回避行動を学習することはできなかった。それのみならず，これらのイヌには実験装置の中をやみくもに走りまわり，やがて床の上にうずくまるなどの異常行動が観察された。

こうした現象を**学習性無気力**とよび，行動と結果の結びつきの欠如が無気力を引きおこすと結論づけられた。

●**学習性無気力の特徴**　学習性無気力には，共通するいくつかの特徴がみられる。

①**動機づけの低下**　ものごとに対する反応が鈍くなる。人間では，消極的・受動的傾向があらわれる。

②**認知的連合の欠如**　一度，行動と結果の間につながりがない（これを**非随伴性**という）という経験をすることによって，その後，実際には行動と結果の間につながりがあっても（これを**随伴性**という），それを認識することができずに期待水準を低下させ，忍耐力を低減させ，「どうせダメだ」という気持ちに追い込まれてしまう（随伴性の詳細については，第10章 ●226ページ）。

現代社会と無気力

無気力は大学生にみられるスチューデント・アパシー，ピーターパン・シンドローム，不登校や出社拒否など，現代社会の病理現象に深くかかわる重要な病態であると考えられている（●82ページ）。

③**情緒的障害** はじめに不安や恐怖が喚起されたあと，情緒の安定を欠いて，不穏に動きまわるが，しだいに疲れて虚脱状態になる。

●**人間でのモデルの再現** いったん学習性無気力が生じてしまうと，状況をこえてすべての状況で無気力が観察される（**般化**）。また，この現象はイヌ以外の動物でも同じように生じ，動物の種類によらない普遍的な現象だと考えられていた。学習性無気力の病態は，人間のうつ病，とくに反応性うつの病態と類似していることから，人間でもこのモデルを再現しようと試みられた。しかし，人間では動物実験のようにはうまくいかなかった。そればかりか，解決不可能な課題を経験したあとにテストの成績が上昇したり，たとえ無気力が生じても実験以外の場面には般化しないなど，矛盾する結果がおきてきた。

●**原因帰属** そこでアブラムソン Abramson, L. Y. とマーチン Martin, D. J. は，人間の無気力のメカニズムを説明するために学習性無気力理論を改訂し，新たに**原因帰属**という考え方が加えられた。

人は誰でも，なにか失敗あるいは成功を体験したあとには，その原因について理由づけをしようとする。たとえば病棟実習に行って看護師から「輸血をしている患者の観察ポイントはなんですか」と質問され，うまく答えられなかったとする。この場合，そのできごとを体験したあと，心のなかで「なぜ答えることができなかったのだろう」と考える。これが原因帰属である。ワイナー Weiner, B. らは，理由づけのタイプを能力・努力・課題の困難さ・運（偶然）という４つに分類した（●図7-4）。失敗の原因を４つ

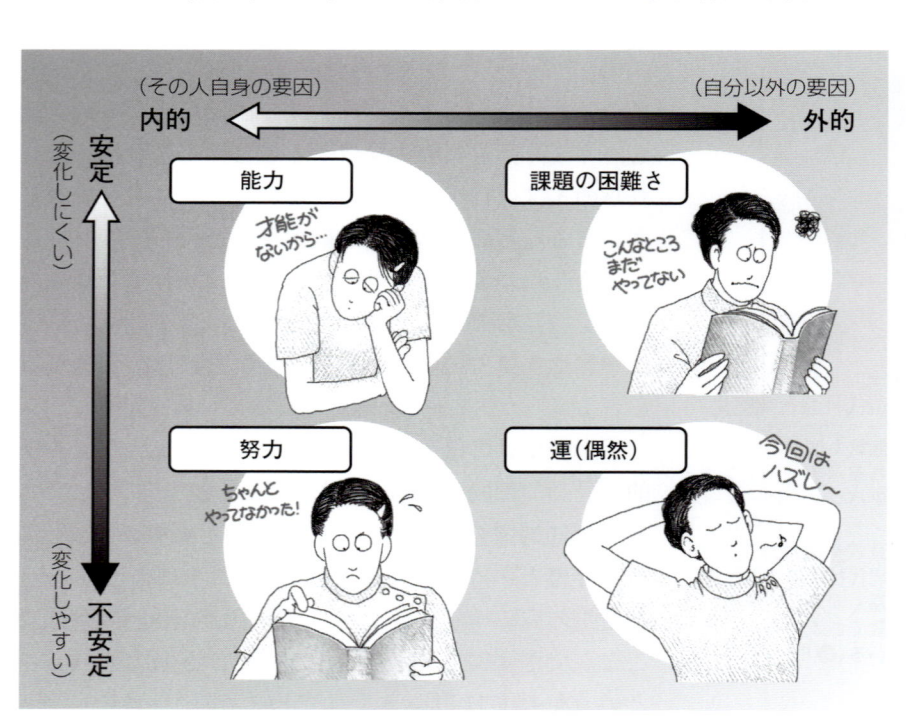

> **反応性うつ病**
> うつ病とは，抑うつ気分，精神運動性の障害，身体症状を主要症状とする情動性精神障害である。なかでも，客観的に明らかなできごとを契機として発症するうつ病を，反応性うつ病という。

図7-4 原因帰属の次元

のいずれにあったと考えるかは，次の行動や心理状態に影響を及ぼす。

　①**努力への帰属**　たとえば輸血の質問に答えられなかったことに対して「きのうきちんと復習していないのがいけなかった」という理由は，努力への帰属である。努力は自分でコントロール可能であり，次の実習までに自分できちんと輸血時の観察ポイントを確認しておくことで，同じ質問を受けても答えることができると考える。そこでこの学生は，帰宅後観察ポイントについて学習をするだろう。

　②**運への帰属**　「たまたまあのきびしい看護師にあたってしまったのが不運だった」という理由は，運への帰属である。運は自分ではコントロール不可能であるが，つねに変動する要因であるので，次に実習に行ったときには違う看護師であるという可能性を考える。運に帰属をする学生は，帰宅後学習をすることなく翌日の実習にのぞむだろう。

　③**課題の困難さへの帰属**　「まだ学校で習っていないことを聞かれたから答えられなかった」というのは，課題の困難さへの帰属である。課題の困難さは自分ではコントロールできないので，また同じ課題を与えられたら答えられないと考え，不安な状態になる。しかし一方で，違った課題が与えられれば答えることができると考えることもできる。

　④**能力への帰属**　「私は看護師に向いていない，才能がないから答えられなかった」という自分の能力への帰属は，その後どのような場面でも自分はうまく答えることができないと予測し，不安な気持ちでいっぱいになる。結果，学習行動に結びつかないうえに，やがては実習に行くことが困難になり，無気力状態になるだろう。

　ワイナーらの実験では，ある課題に失敗した原因を自分の能力や課題の困難さに帰属する人は，その後同じような課題を遂行するときに，「自分はまた失敗するだろう」と予測し，一方，失敗の原因を運や努力に帰属する人は「今度は成功するだろう」と予測していることを明らかにしている。このように人を対象とした場合には，行動と結果との結びつきが欠如しているという経験だけが無気力・抑うつ状態の原因ではなく，その結果について個人がどう原因帰属するかが影響している。

●**健康領域への応用**　学習性無気力とその改訂理論は，無気力と抑うつという病態をおもに問題としてきた。しかし近年，予防行動への無力感という視点から，アルコール依存症，減量，病気への対処行動といった健康領域の問題に応用する試みも行われている。失敗の原因を安定的・内的・統制不可能な要因，つまり自分の能力や体質に帰属すると，不適応的な結果をまねく。しかし，安定的な要因から不安定な要因へと帰属をかえさせることによって，人は，次は成功するかもしれないという期待をもつことができるようになる。また，失敗の原因を統制可能な要因に帰属すれば，同じ課題にも再度積極的にチャレンジする意欲が引き出される。

　ホスパース Hospers, H. J. らの減量行動の研究で，減量に失敗する人は

食事量と体重の間には関係がないと感じており，カロリーの低い食品を少量しかとらなくても，自分は太ってしまうと考える傾向があることが明らかにされている。つまり，減量失敗者はその失敗を「自己の体質」という安定的で統制不可能な要因に帰属することによって，減量行動に無力感をいだいているのである。この安定的・統制不可能な要因への帰属を不安定的・統制可能な要因への帰属にかえれば，次回の減量に成功する可能性への期待が増すだろう。

しかし，不安定的・統制可能な要因に帰属をかえさせても，行動の変容が容易に生じない場合がある。それは「原因は自分が努力すればかえられるところにあるが，自分にはその能力がない」と感じている場合である。この自分の行動する能力に対する認識は，人の健康行動に重要な役割を果たしている。これが次に取り上げる自己効力感である。

②自己効力感

自己効力感 self-efficacy という概念を提唱したのはバンデュラ Bandura, A. である。

●**結果期待と効力期待**　行動は「その行為を行えばよい結果が得られる」という予測に加え，「自分にはその行為ができる」という予測，つまり自信が伴ってはじめて実行に移される。前者の予測を**結果期待**，後者の予測を**効力期待**とよび，区別して用いられている。とくに「自分にはその行為ができる」という個人の考えは**自己効力感**とよばれ，人の行動選択に重要な役割を果たしている（●図7-5）。

●**タバコをやめられない理由**　人が望ましい健康行動を実行したり，乱れた生活習慣を改善したり，あるいは改善した健康行動を維持しつづけたりするためには，自己効力感と結果期待の両方が必要になる。たとえば「タバコの吸いすぎは，肺がんの危険性を高める。タバコをやめればその危険性が低下する」という結果期待をもったとする。これは「タバコをやめる」という現在の行動をかえる必要性の認識を高める。ところが多くの人は，健康にわるいと自覚しながらもタバコをやめることができない。つまり，認識を高めるだけでは，実際に行動をかえられないことを意味している。そこで必要になるのが自己効力感である。結果への期待に加え「私はタバ

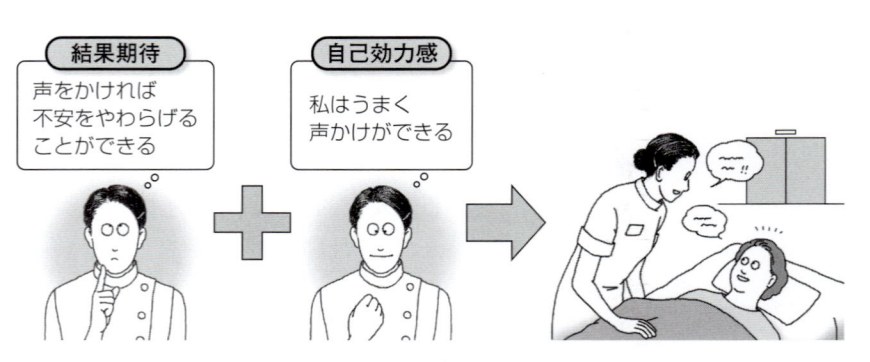

図7-5　結果期待と自己効力感

コを吸わないでがまんすることができる」という自己効力感が伴って、はじめて行動がおこされるのである。

　自己効力感は、医療場面でも有効であることが報告されている。ここでは医療従事者の指示の遵守（コンプライアンス行動）と、痛みの対処行動について紹介する。

ⓐ コンプライアンス行動と自己効力感

●**コンプライアンス行動の現状**　治療効果は、患者が医療従事者に指示された養生方法を遵守、つまり、きちんとまもるかどうか（コンプライアンス行動）によって、大きく左右される。養生方法とは、たとえば、高血圧患者では日常の食事のコレステロール量の制限であり、糖尿病患者では摂取カロリーの制限や食事・服薬時間の厳守、また運動の継続である。しかし、実際にはこれらの指示をきちんとまもりつづけることはとてもむずかしい。アメリカでは、実に全患者の半数は指示をまもっていないと報告されている。これではせっかくの治療や指導も、十分に成果をあげることができない。生活習慣病は日常生活に根ざした問題であるだけに、養生方法の遵守を含めたセルフケア行動の確立は、とくに重要な問題となる。

●**コンプライアンス行動の実証的研究**　慢性閉塞性肺疾患の患者を対象にした研究（カプラン Kaplan, R. M. ら）では、歩行運動プランの遵守と自己効力感に注目した。この疾患の治療には、適度な運動の継続が不可欠である。しかし息苦しい状態で歩行運動プランを継続していくことは、患者にとって非常に困難であり、中断してしまう場合も多い。そこで運動継続のための自己効力感を高める有効な介入方法が検討された。

　患者を①行動的介入群、②認知的介入群、③行動的＋認知的介入群の3群に分け、いずれかの介入を施行し、自己効力感を測定した。

　行動的介入群では、目標を設定し、きちんとプランをこなすことを契約し、歩行により病状がよくなっているというフィードバックを行い、認知的介入群では、歩行に対する患者の誤った信念を変化させることを行った。実験の結果、歩行運動プラン実行の自己効力感は、行動的＋認知的介入群で最大になった。実際に3か月後に歩行運動を継続している程度を調べた結果、自己効力感が高かった患者ほど継続率は高かったことが報告されている。さらに興味深いのは、運動継続の自己効力感が高まることによって、ほかの養生方法に対する自己効力感にも上昇傾向がみられたことである。

　わが国でも近年、糖尿病患者や心疾患、高血圧などの慢性疾患患者を対象に、セルフケア行動と自己効力感の関連に注目した研究が始まっている。

ⓑ 痛みと自己効力感

　自己効力感の研究には、痛みをテーマにしたものもいくつかある。痛みの感覚は、単に生理学的な刺激によってのみ生じているのではない。たとえば同じ程度の裂傷でも、偶発的事故で受けたけがではひどく痛みを訴える一方、戦闘による名誉の負傷と認知している場合にはあまり痛みを訴え

ない事実に，痛みには心理的要因が強くはたらいていることがわかる。

●**ノイフェルド Neufeld, R. W. J. とトーマス Thomas, P. の実験**　手を冷水のなかにつけて痛みをつくり出す，寒冷昇圧痛を用いた実験研究では，自己効力感と結果期待が，痛みとどのように関係するのか検討された。はじめに「リラクセーションを行うと，痛みの感じ方が軽くなる」と説明し，全員に結果期待が与えられたあと，2つの実験的な操作が行われた。1つ目の実験操作として，一方の群にはリラクセーション訓練が行われ，痛みへの対処の自己効力感が高められた。もう一方の群では，リラクセーション訓練は行われなかった。2つ目の実験操作として冷水に手をつけた被験者に，一方の群にはリラクセーションが成功しているというフィードバックが与えられ，もう一方の群にはリラクセーションが失敗しているというフィードバックが与えられた。このフィードバックは，最初の実験でリラクセーション訓練が行われたか否かにかかわらず，ランダムに与えられた。

　実験の結果，リラクセーションの訓練を受け，さらに被験者の行ったリラクセーションが成功しているというフィードバックを与えられた群では，有意に長い時間，冷水に手をつけてたえることが明らかになった。つまり痛みの耐性は，実際のリラクセーションの効果によってではなく，「リラクセーションが痛みを弱めるのに有効であり，自分は現在そのリラクセーションがうまくできている」という結果への期待と，「自分はうまくリラクセーションができる」という自己効力感によって影響されていたのである。

③統制の所在

統制の所在と情報量
内的統制者は自分に関連する情報を積極的に探索し，それによっておかれた状況を適切に判断し，効果的に対処することができる。また，内的統制者は外的統制者に比べ，情報の探索能力のみでなく，利用方法にもすぐれ，またより注意深く他者を観察している。

　人は自分の行動が結果に結びついているかどうか，あるいは結果がなにによって左右されているかについて比較的一貫した考えをもっている。こうした考えの傾向は，**統制の所在 locus of control** とよばれ，「外向性」や「内向性」といった人のパーソナリティ（●48ページ）の一側面と同じように，その人の備えているかわりにくい特徴の1つとして考えることができる。自分でものごとの結果を統制することができるという信念を**内的統制**，結果は他人や運・チャンスによって左右されるという信念を**外的統制**とよぶ（ロッター Rotter, J. B.）。

　たとえば病気に罹患した場合，内的統制の者は自分の行動と病気の回復との間には関係があると認識し，病気は自分で克服することができると考えて，克服のための努力を行う。一方，外的統制の者は運がよければ病気は回復するし，運がわるければ回復しないと考え，努力はしない。

　このように統制の所在は，人の行動を予測するうえで重要となる。この統制の所在の概念は，非常に早い時期から健康領域の問題に適用されてきた。

ⓐ 統制の所在の実証研究

●**結核患者の統制の所在**　患者を対象とした最も初期の研究は，シーマン Seeman, M. による結核病院の入院患者の統制の所在と結核の知識量，情報探索行動との関連についての研究である。患者のなかから内的統制，外

的統制の患者それぞれ約 20 名を選択し，疾患についての知識と疾病や検査についての医療従事者の説明に対する満足度についてインタビューを行った。自分の病気は自分の努力によって回復すると考える内的統制の患者は，病気や治療についての情報をより多く探索し，そのため知識を多くもっているだろうと予測された。

　この結果，予測どおり内的統制の患者は自分の病状について外的統制の患者よりも多くの知識をもっていた。それにもかかわらず，内的統制の患者は，医療従事者からの現在の説明では少なすぎると不満をいだいており，さらに詳細な説明を望んでいた。また，内的統制の患者は外的統制の患者に比べ，病気の状態での生活状況をよりよくするための努力もより積極的にしていることが明らかになった。

●**手術後のセルフケアと統制の所在**　ジョンソン Johnson, J. E. らの手術後のケアの責任と統制の所在の関連を検討した研究では，内的統制者は手術後の合併症の予防は自分に責任があり，その努力は自分で行うことができると感じていた。このように，内的統制者は自分の行動と結果の結びつきに強い信念をもっているために，自分で努力をして健康行動を行っている。

　このような内的統制者と外的統制者の違いは，認知機能の違いに由来している。シーマンの研究では，内的統制者と外的統制者のもっている情報量に違いがみられた。

●**内的統制者の自己統制への信念**　内的統制者は，外的環境ばかりでなく自分自身もコントロールできるという信念をもっている。たとえば，男性の喫煙者の場合，禁煙して二度と喫煙しない者は，禁煙しない者よりも内的統制の傾向がある。この内的統制者がいだく「自分を統制できる」という信念については，場面の異なる研究でも同様の結果が得られている。

　たとえば，マクドナルド MacDonald, A. P. の独身の女子学生について調査し，統制の所在と避妊実践との関連を調べた研究では，内的統制者の 62％はなんらかの避妊を実施していたが，外的統制者で避妊を実施したのはわずか 37％であった。

ⓑ 健康についての統制の所在

　健康行動，とくに病気に罹患した場合の統制の所在では，医療従事者との関係を抜きにして考えることはむずかしい。そこで近年，健康行動に限定した統制の所在について検討されるようになった。

●**尺度の開発**　「**健康についての統制の所在** health locus of control」尺度には，従来の内的統制・外的統制に，新たに**重要他者**という所在が想定された。重要他者の統制は，医療従事者の助言や援助に関連するもので，尺度の項目には「私にとって病気にかからない最良の方法は，主治医と定期的に連絡をとることである」「私の健康上の問題に関して，医師から言われたことだけは実行するようにしている」「私が病気から回復するときは，

表7-2　日本語版健康統制の所在尺度（堀毛，1990）

- □ 1．病気がよくなるかどうかは，周囲のあたたかい援助による。
- □ 2．病気がよくなるかどうかは，元気づけてくれる人がいるかどうかにかかっている。
- □ 3．病気がどのくらいでよくなるかは，医師の力による。
- □ 4．病気がよくなるかどうかは，運命にかかっている。
- □ 5．病気がどのくらいでよくなるかは，時の運だ。
- □ 6．病気がよくなるかどうかは，家族の協力による。
- □ 7．健康でいられるのは，医学の進歩のおかげである。
- □ 8．病気がどのくらいでよくなるかは，医師の判断による。
- □ 9．ぐあいがわるくなっても，医師さえいればだいじょうぶだ。
- □ 10．健康でいられるのは，神様のおかげである。
- □ 11．先祖の因縁（いんねん）などによって病気になる。
- □ 12．病気がどのくらいでよくなるかは，医師の腕しだいである。
- □ 13．健康でいられるのは，自分しだいである。
- □ 14．病気になるのは，偶然のことである。
- □ 15．神仏に供物をして身の安全を頼むと，病気からまもってくれる。
- □ 16．病気になったのは，うかばれない霊が頼っているからである。
- □ 17．健康でいるためには，自分で自分に気配りすることだ。
- □ 18．病気になったときは，家族などの思いやりが回復につながる。
- □ 19．健康でいられるのは，家族の思いやりのおかげである。
- □ 20．病気がよくなるかどうかは，自分の心がけしだいである。
- □ 21．健康でいるためには，よくおがんでご先祖様を大切にするのがよい。
- □ 22．私の健康は，私自身で気をつける。
- □ 23．健康でいられるのは，運がよいからだ。
- □ 24．健康を左右するようなものごとは，たいてい偶然におこる。
- □ 25．病気がよくなるかどうかは，自分の努力しだいである。

尺度Iの質問番号[13，17，20，22，25]　　　小計/
尺度Fの質問番号[1，2，6，18，19]　　　　小計/
尺度Prの質問番号[3，7，8，9，12]　　　　小計/
尺度Cの質問番号[4，5，14，23，24]　　　小計/
尺度Sの質問番号[10，11，15，16，21]　　小計/

〔注〕　回答の仕方
「まったくそう思わない」1点，「そう思わない」2点，「どちらかといえばそう思わない」3点，「どちらかといえばそう思う」4点，「そう思う」5点，「非常にそう思う」6点として，5下位尺度（I：Internal，F：Family，Pr：Professional，C：Chance，S：Supernatural）ごとに素点を合計する。
（堀洋道ほか編：心理尺度ファイル．p.526-527，垣内出版，1994による，一部改変）

日本語版たるゆえん

ここでは欧米でつくられた尺度を和訳するのではなく，緻密な調査を重ね，わが国の文化背景に合わせた項目づくりに注意がはらわれた。この結果，最終的に完成された尺度は，「内的統制 internal」，「重要他者 professional」，「運・チャンス chance」の3つの次元と，新たに日本特有のものとして「あたたかな家族やまわりの人たち family」，「神仏やたたりなど自分をこえた大きな存在 supernatural」という2つの次元が加えられた。

いつも医師・看護師・家族・友人たちがよくお世話をしてくれるからだ」などが含まれている。この流れをくんで，日本でも「日本語版健康統制の所在尺度」が開発された（●表7-2）。

●**関節リウマチ患者の健康についての統制の所在**　「健康についての統制の所在」を用いた慢性疼痛患者に関する研究によると，運・チャンスの信念傾向の強い患者は不安や抑うつの程度が強く，痛みに対する対処も不適切である。

パスター Pastor, M. A. らの関節リウマチの患者を対象にした研究では，「健康についての統制の所在」と，下肢の機能・上肢の機能・情緒・症状・社会生活との関係について検討された。その結果，自分の努力によって健康を回復することができるという信念をもつ内的統制の患者は，すべての

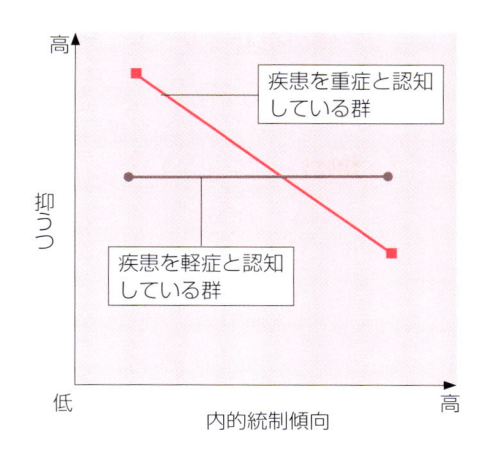

図7-6 統制の所在と重症度の認識にみられる交互作用

面で適応的であった。健康の回復は医師の力によるという信念をもつ患者は，症状のみ良好であった。健康を取り戻せるかどうかは運しだいという信念をもつ患者については，運がよければ苦痛から解放されると考える幸運志向と，なにをしても自分の痛みはひどくなると考える不運志向に分けられた。また，運がわるいという信念傾向の強い患者は，下肢の機能・情緒・社会生活の障害が強かった。

すべての患者は医師の力によって健康を回復するという信念を強くもっていることも判明し，医療場面では医療従事者の存在が個人の統制感に重大な影響を及ぼしているといえる。

●**がん患者の健康についての統制の所在**　マークス Marks, G. らは，がん患者を対象に「健康についての統制の所在」と適応との関連を検討している。はじめに内的統制傾向を高群・低群の2群に分け，次に重症度の認知を重症群・軽症群の2群に分けて，2つの要因を組み合わせて合計4群をつくり，抑うつの得点を比較した。この結果，2つの要因を組み合わせることによって興味深い結果が得られた。

自分の疾患を軽症と認知している群では，内的統制傾向の高低にかかわらず抑うつ得点に差はないが，重症と認知している群では，内的統制傾向の低群の者に比べ高群の者で抑うつ得点が有意に低かった。このように要因の組み合わせによってあらわれる効果が異なることを**交互作用**という（○図7-6）。

④**主観的統制感の看護への応用**……　本項では学習性無気力，自己効力感，統制の所在という3つの概念を取り上げ，解説してきた。これらの概念は，さらに大きくは「自己」の研究のなかに位置づけることができる。認識の対象として自己をとらえることは，単に人が現実の自分についてどのような認識をもっているのか，あるいはそれを受容できているのかといった現状の認識の問題にとどまらない。看護においては，そうした認識が，人の行動や適応を左右する基盤となっているために，とくに重要である。

● **3つの概念の共通性**　ここで紹介してきたいずれの研究においても，主観的統制感の高さが，セルフケア行動や治療へのコンプライアンス行動，あるいは痛みの軽減などと結びついており，健康回復や健康維持にとって重要であることが示唆されている。これらの概念の基本的な枠組みについて整理すると，行動と結果の結びつきの認知が適応に関連しているという結論は共通している。つまり，いずれの研究も，自分が行った行動，あるいは行おうとしている行動と，それによって導かれる結果との関連性をどう認識するかが，その後の適応や行動に影響を与えることが示されているのである。

● **看護職者の介入──その注意点**　これまでみてきたように，主観的統制感の概念を応用することで，セルフケア行動やコンプライアンス行動を促進したり，行動修正の指導の視点を明らかにしたりすることができる。しかし一方で，気をつけなければならない点もある。それは看護職者の介入によって，患者の行動と結果の結びつきの認知に，危機を生じさせる可能性である。

　たとえば，がんの化学療法中の患者への看護では，感染予防のためにセルフケア指導が非常に重視されている。しかし患者が着実にセルフケアを実施したとしても，著しい白血球の減少という生体の反応によって，感染症の発症はしばしばおこる。むろん，これは患者個人のセルフケアが欠如したことによって生じた結果ではない。しかしこうした場合，患者に意識づけられた，「セルフケアによって感染が予防できる」という行動と結果の結びつきの認知は，完全にたち切られてしまうことになり，患者には精神的に大きなダメージを残すことになる。

　このように，看護へ心理学の理論を応用していく場合には，注意しなければならない点があることを知っておく必要がある。

B 看護職者の理解

❶ 看護という職業の理解

①看護の仕事とはどんなものか……　看護の仕事の中心は，患者が疾病をもちながらもよりよく生活ができるように，日常生活の再構成をサポートすることにある。サポートを必要としている患者は，疾病や障害の程度，年齢や性別，それまで果たしてきた役割などによって，実にさまざまな問題をかかえている。

たとえば，末期がんの患者や回復不可能な障害を負った患者は，恐怖感や絶望感をいだいて生活している。糖尿病や腎臓病などの慢性疾患に罹患した患者は，それまでのライフスタイルの変更を迫られることで，とまどいや不安を感じつづけている。こうした患者をサポートし，患者自身に問題解決の力を見いだし，態度変容を促したり，障害や死の受容を導いたりするためには，信頼関係を基盤とした人間的な深い交流が必要となる。

しかし，こうした重要な治療的役割を果たすような関係を築くことは，けっして容易ではない。それは，表面的なかかわりや事務的なかかわりではなく，患者の心全体にかかわっていかなければならないためである。

②看護職者への役割期待とその重さ……　自分自身も生身の人間である看護職者にとって，すべての患者と良好な関係を築き，適切なケアを提供していくためには，技術的な熟練のみではなく，つねに精神面での努力も必要となる。ときにこうした役割期待は，看護職者の心の重荷となり，気持ちのコントロールを乱してしまうことになる。看護職者がプロフェッショナルとして，患者に最善のケアを提供していくためには，なにより看護職者自身の心身が健康に保たれていることが重要である。

そこで本節では，看護職者の陥りやすい心理状態としてバーンアウトを取り上げ，看護という仕事の特徴と個人の特性から考えていこう。

❷ 看護職者の心理

①バーンアウトとはなにか……　人が人を対象とする仕事は，物を対象とする仕事に比べ気苦労が多く，それだけ疲労やストレスが大きいことはすでに多くの研究によって報告されている。なかでもさまざまな健康レベルにある，あらゆる年齢層の人々をケアの対象とする看護職者は，つねに過酷なストレスにさらされている。さらに看護職者は，3交代制あるいは2交代制という不規

則勤務による身体疲労，さらには医師の指示なしに決定できないことが多いために生じるジレンマなど，さまざまなストレス要因をもっている。そこで看護職者の間でとくに問題になるのが，**バーンアウト** burnout syndrome（**燃えつき症候群**）である。

●**マスラック Maslach, C. の定義**　バーンアウトとは「長期間にわたり人に援助する過程で心的エネルギーがたえず過度に要求された結果，極度の心身の疲労と感情の枯渇を主とする症候群であり，卑下・自己嫌悪・関心や思いやりの喪失を伴う状態」とされている。

　バーンアウトとは，文字どおり燃えつきてしまった状態であり，それまで元気に働いていた人のその働く意欲が，急激に低下してしまう状態である。次にバーンアウトの具体的な症状についてまとめていこう。

②**バーンアウトの症状とは**　……　バーンアウトに陥った人の代表的な症状として，疲労と消耗感があげられている。バーンアウトの程度を測定するために，研究者がさまざまな測定用具（これを尺度という）の開発を試みている。よく知られた尺度として，マスラック・バーンアウト尺度（MBI）があげられる（▶表7-3）。この尺度に含まれている項目は，具体的なバーンアウトの症状が記述されているので，自分あるいは同僚に生じている症状がバーンアウトの症状であるかどうかを観察し，早期に対応するのに参考になるだろう。

●**マスラック・バーンアウト尺度**　マスラック・バーンアウト尺度は 22 の質問項目で構成されており，個々の項目は「情緒的消耗感」「個人的達成感」「脱人格化」という 3 つの大きなまとまり（因子）に分けられる。

(1)「情緒的消耗感」因子：気持ちのうえでの疲れを示す 9 項目を含む。
(2)「個人的達成感」因子：仕事の達成感に関する 8 項目を含む。
(3)「脱人格化」因子：本来のあたたかな自分とは異なる非人間的な自分を示す 5 つの項目を含む。

③**看護職者がバーンアウトをおこす原因**　……　バーンアウトを引きおこす要因は，個人の特性や個人差にかかわる要因と，個人を取り巻く状況要因の 2 つにまとめることができる。

●**個人差要因**　個人差要因とは，看護職者それぞれがもつ性格特性や価値観である。まったく同じ職場環境のなかで仕事をしていても，すべての人が同じ程度のストレスを感じ，バーンアウトしてしまうわけではない。こうした違いは，個人差要因によって引きおこされていると考えることができる。

　①**熱心な看護職者**　フロイデンバーガー Freudenberger, H. J. やラーソン Larson, C. らは，バーンアウトに陥りやすい性格特性として，自我関与の強い，完璧主義的な態度傾向の強い人をあげている。自我関与が強く，完璧主義の看護者は，看護に情熱を燃やし，日々ひたむきによいケアをなしとげようと努力を重ねている。こうした努力を重ねる結果，看護という際限のない仕事の山に押しつぶされ，極度の疲労，消耗状態を経て，やが

医療職者間の比較
内科医・外科医・産婦人科医・精神科医・看護職者を対象にバーンアウト状態について比較した宗像らの調査によると，看護職者は医師に比べバーンアウト状態が強いことが示されている。

自我関与
自我関与とは，仕事に対してどれくらい熱心に取り組んでいるかという程度のことである（▶109 ページ）。

表 7-3　マスラック・バーンアウト尺度：MBI

Ⅰ．情緒的消耗感
- □ 私は自分の仕事で，情緒的な消耗を感じる。
- □ 私は日々の仕事を終えたあと，疲れはてたと感じる。
- □ 私は朝起きたときに疲労を感じ，その日の仕事をほかの日にまわさなければならない。
- □ 一日中人々とともに働くことが，私にとってはまったくの負担となる。
- □ 私は自分の仕事で精根がつきる思いがする。
- □ 私は自分の仕事によって欲求不満をいだく。
- □ 私は自分の職務に対し熱心に働きすぎていると感じている。
- □ 人々とともに働くことは，直接に，私には多すぎるストレスを課している。
- □ 私は自分が進退きわまる事態にいるような気がする。

　　　　　　　　　　　　　　　　　　　　　　　　　　　　　　小計/

Ⅱ．個人的達成感
- □ 私は自分の対象者がどのようにものごとを感じているのか，たやすく理解することができる。
- □ 私は自分の対象者の問題を非常に効率よく取り扱っている。
- □ 私は自分の仕事を通じて，他の人々の生活に積極的に影響を及ぼしていると感じる。
- □ 私は非常に精力的であると感じる。
- □ 私はたやすく自分の対象者とともにくつろいだ雰囲気をつくり出すことができる。
- □ 私は自分の対象者に近しくはたらきかけたあと，自分の気分が引きたつと感じる。
- □ この仕事において，私は情緒的な問題を非常に冷静に取り扱っている。
- □ 私はこの仕事において，多くの価値ある事柄を成しとげてきた。

　　　　　　　　　　　　　　　　　　　　　　　　　　　　　　小計/

Ⅲ．脱人格化
- □ 私は自分がある対象者をあたかも彼らが人格をもたない"物質"であるかのように扱っていると感じている。
- □ 私はこの仕事につく以前よりも，人々に対して冷淡になってきた。
- □ 私はこの仕事が自分を，情緒的に無感覚にさせていくのではないかと心配している。
- □ 私はある対象者の身には，なにがおこっても心底からは気にしない。
- □ 私は対象者である彼らの問題のうちの一部について，私を責めているように感じる。

　　　　　　　　　　　　　　　　　　　　　　　　　　　　　　小計/

〔注〕項目ごとに，そこに書かれた内容について，週に何日ぐらい感じるかを数えていく。1日も感じないを1点，毎日感じるを7点として得点化し，それらの得点を因子ごとに足し合わせることにより結果をみていく。「情緒的消耗感」と「脱人格化」の得点が高く，「個人的達成感」の得点が低いほど，バーンアウトの程度が高いことを意味している。
（田尾雅夫・久保真人：バーンアウトの理論と実際，p.30，誠信書房，1996による，一部改変）

てバーンアウトへと陥ってしまうことになる。

　このことは一見，仕事に熱心でないほうが望ましいという誤解を生じさせてしまうが，問題は現実からはなれた目標設定にあるようだ。そこで，視点を看護職者の経験年数や年齢などの個人差要因にかえてみる。

　②**経験や年齢**　バーツ Bartz, C. とマロニ Maloney, J. P. の集中治療室の看護職者を対象にした研究では，経験を積んだ看護職者ほどバーンアウトに陥らないことが示されている。その他の研究でも，勤務年数が5年以上の看護職者，あるいは年齢が29歳以上の看護職者では，バーンアウトが

生じにくいと報告されている。

勤務経験が浅く，年齢の若い看護職者は，日常の業務をこなすことはできるが，看護という本来の仕事そのものについては考えを深め，経験を積む途上にある。この時期は概して，現状把握や自己の力量についての把握が不十分であるために理想主義的で，現実の壁にぶつかったときにバーンアウトをおこしやすいと推測される。

経験を積むにしたがって，自己の限界も含めて現実を把握したうえでの目標設定が可能になり，上司や同僚との協力関係や患者との距離の保ち方が習得されるようになるのである。

●**状況要因**　状況要因とは，仕事の内容や，病院の管理体制などである。看護職者の間で高率にバーンアウトが発生する原因として，看護職者の仕事構造が指摘されている。

①**人を相手にするという作業環境**　同じ医療従事者でも，薬剤師や臨床検査技師などに比べ，直接患者と対面しケアを行う看護職者にはストレスが生じやすい。

②**医師との関係性**　看護職者の仕事は，「保健師助産師看護師法」の規定により，多くの業務内容につき医師の指示を必要とし，自由な裁量が制限されている。指示を受けるだけ，命令をされるだけという一方的なコミュニケーション構造は，ストレスの発生と深くかかわっている。

③**役割のあいまいさ**　患者の生活全体をサポートするための仕事は多岐にわたり，結果的に病棟の雑務全部を背負い込むこともある。「もっと患者さんのベッドサイドで話を聞いてあげたい」と思っても，時間ごとにこなさなければならない仕事に忙殺され，成果がみえにくく，「結果的に自分はなにをしているのか」とむなしくなってしまう。こうして，身体的な疲れと空虚さだけが蓄積され，心的なエネルギーを消耗させる原因になる。

④**チームでの仕事**　凝集性が高く仲間意識の強い集団は，仕事内容を理解・協力し合える反面，自分を抑えてもチームの規範や基準に従わなければならないという，ストレスを生みだしやすい特徴も同時に備えている。

④適応に向けて　……　ここで取り上げたバーンアウトは，ストレスの結果生じた現象であり，より大きくとらえるとストレスの枠組みによって理解することができる。先に示した対処資源や対処方略について検討し，バーンアウトを回避する手がかりをつかもう。

●**ストレスの対処資源の充実**　バーンアウトは，看護職者1人ひとりが仕事の特性を理解し，それに対応できる対処資源を身につけて仕事にのぞむことで回避できる。そこで ●表7-1（●128ページ）に基づき，看護職者として働く際に役だつ対処資源づくりについて考えてみたい。とくにここでは，看護学生のうちにできることについてまとめてみよう。

①**身体的健康**　健康を維持するためには，正しい生活習慣を身につけることが第一である。やがて患者を指導する立場になる者として，まずは自

学生時代と対処資源

講義を受けることは自己効力感の説明中②の「他人に教わること」、教員が実演するデモンストレーションや模擬ビデオを見ることは③の「モデルの行動を観察すること」、実際に演習で自分で行うことが①の「実際にやってみること」である。十分に学習し、モデルの行動を観察し、自分でやってみると、臨床実習でも落ち着いて患者へケアを提供することができる。これが④の「ドキドキしなくなること」であり、この体験で自信が強められる。学生時代の十分な学習が、対処資源としておおいに有効であることを意味している。

分の生活習慣を見なおし、分析・評価をしてみてほしい。

②**自己効力感** これは「私には必要な行動を行う能力がある」という認識であり、看護を行ううえでは1つひとつの看護実践への自己効力感が必要となる。自己効力感の規定因として① 実際にやってみること、② 他人に教わること、③ じょうずにできたモデルの行動を観察すること、④ ドキドキしなくなること、という4つの要因があげられている。

③**問題解決スキル・社会的スキル** 1つひとつの問題にぶつかりながら身につけていくものである。学内での学習のみでなく、課外活動やボランティア活動に積極的に挑戦し、問題解決を体験していくことが必要である。

④**ソーシャルサポート** 看護職は、養成機関卒業後は、多くの人が、自分1人で新しい職場へと就職することになる。ソーシャルサポートは実際にその場にいてサポートしてもらうばかりではなく、なにかあったときに相談にのってくれる、愚痴を聞いてくれる、心を癒してくれると感じられる人の存在も含んでいる。そこで学生時代に大切な友だちをつくることが1つの大きな資源となる。

●**ストレスの対処方略** 筆者が行った看護職者を対象とするストレスの研究では、看護ケアに関するストレッサー（ストレス状態の原因）として「技術的未熟さ」「責任の重さ」「看護に対する不安」「患者の急変」「看護過程の立案」などが、業務に関連するストレッサーとして「肉体的疲労」「つねに頭から仕事のことが離れない」「忙しさ」「患者・同僚・医師との人間関係」などがあげられた。

こうしたストレスがうまく処理されないと、バーンアウトや離職という結果をまねいてしまう。そこで、先に述べてきたように、状況に応じていかに柔軟に、適した対処方略を用いることができるかが適応を左右する。

ここで出てきた結果では、適応に関連しているのは、問題焦点型の対処方略よりも、情動焦点型の対処方略であった。情動を処理する際に、一時的にうまく問題から回避する対処方略を用いている人は適応的であるが、問題をあたかもなかったかのように気持ちのなかに押し込めてしまう抑圧という対処方略を用いる人は不適応的であった。

問題を一時棚上げして気分転換をはかったり、他者のサポートを求めたりして、気持ちが落ち着いてから再度問題に取り組めば、今度は問題解決を行える可能性がある。しかし、一度気持ちのなかに押し込められてしまった問題は、その後問題として認識されにくく、処理されないままに心のなかに蓄積されてしまうことになる。問題を心のなかに押し込めつづけるためには、さらに心的努力を要し、こうした状況が長期間にわたることによって極度の心身の疲労状態となる。これまでみてきたように、対処資源を充実させ、柔軟に対処方略を用いることで、こうした事態をじょうずに回避し、いきいきと仕事に取り組みたいものである。

WORKS

A. ストレスの処理の仕方を考えてみよう。

　次のような事態に陥ったとき，あなたならどのようにストレスを処理するだろうか。ストレスのシステム理論（●126 ページ）に基づいて，資源や対処の点から考えてみよう。
① 臨床実習の集合時間に遅れてしまった。
② 指導者の質問に答えられなかった。
③ 患者に誤った知識を伝えてしまった。
④ 患者に拒否されてしまった。

[引用・参考文献]

1) Abramson, L. Y., Martin, E. S.：Learned helplessness in humans；Critique and reformulation. *Journal of Abnormal Psychology*, 87：48-74, 1978.
2) Bartz, C. and Maloney, J. P.：Burnout among intensive care nurses. *Research in Nursing and Health*, 9：147-153, 1986.
3) Dunkel-Schetter, C., Feinstein, G. L., Taylor, E. S., et al.：Patterns of coping with cancer. *Health Psychology*, 11(2)：79-87, 1992.
4) Freudenberger, H. J.：*Burnout*. Anchor Press, 1980.
5) Johnson, J. E., Dabbs, J. M. Jr. and Leventhal, H.：Psychosocial factors in the welfare of surgical patients. *Nursing Research*, 19：18-29, 1970.
6) Kaplan, R. M., Atkins, C. J. and Reinsch, S.：Specific efficacy expectations mediate exercise compliance in patients with COPD. *Health Psychology*, 3：223-242, 1984.
7) Larson, C., Shinn, M., and Robinson, P. E.：Burnout, job performance, and job withdrawal behaviors. *Journal of Health and Human Resources Administration*, 7：213-234, 1984.
8) MacDonald, A. P.：Internal-external locus of control and the practice of birth control. *Psychological Reports*, 27：206, 1970.
9) Marks, G., Richardson, J. L., Graham, J. W., et al.：Role of health locus of control beliefs and expectations of treatment efficacy in adjustment to cancer. *Journal of Personality and Social Psychology*, 51：443-450, 1986.
10) Maslach, C.：Burned-out. *Human behavior*, 5(9)：16-22, 1976.
11) Neufeld, R. W. J., Thomas, P.：Effects of perceived efficacy of a prophylactic controlling mechanism on self-control under pain stimulation. *Canadian Journal of Behavioural Science*, 9：224-232, 1997.
12) Pastor, M. A., Salas, E., Lopez, S., et al.：Patients' beliefs about their lack of pain control in primary fibromyalgia syndrome. *British Journal of Rheumatology*, 32：484-489, 1993.
13) Rotter, J. B.：Generalized expectancies for internal versus external locus of control of reinforcement. *Psychological Monographs*, 80：1-28, 1966.
14) Seeman, M.：Alienation and social learning in a reformatory. *American Journal of sociology*, 69：270-284, 1963.
15) Seligman, M. E. P.：*Helplessness：On depression, development and death*. Freeman, 1975.
16) Weiner, B.：*An attributional theory of motivation and emotion*. Springer, 1986.
17) Weisman, A. D. and Worden, J. W.：The existential plight of cancer：Significance of the first 100 days. *International Journal of Psychiatry Medicine*, 7：1-15, 1976-1978.
18) 岡谷恵子：手術を受ける患者の術前術後のコーピングの分析．看護研究 21(3)：53-60, 1988.
19) 厚生統計協会：国民衛生の動向 2015/2016 年版．2015.
20) 祐宗省三ほか編：社会的学習理論の新展開．金子書房，1985.
21) セリエ，H. 著，杉靖三郎ほか訳：現代生活とストレス．法政大学出版局，1963.
22) フロイデンバーガー，H. J. 著，川勝久訳：燃えつき症候群——スランプをつくらない生き方．三笠書房，1981.
23) 堀毛裕子：日本語版 Health Locus of Control 尺度の作成．健康心理学研究 4(1)：1-7, 1991.
24) 水口禮治：無気力からの脱出．福村出版，1985.
25) 宗像恒次：行動科学からみた健康と病気．メヂカルフレンド社，1990.
26) ラザルス，R. S. 著，林峻一郎編・訳：ストレスとコーピング．星和書店，1990.

第 8 章

臨床心理学の基礎と心理アセスメント

A 臨床心理学の基礎

1 臨床心理学とはなにか

　臨床心理学は，人間行動の適応調整とパーソナリティの成長を促進し，不適応・障害・心の悩みの成因を研究し，それらの問題を軽減・解消させることを目ざす学問である。そのため，**心理検査**を含むツールを用いて，不適応・障害・悩みの生成過程の評価（**心理アセスメント**）を行い，それに基づいた援助計画をたてて，心理療法などの援助を行う。

2 心理的援助とはなにか

　心理的援助の理論的・技法的アプローチは，大きく分けて，心の深層のダイナミクスを重視する，精神分析療法を代表とする**心理力動的アプローチ**，行動科学的実証主義にたつ**認知行動アプローチ**，人間の全体性・統合性を重視する**人間性心理学アプローチ**などの系統がある。これらは複雑に分かれ，相互に影響し合っているが，これに加えて，20世紀後半からは，対象者を一個人というよりも家族・組織・コミュニティのなかの人間関係としてとらえ，家族・組織やコミュニティのシステムとしてのあり方をアセスメントし，介入していく**コミュニティアプローチ**の視点も重視されてきている。

　こうした心理的援助の中心は，精神科医や心理職によって担われてきたが，クライエントの気持ちを傾聴して支えていくカウンセリング的アプローチや，問題形成やその解消に関する心理教育的アプローチは，心理専門職に限定されずに，看護職その他の医療専門職や教育・産業領域の専門職によっても担われており，「心理療法」と称するよりも，心理的援助とよぶほうがふさわしい場合も多い。

　第8章，第9章は，チーム医療をともに担う心理職の仕事の理解という側面と，看護職による心理的支援について学ぶ側面の，両方から学習されることを期待している。

B 心理的援助の構造

1 心理的援助にかかわる人

> **ケース❽　摂食障害の女性とその家族(1)**
>
> 　21歳のE子は，高校中退後，家にひきこもりながら過食・嘔吐を繰り返している。夜中に自室でパンや菓子などをむさぼるように食べ，そのほとんどを吐きもどしている。そのかわり，日中は高価な「美食」を，ほんのひとかけらしか食べない。42歳の母親が心配して，医療機関をいろいろとさがして受診を促すのだが，娘は受診を拒否し，母のみがカウンセリングを受けることになった。

①クライエントとIP……　ケース8では，娘を患者とよんでよいのだろうか。そして，母親はなんとよんだらよいのだろうか。

　心理的援助では，相談に訪れる人（来談者）を**クライエント**とよぶが，これには，自分の問題で相談する場合と他者の問題を相談する場合とがある。後者の場合，問題や症状が生じている人を，**IP**：Identified Patient または Index Person とよぶ。「患者」という言葉には，問題の原因をかかえている人というニュアンスがあるが，問題の原因は，家族関係，あるいは友だちや先生との関係などにあるのかもしれない。また，原因の所在にかかわらず，自分に問題はないと思っている人を「患者」とよべば，そのことだけで治療をこばんでしまうことがあるかもしれない。そこで，まずは原因を棚上げにして，「患者とみなされている人／問題をさし示している人」という意味のIPという用語を用いるのである。

　ケース8では，娘がIP，母親がクライエントということになる。

②援助にかかわる人とその関係……　カウンセラーがIPに直接はたらきかけても，うまくいかないことが多い。IPをよく知り，かつ相談意欲のあるクライエントを通じて相談を進めるほうが効果的であったりする。つまり，カウンセラーの仕事は，クライエントを支えることによってIPを支えることである。

　●**クライエント＝IPの場合**　上述の構造は，自分の問題で相談するクライエントにも通じている。クライエントが，みずからの内なるIPを支えていく意欲がある場合，カウンセラーは効果的な支援を行いやすい。しかし，たとえどんなによい治療法があろうとも，それを与えてもらえばよい

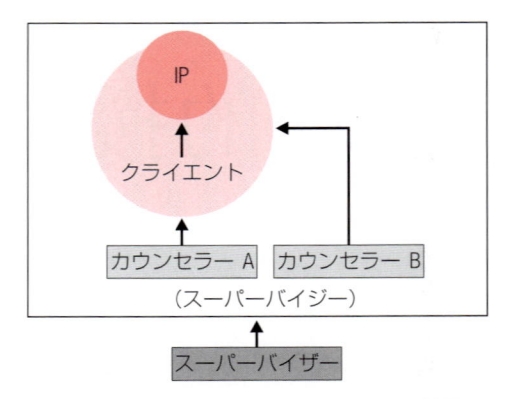

図 8-1　心理的援助にかかわる人々の関係

と考え自分自身で努力しない場合は，相談効果があがりにくいのである。

この例で，娘も相談に訪れるようになった場合，母親も娘もクライアントということになる。母親のカウンセラーと娘のカウンセラーは，別々の人があたって連携をとり合う場合も，同一の人が行う場合もある。

●**チームでの対応**　治療チームを組んで相談にあたる場合は，それぞれの役割と，情報のやりとりの仕方を明らかにする必要がある。1人が窓口となって相談するが，全員が情報をもらってそれぞれの立場から協力する場合もありうる。複数の人がクライアントにかかわる場合は，それぞれの役割をクライアントが理解していないと，無用な混乱をきたす場合がある。

●**スーパービジョン**　さらに，実際にクライアントに会っているカウンセラーが，治療の進め方について相談するのが，後述するスーパービジョン（◎154ページ）であり，指導者を**スーパーバイザー**，相談するカウンセラーを**スーパーバイジー**とよぶ。

以上の関係を図にしたのが，◎図8-1である。IPの問題解決について，それぞれの人たちが支えていく関係にあることがわかる。

クライエントの呼称
家族療法（◎201ページ）の一流派である解決志向アプローチでは，みずからの問題を認め，課題に取り組む準備のできているクライエントを，「カスタマー（顧客）」とよんでいる。同じクライエントでも，自分には問題はなく，IPがかわるべきだと思っている人を，「コンプレイナント（ぐちを訴える人）」，連れて来られただけで，問題自体を自覚していない人を「ビジター（訪問者）」として区別している。

2　心理的援助の「時間」

①**時間をまもる意義**……　短い心理的援助では，1回のみで終結する場合もあるが，多くの相談は，数回から十数回，援助の方法やクライエントの問題によっては，何年間にもわたる相談が必要となる。1回の相談時間は，通常は30分から1時間程度とることが望ましく，原則として予約制とする。心理的援助では，自他への攻撃行動や性的行動以外はクライエントが尊重されるが，最低限の約束として，時間をまもることが重要となる。その意義には，以下の点があげられる。

(1) 約束した時間は，原則として他者ではなくクライエントが優先される特別な時間である。また，約束どおりに相談を終了することで，ほかのクライエントのための時間が確保される。

(2) 時間をまもるには優先順位を考慮する必要があり，そうした時間の切り盛りをともにすることで，クライエント自身がなにを大切にすべきかを学ぶ機会となる。

②急な相談の場合　　しかしながら，看護職者の仕事では，予約を経るよりむしろ，ベッドサイド等で急に相談をもちかけられることのほうが多いだろう。その場合でも，問題が深刻だからといって無制限に話を聴くことは，むしろ無責任となる場合が多い。まずは，互いにどれだけ時間をとれるかを確認し，一番問題となっているのはなにかを聴き，誰が誰に相談するとよいか，その場で相談にのるのか別の時間や場所を確保して相談にのるのかを決めるのがよいだろう。そして，その場で短時間相談する場合，プライバシーに配慮したうえで，その時間と場を確保する。優先されることがらから話を聴き，アドバイスをするにせよ，しないにせよ，その時間の相談を，どこまでで区切りとするかを考慮することが必要である。つまり，クライエントのそのときの要求にこたえることと，長期的な相談の必要性を判断することの双方が求められる。

3 心理的援助の「場」

面接の小道具
回転椅子を用いて，話の内容に応じて距離や角度（視線）を調節することも可能であるし，2人の間に花びんなどの物品があると，境界となって個人空間がまもられやすいことも知っておくとよいだろう。

●**適切な「場」**　心理検査やカウンセリングの「場」は，プライバシーが配慮されて，落ち着いて問題に取り組みやすいことが大切であり，「こうでなくては」という決まりはない。面接は対面で行うという思い込みにとらわれずに，クライエントの**パーソナルスペース**（●153ページ，サイコラム20）を侵害して不安にさせていないか，逆に，距離をとりすぎてよそよそしくないかを配慮する。カウンセラーの真うしろに窓があると逆光で表情が見えにくくなり，クライエントに不安を与えやすいとか，誰かが不意にドアを開けたときにクライエントの顔が見えないかなど，さまざまな面での配慮があるとよい。

クライエントの身になってみるためには，実際にクライエントの椅子に座って，イメージリハーサルをしてみることが，思いのほか有用である。クライエントが心理的援助の場をどのように認識しているか，想像をはたらかせてみるとよい(神田橋, 1994)。

●**面接室以外の「場」**　約束をしていない相談は，面接室以外で行われることもある。並んで腰掛けたり歩きながらの相談などは，深刻な相談や決定を伴う相談には不向きだが，面接室での対面の相談ほど緊張せず，日常の様子の確認や，信頼関係を構築するための場としてはむしろ適している。

4 心理的援助の流れ

心理的援助の流れは，おおよそ●図8-2のようになる。クライエント

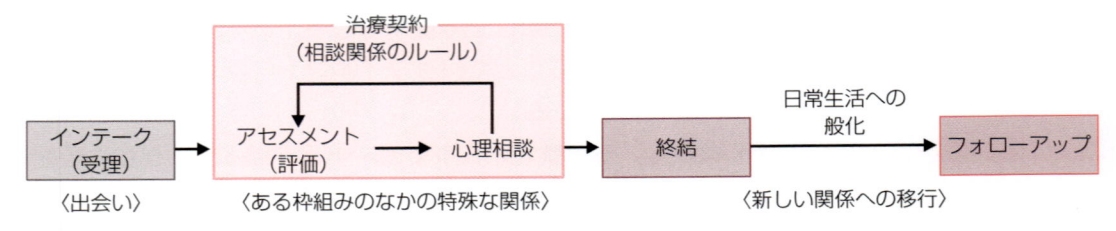

```
       ┌──── 治療契約 ────┐
       │ (相談関係のルール) │
       ↓                  ↓
インテーク → アセスメント → 心理相談 → 終結 → 日常生活への → フォローアップ
 (受理)      (評価)                          般化
〈出会い〉  〈ある枠組みのなかの特殊な関係〉      〈新しい関係への移行〉
```

図 8-2　心理的援助の流れ

の訴えを聴き，相談関係を結ぶことを**インテーク**（**受理**）とよぶ。相談では，問題やその解決についての**アセスメント**（**評価**）がなされ，それに基づいた心理相談が行われる。そして，その効果についてもアセスメントを行い，最初のアセスメントを修正しつつ，相談を展開する。相談が順調に進んで相談が終結したあとも，**フォローアップ**を行う。フォローアップとは，相談後の問題の変化を確認し，必要があれば相談を再開することである。

①インテーク──相談の依頼と治療契約

ここでは，クライエントの訴える問題（主訴）を把握し，その緊急性，自分を傷つけたり他者に危害を及ぼしたり（自傷他害）する危険性，問題の背景，問題に対処する外的・内的資源，相談に対する動機づけなどを評価する。そして，（他機関への紹介の可能性も考慮しつつ）どのような援助の可能性があるかを説明して，合意すれば，相談関係を結ぶ。

相談のあり方についてのクライエントとカウンセラーの約束ごとを，**治療契約**とよび，次のような内容が含まれる(金沢, 1998)。

(1) 主訴がなにで，それに関して互いになにをするのか。
(2) 相談には，どの程度の期間や回数が予想されるのか。
(3) 発生する費用とその負担を誰がするのか。
(4) プライバシーは，どの範囲まで保護されるのか。
(5) 相談中にしてはならないことはなにか。

病院のように，組織として相談にのる場合は，組織としてなにができるのか，誰が，どの責任を担うのかも説明できるとよい。

また，問題が解決することによって失われるものがある可能性についても注意する。たとえば，それまで給付されていた障害年金などの社会保障が，受けられなくなる可能性などである。

こうした説明を，クライエントの実状に合わせて理解できるように説明し，できればほかの選択肢を示したうえで合意してもらうことを，**インフォームドコンセント**あるいは**インフォームドチョイス**という。ほかの治療機関や治療法にどのようなものがあり，それぞれの長所と短所がなにかを説明して選択してもらえれば，クライエントも自己の責任をより強く自覚し，積極的な姿勢での相談が可能になるだろう。

インテーカー
インテーク面接は，相談面接とは別に，専門のインテーカーが行う場合もある。

プライバシーの保護
単に「プライバシーをまもります」と約束し，実際はほかのカウンセラーに話していた，というのでは，トラブルになる場合もある。「自殺のおそれなど，危険を伴う場合を除いて，ご家族にも相談内容を伝えません」「専門家の勉強会で，氏名等をふせて話し合う場合があります」など，具体的な内容を説明しておいたほうがよい。

②**援助目標の明確化**……　臨床心理的援助の主訴の多くは苦しみなどの軽減を訴えるものだが，援助の目標（ゴール）としては，問題の消失だけでは不十分なことが多い。「この相談を進めていって，（○○の問題）が改善されて，どのようになれたらいいと思っていますか」などとたずねて，クライエントが望んでいる自分らしい生き方の具体的なありさまを明確化していくのがよい。家族の相談などでは，1人ひとりの期待が異なることもまれではなく，それぞれを明確化したり，共通項をさぐったりする必要がある。

> **ケース❾　人前で緊張して話が続けられない**
>
> 　32歳，女性，社交不安障害。小学生の娘の保護者会など，人前に出ると緊張し，話せなくなってしまう。いつもせかせかしていて，「他人に気に入られるようにするべきだ」「なんでも失敗してはいけない」と考えている。肩こりがひどく，トイレも近い。

Psycolumn⑳　パーソナルスペースと援助の「場」

　人間や動物は，他者と接近しすぎると不安がたかまって，一定の距離を保とうとすることが知られている。この空間をパーソナルスペースとよぶ。

　ソマー Sommer, R. は，会話・協力・協同・競争の4条件で，どのような座席の位置を好むかを調べたところ，下の図のような好みがみられたという。会話をする場合は対面ないし90度の位置関係，協力作業の場合は横並び，競争条件では対面の位置が選ばれている。同じ机の向かい側であっても，斜めの位置になると視線が少しだけずれて，微妙な違いがあらわれるようである。

　不安が高い人のパーソナルスペースは広めであり，統合失調症の場合は，ゆがみが大きいなどといった研究もあり，そのような理解は，臨床の場におけるさまざまな配慮につながるものであろう。

会話条件	42%	46%	11%	0%	1%	0%
協力条件	19	25	51	0	5	0
協同条件	3	32	7	13	43	3
競争条件	7	41	8	18	20	5

作業内容による座席位置の好みの違い

ケース9の主訴は,「人前でも緊張しないで話せるようになり, 保護者会や友達づきあいがらくで自由になること」であり, 問題の軽減と望ましい生活の双方が意識されている。ケース8の母親の主訴は娘の摂食障害が治ることであったが, 食にこだわらなくなって, どのような生き方ができたらいいのかは, しばらくカウンセリングを続けながら, じっくりと明確化していく必要があった。

③アセスメントと相談
　　心理アセスメント psychological assessment（心理査定）とは, 人間の精神症状, 性格, 認知, 行動, 知能, 発達などの諸側面を, 面接, 心理検査, 行動観察などの心理学的方法で評価し, その理解を深め, 心理相談, 治療, 教育などに役だてることをいう。

　　アセスメントで得られた情報は, 相談方法に反映され, またその経過によって, 新たなアセスメントを行って次の段階の援助に役だてていく。また, 相談の効果や相談過程自体を評価することも重要である。

④終結とフォローアップ
　　治療契約の主訴が解決した時点で, 新たな相談がないかどうか確認し, 新たな治療契約を結ぶ必要がなければ終結とする。終結にあたっては, 半年〜1年後に連絡をとり, 経過を聞くフォローアップの約束をするとよい。うまくいったと評価していた援助でも, 短期間に再発してしまうこともあるので, その確認が必要なのである。結果, もしも必要があれば再度治療契約を結べばよい。

終結にかわる言葉
「終結」という言葉でクライエントがショックを受けるようならば「休憩」とよぶなどの工夫があるとよい。

5 スーパービジョン

①スーパービジョンとはなにか
　　相談関係を良好に保ち, クライエントの望むような変化が得られるためには, 相談の経過を第三者に報告して, 心理相談の過程を客観化することが重要となってくる。これを継続的に一定期間行うのが**スーパービジョン**であり, カウンセラーの成長のための教育的機能が中心となる（鑪, 1998）。

②スーパービジョンの展開
　　一定のグループで行う**グループ・スーパービジョン**, スーパーバイザーのいない, **ピア・スーパービジョン**といった進め方もある。また, 治療チーム内で定期的に行う**ケースカンファレンス**も指導的な機能をもつが, こちらは, クライエントの援助のためのチーム内の共通理解を促進することが第一の目的である。

　　相談のうえで迷ったときなどに1回程度, 経験の深い臨床家に相談する場合は, **コンサルテーション**（●211ページ, サイコラム24）とよび, 教育よりも, その時点の対応を相談する意味合いが強い。学会など不特定多数の場で事例について話し合う**事例検討会**は, これらの諸特徴を含みうるが, 参加者や進め方によって性格が異なってくる。

　　より有益なスーパービジョンのためには, 時間や場所, 人間関係のもち方など, クライエントに対する心理的援助と同様の配慮が必要である。

C 心理的援助の倫理

❶ 面接における情報格差

　「心理検査を使えば、自分の心が一方的にのぞかれてしまうのでは」「心理療法というのも洗脳の一種なのでは」といった疑念をもつ人もいる。この不安の背景には、次のような構造が存在する。▶図8-3-a のように、専門的知識を多くもっている「専門家」（専門性については、第6章、▶108ページ）が、そうした情報をもたない「無知な素人」から一方的に情報を引き出し、一方的な解釈や行動変容を押しつけるという構造である。これでは、自分の心理のはずなのに、専門家のほうがよくわかっているという不安が生じてしまう。

❷ インフォームドコンセント

　これに対し、▶図8-3-b では、援助者とクライエントは、それぞれ異なる質の情報をもち合って、情報の共有をはかろうとしている。なにを目的として心理的援助を行うのかについては、クライエントの意向をまず尊重する。援助者は、なんのために、どのような方法を用いようとしているの

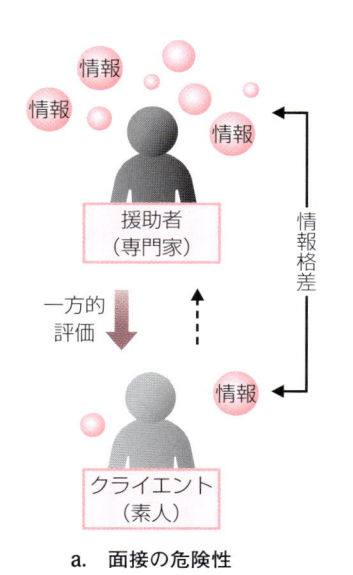

a. 面接の危険性　　　　　b. 面接の理想的なかたち

図8-3　面接における情報の流れ

かを，クライエントの状態に合わせた具体的でわかりやすい言葉で説明する。これに対してクライエントが具体的・個別的情報を提供し，専門的な仮説がつくられる。この仮説を吟味するための補足的情報も，クライエントがもっており，それによって仮説がどのように利用できるかがさらに吟味される。

　このように，心理的援助の目的や方法について，情報を互いに提供し合うことで，より目的にそったかたちの実践が可能になるのである。すなわち，心理的援助においても，次のような過程を含む**インフォームドコンセント**を得ることが望ましい。

　①アセスメントの目的と方法についての合意　「自分の性格の弱い面を見つけ，いかに克服すべきか考えたい」「子どもの乱暴な行動に，親の性格がどのように関係しているか考えたい」などの目的に照らして，「○○という心理検査があり，△△といった情報が得られるかもしれないこと」「しかし××といったデメリットもあること」など，必要な情報を整理して援助者がクライエントに伝える。可能であれば，複数の選択肢についても説明する。

　②プライバシーの保護についての合意　本人以外の人に検査結果や心理療法の経過情報を伝える場合には，誰にどの程度まで伝えてよいかを確認する。

　③拒否の権利と実施についての合意　心理的援助をしない場合の不利益も説明したうえで，拒否することができることを伝え，最終的な実施の合意を確認する。むろん，検査や心理療法を強要してはならない。

　④検査結果の説明と検査レポート（報告書）の提出　検査結果とそれをどのように活用できるかをクライエントの状態に合わせて説明し，一緒に考える。結果を活用することが目的であるから，最も重要な過程だといえる。検査レポートは，本人や家族，治療チームのメンバーなどに，必要に応じて提出する。相手の求めている情報・知識程度・検査結果を知らせることの，クライエント本人への影響などを考慮して書く。

❸ 相談関係における倫理

①相談関係の特殊性 ……　心理的援助におけるクライエント−カウンセラー関係とは，友だちが気軽に相談にのるような関係とは異なり，クライエントにとって他人である専門家が，治療契約を結んで特定のやり方でアセスメントや相談を進め，必ず終結を迎える，非日常的間がらである。相談の目的は，相談したことがらがクライエントの生活にいかされることであり，カウンセラーがいなくても適応した自分らしい生活を送ることである。

　相談の進行中は，ふつうは秘密にしている心理的な問題を他人にさらすことになるが，これはクライエント−カウンセラー関係を濃密にするはた

らきがあり，カウンセラーを崇拝したり，愛情をいだいたり，逆に恨んだり攻撃したりすることがある。これを**感情転移**という。こうした関係の特殊性を利用して個人的な関係を結ぶことは，専門家の倫理に反することである。したがって，相談の進行中は，そうした通常の関係に制限が加えられ，個人的な関係は避けることが望ましい(金沢，1998)。

②適切な関係づくりの応用 ……　このように相談関係の特殊性を認識することは，相談の枠組みを一定に保ち，相談の効果を上げるためにも必要なことである。また，クライエントと適切な間合いをとることは，クライエントの関係者(家族，教師，上司など)とも適切な関係がとれることにつながる。

　看護職者が心理的な内容の相談にのる場合も，その相談内容ごとにこうした関係を意識することが望ましい。

D 面接の方法

❶ 面接の目的

　面接 interview とは，なんらかの目的をもって人と会い，話すことをさし，臨床心理学的な研究や援助のプロセスにおいて，最も基本的な方法である。
　心理的な問題の解決を目的とする面接は，次のように大別される。
　①**アセスメント面接**　個人とその人がかかえる問題について理解・評価するための面接(**診断面接**)
　②**相談面接**　カウンセリングや心理療法など，相談や援助を行うための面接(**治療面接**)
　しかし，両者は，厳密に分けられるものではなく，1回の面接に両方の要素が含まれることも多い。問題の把握や情報収集を行うアセスメント面接のなかで，その後の援助の基盤となる信頼関係が形成され，相談面接のなかでも新たな情報が加えられ，アセスメントが続いていく。
　精神科面接には ① 患者の陳述を聴く，② 患者を観察する，③ 患者と関係をつくる，という 3 つの側面がある(神田橋, 1994)。話を聴き，観察し，協力し合える関係を築くという 3 つの要素は，アセスメント，相談のいずれの面接においても重要である。

❷ 面接の進め方

　面接の基本的な留意点や用いられる技法には，アセスメント面接，相談面接を問わず，共通の部分が多い。
　●**面接の始めと終わり**　面接を開始するにあたっては，事前に面接者が身だしなみや面接を行う環境に気を配ることが求められる。次に，クライエントを迎えたら，面接者が自己紹介をし，その面接の目的や内容・時間について説明したうえで，本題に入る。
　話す際には，専門用語を避け，相手にとってわかりやすい話し方を心がけることが大切である。終了時には，話したりなかったことや質問はないかたずね，今後の予定を話し合う。
　●**非言語的コミュニケーション**　面接においては，言語的コミュニケーションとともに，表情や声の調子などの非言語的コミュニケーションも

重要な役割を果たしている。

　カウンセリング場面における非言語行動には，▶表8-1のようにさまざまなものがある。

　面接者は，相手の非言語的な行動を観察するとともに，それと言語的なメッセージとの関係に注意をはらう必要がある。たとえば，言葉では「だいじょうぶです」と言っても，表情や声の調子が不安げに感じられるような場合は，そのメッセージの不一致が大きな手がかりとなるだろう。

●**関与しながらの観察**　サリヴァン Sullivan, H. S. は，精神医学的面接を，

表8-1　カウンセリング場面の非言語行動

1. 時間的行動	1) 面接の予約時間（遅れて来る/来るのが早すぎる） 2) 面接の打ち切り時間（打ち切りたがらない/早く打ち切りたがる） 3) かんじんな話題に入るまでの時間 4) 話の総量（グループ面接の場合は話の独占量） 5) 問いかけに対する反応時間（沈黙など）
2. 空間的行動	1) 面接者やほかのメンバーとの距離 2) 座る位置 3) かばんなど，物を置く位置
3. 身体的行動	1) 視線・アイコンタクト（凝視する/視線をそらすなど） 2) 目の表情（目を見開く/涙ぐむなど） 3) 皮膚（顔面蒼白/発汗/赤面/鳥肌など） 4) 姿勢（頰づえをつく/肩が上がったままこわばる/うつむく/身をのりだす/腕を組む/足を組む/半身にそらすなど） 5) 表情（無表情/顔をしかめる/ほほえむ/笑う/唇をかむ/泣くなど） 6) 身ぶり（手まねで説明する/握りこぶし/肩をすくめるなど） 7) 自己接触行動（爪をかむ/身体をかく/髪をいじる/鼻をさわる/口をさわる/指を組み合わせるなど） 8) 反復行動（貧乏揺すり/身体を揺する/手による反復行動/ボタン・服・ハンカチなどをもてあそぶ/鼻をかむなど） 9) 意図的動作（指さす/〈同意〉のうなずき/〈否定〉の頭振り/メモをとるなど） 10) 接触（注意を促すために相手にさわる/握手するなど）
4. 外観	1) 体型 2) 服装（はで/地味/つつしみ深い/きちんとした着こなし/だらしない着こなし/アンバランスな着こなしなど） 3) 髪型（よくかわる/かわらない/手入れがいきとどいている/手入れがいきとどいていないなど） 4) 化粧（有・無/濃い/若づくり/セクシーなど） 5) はきもの 6) 携行品
5. 音声	1) 語調（明瞭/不明瞭・口ごもる/声をひそめる/弱々しい/抑揚がない/子どもっぽい/どもるなど） 2) 音調（ハスキー/かん高い/低いなど） 3) 話し方の速さ 4) 声の大きさ 5) 言葉づかい（正確/不正確/かたい/やわらかい/ていねい/ぞんざい/言葉づかいの一貫性など）

（菅野純：心理臨床におけるノンバーバル・コミュニケーション．春木豊編：心理臨床のノンバーバル・コミュニケーション．p.58，川島書店，1987による）

「関与しながらの観察」であるととらえた。つまり，面接は，観察の場であると同時に，面接者とクライエントが互いに影響を及ぼし合う相互作用の過程でもあるということである。面接者がクライエントになんらかの印象をもつとき，クライエントも面接者に対してさまざまな印象や感情をいだき，それらは，両者のかかわり方や面接の過程に影響を及ぼす。面接者は，自分のかかわりが与える影響を自覚しつつ面接を進めることが重要である。

❸ 基本的な面接技法

　　近年は，さまざまなカウンセリングの方法や過程を整理・統合する試みが行われている。それらのなかから，基本的な面接技法を紹介する。

①マイクロカウンセリング……　アイビイ Ivey, A. E. は，カウンセリングの技法を階層化し，段階をふんで学習していく**マイクロカウンセリング**という体系を考案した。そこでは，以下のような技法があげられている。

●**かかわり行動**　クライエントに注意を向け，かかわりをもつことである。具体的には，相手に応じた適切な視線の合わせ方，ボディランゲージ，声の質，話題についていくこと（言語的追跡）が含まれる。

●**基本的傾聴の連鎖**　クライエントの話を聴く際，以下のような一連の技法が組み合わせて用いられる。

　①**開かれた質問（オープン・クエスチョン）**　「はい」か「いいえ」ではなく，どのように答えるかが話し手にゆだねられた質問をさす。
　　　　例：「きょうは，調子はいかがですか。」
　　　　　　「そのときは，どんな気持ちだったのでしょうか。」

　②**閉ざされた質問（クローズド・クエスチョン）**　「はい」か「いいえ」で答える質問に代表される，答え方が限定される質問のことである。
　　　　例：「ゆうべは眠れましたか。」
　　　　　　「この検査は，はじめてですか。」

　開かれた質問は，クライエントから自発的に幅広い情報が得られる可能性をもつが，その反面，あいまいさや答えにくさもある。閉ざされた質問は，得られる情報は狭いが，的をしぼって，確実に情報が得られる。こうした性質の異なる質問を組み合わせて用いて，面接の目的に応じた情報収集や会話がなされる。

　③**クライエント観察技法**　クライエントの表情・動作・姿勢などの非言語的な行動を観察することである。これは，アセスメントの手がかりとしても，面接者のかかわりへの反応を知るという意味でも重要である。

　④**励まし**　うなずいたり，相づちを打ったり，重要な語句を短く繰り返したりして，クライエントの話を続けやすくし，話の流れを先に進める。

　⑤**言いかえ**　相手の言おうとしていることを面接者の言葉で言いかえ，面接者がどのように理解したかを伝える。

⑥**要約** 話の内容を整理するとともに，重要な点を印象づけることができる。

⑦**感情の反映** クライエントの発言に含まれている感情を言葉にして返し，明確化する。それによって共感を伝えることにもなる。

クライエントの発言を言いかえたり要約したりすることは，1つには，面接者の理解に誤りがないかどうかを確認する役割をもつ。適切な言いかえは，クライエントにとって，自分の言いたいことが面接者に理解されているという安心感をもたらす。また，話したことを面接者の言葉として返されると，クライエントが自分の発言内容について再度考える機会ともなる。すなわち，面接者の言葉がクライエントの気持ちを映し出す鏡の作用をもち，クライエントが自己の考えや感情を探索し，明確化するのに役だつ。機械的に繰り返しや言いかえをするのではなく，このような意義を理解して技法を活用する必要がある。

●**焦点のあて方** 面接者が，なにを話題にし，どこに話の焦点をあてるかによって面接の方向が決まり，クライエントの関心や探求もそのテーマに向けられる。

●**積極技法** 積極技法は，クライエントをリードする技法で，指示・助言・解釈・情報提供などが含まれる。

Psycolumn サイコラム㉑ 面接技法の効果

面接の基礎的な技法として，マイクロカウンセリングではかかわり行動や質問技法があげられている。かかわり行動は，コミュニケーションを促進するものであり，開かれた質問を用いると，閉ざされた質問に比べて応答が長くなるといわれている。こうした技法の効果を検討するため，次のような研究が行われている(玉瀬，1998)。

実験では，視線を合わせることとうなずきというかかわり行動が，質問への応答にどのような効果をもたらすかが検討された。また，開かれた質問・閉ざされた質問という質問のタイプによって，応答の長さに違いがあるかどうかについても調べた。実験計画としては，かかわり行動(あり・なし)，質問の型(開かれた質問・閉ざされた質問)の2つの要因により，大学生を4つの条件に割りあてた。

実験者は，面接室で個別に面接を行い，かかわり行動あり群では，参加者の応答に際して視線を合わせ，うなずきながらあいづちを打つ。かかわり行動なし群では，実験者は視線を合わせず終始無表情で応対する。応答の長さは，面接の逐語記録から音節数を数えて，指標とした。

その結果，かかわり行動があると，ない場合よりも統計的に有意に音節数が多い，すなわち応答が長いことが示された。また，同じ内容を開かれた質問でたずねた場合，閉ざされた質問を用いるよりも応答は長くなった。

このような実験を通して，アイコンタクトやうなずきというかかわり行動や，開かれた質問が応答に与える効果が確認できたのである。

マイクロカウンセリングでは，これらの技法が統合されて用いられる。どんな技法が重視され，多用されるかは，面接者の用いるアプローチと，クライエント，状況などに応じて異なる。

②援助的面接におけるコミュニケーション技能…… イーガン Egan, G. は，心理職だけでなく幅広い領域の援助者に応用可能な援助的面接のプロセスを次の3段階に分けている。

　(1) クライエントの問題状況や新たな機会を探索し明確化する。
　(2) 問題状況を十分に理解し，実行できる目標を設ける。
　(3) 実行　目標達成のストラテジー（戦略）を考え，実行する。

このうち，第1段階で用いられるコミュニケーション技能には，かかわり，傾聴，共感，プローブ（探索）がある。

●**かかわり**　かかわりは，援助者が自分自身を効果的にクライエントに向け，クライエントとともにいることを行動にあらわすものである。身体的かかわり行動の5つのポイントは，その頭文字をとって「SOLER」という語であらわすことができる。

　　　S：squarely　　　相手と正面から向き合う。
　　　O：open position　腕や脚を組まず開放的な姿勢をとる。
　　　L：lean　　　　　やや身をのりだす。
　　　E：eye contact　　適度に視線を合わせる。
　　　R：relaxed　　　　リラックスする。

●**傾聴**　傾聴とは，面接者がクライエントのメッセージに注意を向け，理解しようとして聴くことである。その際，クライエントの非言語的な行動を観察し，読みとることと，クライエントの言葉から，経験・行動・感情を聴くことの両方が重要である。また，クライエントのものの見方，主観的な現実を共感的に理解しようとする態度とともに，客観的な現実の把握も必要である。

●**共感**　イーガンは，共感を「相手の心の世界に入って理解し，その理解したことを相手に伝える能力」として定義している。つまり，共感を，漠然とした態度や目標ではなく，1つのコミュニケーション技能としてとらえている。ただ察したり感じたりするだけでなく，適切に伝達する技能が求められ，その技能は訓練によって習得や向上が可能と考えられる。

　ここでいう「相手の心の世界に入って」とは，相手の外から判断・評価を下すのでなく，相手の立場にたって，内側から理解しようとすることである。たとえば，ちょっとした症状を重大な病気の徴候ととらえ，ひどく心配している患者がいるとする。客観的・医学的には，全然気にする必要はないと判断され，おおげさに思えるかもしれない。しかし，本人にしてみると，あれこれわるいほうに想像し，深刻に考えていることもある。心配を単に否定するのではなく，相手がその症状をどのように受けとめているのかを共感的に理解して応答することが必要とされる。

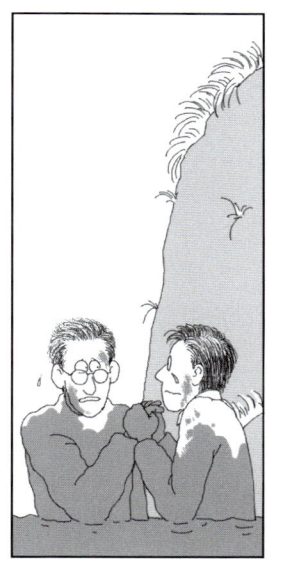

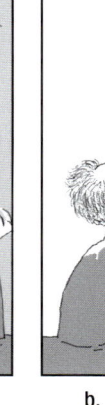

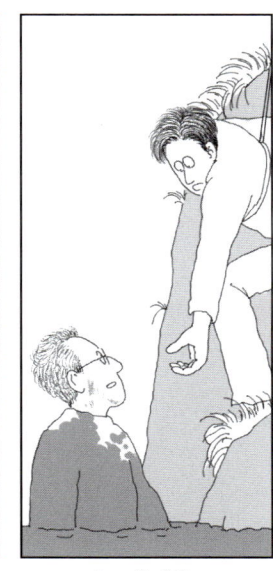

　　　　a. 同情的　　　　b. 同情心が無い　　　　c. 共感的

図8-4　人に共感するということ

　共感については，相手の話を聴いて自分のことのように喜んだり悲しんだりすることと混同されがちだろう。しかし，自分のことのように感じて，悲しんだりもらい泣きしたりしているとき，自分と相手の区別があいまいになり客観性を失っているとすれば，援助に役だつ共感とはいえない。

　ツーディン Tschudin, V. は，次のような比喩で説明している。みぞに落ちて困っている人に対して，一緒にみぞに落ち，感情を分かち合うことは，同情的 sympathetic ではあっても共感的 empathic ではない（◯図8-4-a）。遠く離れたところから上がってくるよう呼びかけるのは，同情心のない人である（◯図8-4-b）。そばにいって自分の片足は地面にしっかりつけて手をさしのべる，すなわち客観性や冷静さを失わず相手とともにいることが共感的態度である（◯図8-4-c）。

● **プローブ（探索）**　プローブとは，クライエントが語るのを援助して，問題をさぐり，より具体的・明確にすることをさす。たとえば，以下のようなコメントや質問のかたちをとる。

　「その言葉のどこに腹がたったのか，私にはよくわからないのですが。」
　「そんな気分になることは，前にもありましたか。」

　イーガンがあげるコミュニケーション技能の土台には，**敬意**（クライエントを尊重すること）と**純粋性**（援助者が自己のあるがままの感情を受け入れる）という2つの価値観がある。ただ技法練習を繰り返して，かたちだけ用いても，クライエントへの敬意が欠けていたり，援助者が自分の気持ちを偽っていたりすれば援助的な面接にはならないのである。

E 心理アセスメントの方法

1 心理アセスメントにおける問題の理解

ケース9（◯153ページ）では，自分がうまくやらなくてはならず，かつ注目を浴びるような対人場面で強い不安緊張が生じるので，そうならずにらくに，自由にふるまえるようになりたいということであった。この場合，どのような状況で，どのような精神症状・身体症状が生じているのかを確認する。また，その背景として，どのようなパーソナリティが関係しているのか，その状況で生じている認知・情動・行動はどのようなもので，問題を悪化させているパターンがどのように推測されるかを，面接や心理検査などを総合して明らかにしていく。

2 心理アセスメントの方法

①心理アセスメントの領域

アセスメントの領域は，◯図8-5のように分類することができる。このうち，① 精神症状と ② パーソナリティ障害のアセスメントは，医学的診断と重なる領域であるが，アメリカ精神医学会の診断基準DSM-5や国際疾病分類ICD-10といった，評価基準が明確で，看護学・心理学でも世界的に通用するアセスメント法が，共通言語として利用され

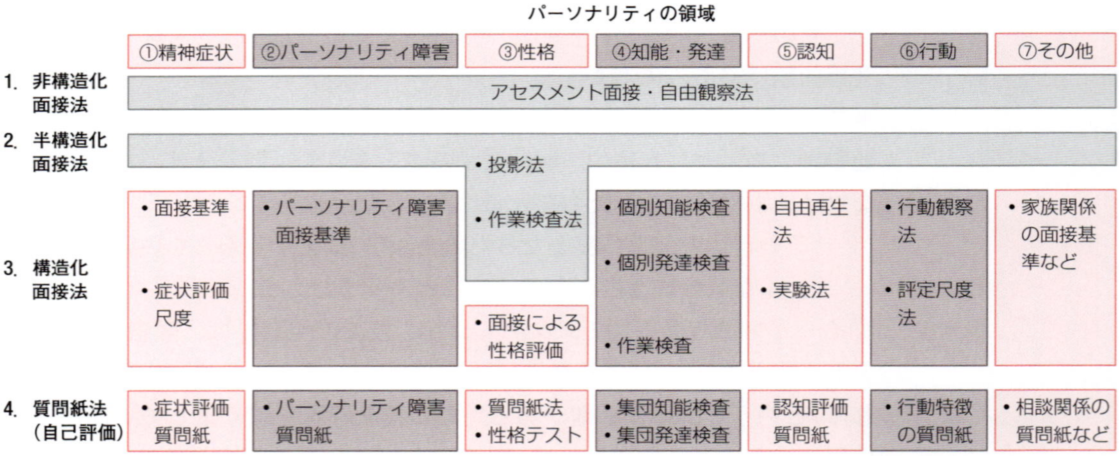

	①精神症状	②パーソナリティ障害	③性格	④知能・発達	⑤認知	⑥行動	⑦その他
1. 非構造化面接法	アセスメント面接・自由観察法							
2. 半構造化面接法							
3. 構造化面接法	・面接基準 ・症状評価尺度	・パーソナリティ障害面接基準	・投影法 ・作業検査法 ・面接による性格評価	・個別知能検査 ・個別発達検査 ・作業検査	・自由再生法 ・実験法	・行動観察法 ・評定尺度法	・家族関係の面接基準など
4. 質問紙法（自己評価）	・症状評価質問紙	・パーソナリティ障害質問紙	・質問紙法 ・性格テスト	・集団知能検査 ・集団発達検査	・認知評価質問紙	・行動特徴の質問紙	・相談関係の質問紙など

パーソナリティの領域：③性格 ④知能・発達 ⑤認知 ⑥行動

（丹野義彦：臨床心理アセスメントの新しいスキーマ—分類論・実施手順論・バッテリー論．精神科診断学 9（4）：447，1998による，一部改変）

図8-5　アセスメントの領域と構造化の程度

ている。認知的側面や行動的側面は，従来は狭義の性格（● 48 ページ）の構成要素としてとらえられていたが，これらの側面のみを取り出したアセスメント法が発展してきた。

②心理アセスメントの構造化の段階

心理アセスメントのおもな方法は，**行動観察・アセスメント面接・心理検査**である。このうち，行動観察では，クライエントの日常生活場面を対象とする場合があるが，それ以外の方法では，面接室などで組織的に情報を集める。その際，質問や評価の内容があらかじめ定められているものもあれば，クライエントの状態に応じて適宜質問をかえるものもある。ここでは，アセスメント方法の構造化の程度から，4つの段階を考えて整理する。

①**非構造化面接法** 専門的な知識や経験を背景として，クライエントの状態に応じて臨機応変な観察と質問を行う。自由度が高いので，経験豊かな心理職が行う場合にはいわゆる「名人芸」となりうるが，質問の内容も方法も定められておらず，客観性は低い。

②**半構造化面接法** 面接の目的や，方向性，そのための道具などが定められているが，クライエントの状態に応じた多少の自由度が保たれている。心理検査のうち，**投影法**（● 168 ページ）とよばれる，あいまいな刺激に対する反応性を分析する方法は，半構造化面接法の一種と考えられる。

③**構造化面接法** 専門家による**症状評価尺度**は，症状の定義とその質問文，それに対する回答の評価基準と診断の手順が定められている。さらに，その質問の順番まで明文化された面接法が，構造化面接である。個別知能検査や実験を用いた評価も，この方法に準じて考えられる。

④**質問紙法** 多数の質問項目が並べられていて，自己評価による回答を統計的に分析する質問紙法の心理検査は，構造化面接の自由度をさらに制限して単純化したものだと考えられ，クライエントの自己評価が妥当である場合は効率的なアセスメントとなる。

❸ 心理検査の信頼性と妥当性

心理検査の詳細は他書にゆずるとして，本書では，どのような心理検査が望ましいかを考えるためのいくつかの観点について考えてみよう。

● **心理検査の信頼性** **信頼性** reliability とは，同じ検査を繰り返して行ったときに，同じ結果が得られるかどうかのことであり，一貫性という言葉にほぼ等しい。

● **心理検査の妥当性** 測定した結果がいかに一貫していたとしても，その内容が，そもそもはかりたい内容からずれていたとしたら，なんの意味もなくなるし，ときとして，重大な誤りとなるかもしれない。はかりたい内容を，かたよりなくはかっているかどうかを，アセスメントの**妥当性** validity とよぶ。

●**反応の歪曲と虚偽性尺度**　検査結果にかたよりが生じる要因として，社会的に望ましい方向への歪曲，寛大な回答による歪曲，場あたり的応答による歪曲，速さ中心の回答による歪曲，同じ回答位置が続くと引きずられてしまうという歪曲などがある。これらへの対処法として，社会的望ましさや寛大さ自体の程度を測定する，**虚偽性尺度** lie score とよばれる尺度を同時に実施して，この得点が極端に高い被検者をチェックし，得点を修正するという方法がとられている。

●**検査の標準化**　心理検査は，次のような手続きを経て，**標準化** standardization されていることが望ましい。まず，はかろうとする目標を決め，概念を定義し，テストの意義や有効性を検討する。次に，適用範囲を決め，質問項目の原案を作成して予備テストを実施する。そして，その結果を統計処理して難易度や判別力などを検討し，問題があれば原案を修正して再度予備テストを実施する。こうして問題がなくなれば，実施方法を確定して本検査を行い，信頼性・妥当性を吟味したうえで検査手引きを作成する。

●**実用性・経済性**　信頼性や妥当性を高めようとすると，質問項目が多く，実施や解釈に手間がかかる検査になる傾向がある。しかし，被検者にも検査者にも負担をかけすぎないため，アセスメントの経済性を考慮する必要がある。目的に応じて，スクリーニングテストなどの簡便法を用いることができる。

●**テストバッテリー**　心理検査には膨大な種類があるが，1つの方法だけでアセスメントの目的を果たすのはむずかしいことが多い。そこで，精神症状と認知と性格について，それぞれ1つずつ検査を用いるとか，面接と心理検査を組み合わせるなど，性質の異なるアセスメント方法を複数組み合わせることがしばしば行われている。これを**テストバッテリー**とよぶ。

4　心理検査の効用と限界

　　最後に，心理検査の効用と限界を整理してみよう。
　　心理検査を用いると，短時間に，組織的に情報を集めることができる。そして，条件が一定しているため，個人内・個人間の比較が可能となる。ある個人についての相談の効果を多面的に吟味する場合や，ある相談技法の一般的な効果を吟味する場合など，心理検査や構造化面接は，有力な手段となる。一方で，これまで述べてきたように，心理検査や構造化面接は，妥当性・信頼性の範囲内のことしかわからない。それを認識して利用しないと大きな誤解をまねく危険性があるのである。
　　また，「心理検査を行う」という行為自体が「価値判断を下す者−下される者」という一方的な関係を想起させる危険性があることも，肝に銘じる必要がある。

F 心理アセスメントの各領域

本節では，▶図8-5(▶164ページ)の領域にしたがって，具体的な心理検査や構造化面接などの技法を説明する。

① 精神症状のアセスメント

①うつ病・抑うつ症状のアセスメント……うつ病のアセスメントでは，DSM-IVのための構造化面接(SCID-IV)，ハミルトンうつ病評価尺度(HRS)が基本となり，主要な質問紙には，認知的症状を重視したベックうつ病自己評価尺度(BDI-II)，身体症状をやや重視した自己評価式抑うつ尺度(SDS)，感情症状を重視したうつ病自己評価尺度(CES-D)がある。

②不安性障害・不安症状のアセスメント……不安性障害の構造化面接基準には，不安障害面接基準(ADIS)が，質問紙としては，Anxiety Symptom Questionnaire(ASQ)がある。自己評定による質問紙は，第3章(▶34ページ)で紹介されている。

　社交不安，すなわち人前に出たときに感じる不快感を測定する自己意識尺度では，恐怖シャイネス・公的自己意識・私的自己意識の3つの因子が抽出されている。恐怖シャイネスは，新奇なもの・侵入するものへの恐怖などによって生じる。公的自己意識とは，その場にふさわしい服装，ふるまいなどの自己の社会的側面の認知から生じる自己意識のことであり，スピーチ不安に関連している。これに対し，私的自己意識とは，自分自身の感覚，感情，気分などの自己の内面に向けられる自己意識である(バス Buss, A. H., 1991)。

② パーソナリティ障害のアセスメント

　パーソナリティ障害の概要は第4章(▶56ページ)で述べられており，その診断基準として DSM-5 などが用いられている。構造化面接には，DSM-5 パーソナリティ障害のための構造化面接(SCID-5-PD)がある。

③ パーソナリティのアセスメント

①投影法による性格アセスメント……あいまいな刺激に対する知覚・認知・言語的表現等の反応には，その人の欲求や自我機能(▶187ページ)の特徴が反映すると

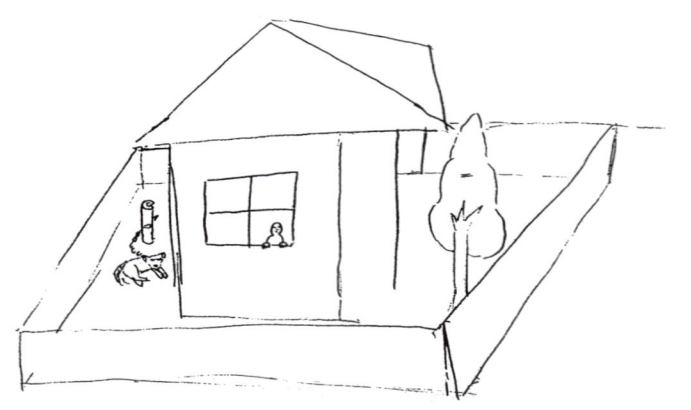

図8-6　S-HTP法の描画例

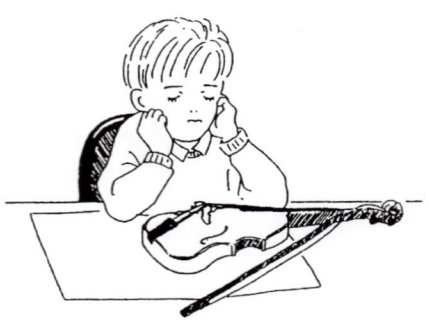

図8-7　TATの模擬図版
（木村駿：TATによる人間関係能力の分析．岡堂哲雄編：潜在能力の発見〔臨床テストシリーズ1〕，p.96, 至文堂, 1993による）

考え，それを分析する心理検査が**投影法**である（上里, 1993；杉山・堀毛, 1999）。

●**描画法**　1人の人物の絵を描かせる**人物画** Draw-A-Man(**DAM**)**法**，1本の木を描かせる**バウムテスト**，家と木と人を描かせる**HTP法**など，絵を描くことを用いた心理検査は多数ある。用紙・筆記具・教示などが細かく決められたものもあるものの，総じて自由度が高く，解釈も含めて，構造化の度合いの低い心理検査である。また，精神分析理論（◯177ページ）などに基づいて治療の手段として行われることも多い。家・木・人を1枚の絵に描く**S-HTP法**（◯図8-6）のように，客観指標を用いた研究が進んでいるものもある。また，幼児の描画は，性格の差よりも知的発達の差をより多く反映するので，知能検査としても用いられている。

●**文章完成法（SCT）**　単語や未完成の単文を刺激語として，連想される文章を完成させる投影法が，**文章完成法** Sentence Completion Test(**SCT**)である。用いられる刺激語の種類や数，評定基準は，研究者が任意に定めることができる。臨床的使用においては，ほかのアセスメントでは表出されにくい情報が比較的短時間に得られやすいことから，ほかの心理検査とともに先述のテストバッテリーを組んで用いられることも多い。

●**TAT**　**主題統覚検査** Thematic Apperception Test(**TAT**)は，マレー Murray, H. A. によって1935年に創案された投影法で，白紙を含む31枚の絵のなかから20枚を選んで被検者に見せ，それぞれについて過去・現在・未来に言及した物語をつくってもらうものである（◯図8-7）。解釈はマレーの欲求-圧力分析理論に従った分類に基づくことが多いが，再検査信頼性，解釈の一致の信頼性は高いとはいえず，臨床的な利用は多いとはいえない。

●**ロールシャッハ検査**　**ロールシャッハ検査**とは，インクのしみからつくられたほぼ左右対称の10枚の図版を見て，なにに見えるかたずね，その回答を分析するインクブロットテストである（◯図8-8）。スイスの精神科医ロールシャッハ Rorschach, H. が1921年に発表して以来，世界中で長期にわたり研究・活用されてきた，いわば心理検査の代名詞のようなテス

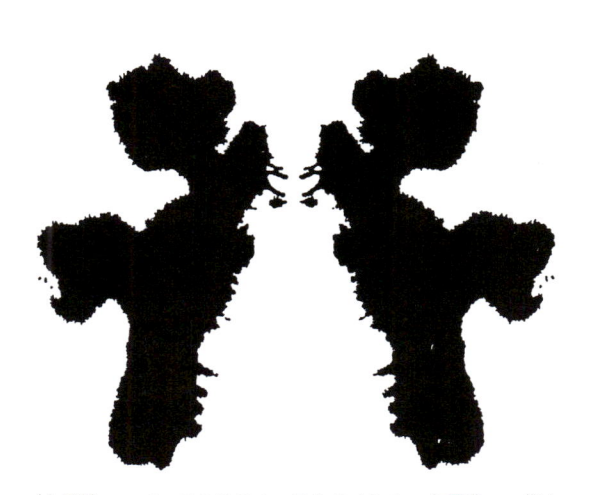

(大貫敬一：パーソナリティ・アセスメント．大貫敬一・佐々木正宏編著：心の健康と適応．p.187, 福村出版, 1992 による)

図 8-8　インクブロットテストの図版の例

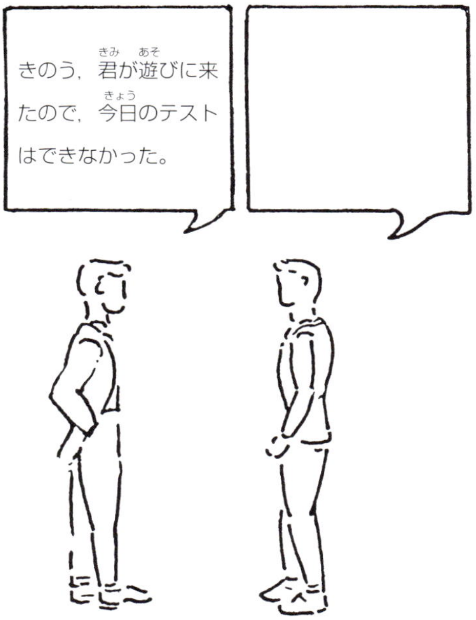

(林勝造ほか：P-Fスタディ解説．三京房，2007 による)

図 8-9　PF スタディの図版の例

トである。しかしながら，信頼性が低いという批判もある。

こうした批判にこたえて，エクスナー Exner, J. E. が提案した包括的システムで，統合失調症指標やうつ病指標などの病理的指標，さまざまな人格的指標を算出して，それに応じて解釈手順が決められるというアプローチをとっており，各指標の信頼性・妥当性も研究されている。

● **PFスタディ**　PFスタディ Rosenzweig Picture-Frustration Study（絵画欲求不満テスト）は，24の葛藤場面の漫画を被検者に提示し，登場人物がなんと答えるかを推測して記入させる検査で，攻撃性の方向と障害への拘泥の程度から葛藤時の行動を予測する（◯図8-9）。

②**作業検査法による性格アセスメント**……　一定時間の作業をさせて，その作業量・形式を分析して日常の行動特性を予測する心理検査を，**作業検査法**とよぶ。

● **内田クレペリン精神作業検査**　代表的な作業検査法に，**内田クレペリン精神作業検査**がある。1桁の数字の連続加算作業が，意志・気のり・疲労・慣れ・練習によって変化することをクレペリン Kraepelin, E. が指摘した。内田は，それを，休憩5分をはさむ前後各15分間の作業検査として完成した。健康人の作業能率は，まず初頭努力により上昇し，興奮が気のりというかたちで続き，疲労の蓄積により漸減し，最後に終末努力によって高まる。この標準的な定型曲線と被験者の結果とを比較して，行動特性を考察する。

この検査の信頼性は高いとはいえないが，非定型曲線を示すものは，①抑うつ傾向が高く，②心身の不調を訴え，③気分のむらが激しく，④自

己中心的で，⑤ がんこで独善的だという研究もある。

③質問紙法による性格アセスメント ……　質問紙法による性格アセスメントは，いくつかの性格特性について質問項目を設けて，その回答を統計的に評価する。投影法や作業検査法よりも，性格のどういった側面を測定しようとするのかが明確であり信頼性も高いが，はかろうとしているもの以外は評価できない。

質問紙法の性格検査は，心理検査のなかでも最も種類の多いものであるが，代表的な矢田部ギルフォード性格検査(YG性格検査)，MPI，5因子性格検査についてはすでに第4章で紹介したので，ここでは，世界で最も多く使用されている **MMPI** を紹介する。

● **MMPI**　ミネソタ多面人格目録 Minnesota Multiphasic Personality Inventory(MMPI)は，1943年にマッキンリー McKinley, J. C. とハサウェイ Hathaway, S. R. が開発した566項目の質問紙であり，10の臨床尺度と4つの妥当性尺度からなっている。臨床尺度は，当時の精神医学的診断が確定された心気症・抑うつ・ヒステリー・精神病質的偏倚・パラノイア・神経衰弱・統合失調症・軽そう病の患者と，健常者との間に統計的な差があらわれるように作成され，これに性度尺度と社会的向性尺度が付け加えられた。妥当性尺度得点は，疑問点(わからないと回答した数)，虚構点(理想的ではあるが実行は困難な行動の質問項目)，妥当点(検査への非協力性，不注意など)，修正点(補足項目)からなっている。

臨床尺度の病名は，医学的に過去のものであり，診断のために用いることはできない。だが，膨大な資料をもとにする，高点の臨床尺度の組み合わせによるプロフィール診断(コードブック判定法)は有用であり，精神科のみならず，多方面で利用されている。

❹ 知的機能からの発達アセスメント

知的機能の研究は，知的障害の存在を明確に位置づけて，社会的・法的な支援体制の整備を促進させてきた。近年では，さまざまな知能因子によるプロフィールが描き出され，これを細かく査定して，発達障害の特質や支援の方向性などを理解することができるようになってきた。

● **KABC-Ⅱ**　Kaufman Assessment Battery for Children Ⅱ(KABC-Ⅱ)では，知的能力を，認知処理過程と知識・技能の習得度に大きく分けて評価している。前者は，継次処理(短期記憶)と同時処理(視覚処理)，計画処理(流動性推理能力)と学習尺度(長期記憶)とに分けて，得意な認知処理様式を見つけるようになっており，それをもとに子どもの指導・教育にいかすことを目ざしている。

● **ITPA言語学習能力診断検査**　また，**ITPA言語学習能力診断検査**では，言語の受容過程・連合過程・表出過程別に評価することで，学習症(LD)

のアセスメントが容易になる。

　2004年の発達障害者支援法成立以来，自閉スペクトラム症やADHDなどの発達障害への注目が高まっており，特別支援教育推進のためにも，このような知能・発達検査の活用が，より重視されるようになっている。

5 認知機能のアセスメント

①認知症のアセスメント ……　人間の脳は，五感からの刺激入力を，過去経験や自己概念などのさまざまな次元で認知処理して，必要な適応的行動として出力している。認知症では，新しい情報の記銘能力が低下し，既存の知識や文脈に関連させて処理する能力が衰えてくるために，さまざまな問題が生じてくる。そのスクリーニングには，**長谷川式認知症スケール改訂版（HDS-R）** がよく用いられており，より精密なアセスメントには，**ウェクスラー成人知能検査第4版**（WAIS-Ⅳ）やウィスコンシンカードソーティングテスト（WCST），コグニスタット認知機能検査などが用いられている。

②精神障害の背景となる認知機能のアセスメント ……　うつ病や不安性障害などに関しては，その認知行動モデルが研究されており，それぞれの側面を測定する質問紙が作成されている。

　認知療法（⊙197ページ）では，うつ病患者に特徴的な認知を再構成していくことが治療の中核をなす。この抑うつ的な認知を測定するのが改訂版自動思考質問票（ATQ-R）であり，そのもとになっている抑うつスキーマを測定するのが，日本版簡易中核スキーマ尺度（BCSS）などである。さらに，否定的な認知や感情から距離をおくような認知・感情の体験のあり方をメタ認知的気づきとよび，これが高いとうつ病の再発リスクが軽減されるが，これを測定するのがメタ認知知覚尺度（MCAS）である。

　このほか，パニック障害や強迫性障害などの不安障害にも特有の認知傾向があり，海外ではそれらを測定する尺度がつくられている。

6 感情アセスメント

　うつ・不安のアセスメントについては，1．精神症状のアセスメントですでに述べたので，ここでは，感情の主観的評定について述べる。

　● **SUDSと不安階層表**　ウォルピ Wolpe, J. は，患者に自分の最大の不安を100（または10），不安がまったくないときを0（または1）としたときの不安の強度を評定させ，これを**主観的障害尺度** Subjective Units of Distress Scale（**SUDS**）とよんだ。カウンセラーは，相談初期に，どのような場面で何点くらいに感じるかをクライエントにたずねて，⊙表8-2のような**不安階層表**を作成する。これによって，クライエントの問題の主観的な状況を理解し，治療的介入の目安とすることができる。さらに，これを継

表 8-2　不安階層表
人前で緊張し，話せなくなってしまうと訴える女性クライエントの例

	12月22日	1月18日	2月27日
・友だちの結婚式で，スピーチをする	10	7	6
・保護者会で話す	10	6	5
・ママさんバレーの飲み会で話す	7	4	3
・初対面の人と話す	7	5	4
・夫や姑の前で失敗する	5	6	4
・友だちと話す	2	2	1
・家族と話す	0	0	0

VAS

10 cm の線分を示して，左端が不安がまったくない状態，右端が最大の不安状態だとした場合の現在の不安の位置を書き記させ，mm 単位で測定すれば 100 点満点の SUDS と同様に用いることができる。これは疼痛をはじめとする身体症状の主観的評定法としてよく用いられており，ビジュアルアナログスケール（VAS）とよばれる。

続的に評価しなおすことで，介入の効果を評価できる。

　この主観的評価は，質問紙や生理的な測定結果と一致するとは限らない。むしろ，ほかの尺度とはちがって，クライエントの主観的にはどのように感じられているのかを示すことがこの尺度の意義といえる。さらに，過去の自分の評定値はクライエント自身にはあまり記憶されていないことが多く，SUDS の記録をながめることで，治療効果を再認識することもよくみられる。

　こうした階層表は，不安のみならず，さまざまな問題の程度について作成することができ，クライエントの状況の把握に効力を発揮する。

7　行動アセスメント

　主訴の中核をなす問題行動が，クライエントを取り巻く環境とどのような相互作用にあるのかを評価するのが行動アセスメントであり，第 10 章で，その考え方と具体的方法が述べられる。その活用方法は，第 9 章 E. 認知行動療法（● 193 ページ）で説明する。

8　相談効果についてのアセスメント

　心理的援助で，クライエントの主訴や援助目標の変化を評価することの重要性は，いうまでもない。また，相談のあり方自体を評価することも重要である。

①相談効果のアセスメントの指標……　相談効果の指標をなににおくかは，相談のあり方によって一義的には決まらない。クライエント本人の訴えを数値化した SUDS も有効であろうし，主訴に関する行動の観察や記録，主訴に関連する心理検査や面接の結果など，多方面の評価から，総合的に判断することが必要である。

❷相談効果の評価

相談効果の評価のためには，相談前・相談中・相談後のデータの比較，基準となる他者との比較が行われる。ただし，相談の前後で改善がみられたとしても，たまたまその時期に相談外の要因で変化がおきた可能性もあるので，単一事例研究法を用いるとよい。また，相談直後のみならず，数か月後など一定期間を経過しても変容が安定しているか（維持），特定の場面だけでなく，日常のさまざまな場面に効果が及んでいるか（般化），他者との相互作用に変化が及んでいるか，クライエント本人が望む生き方にそっているかなどの評価も重要である。

単一事例研究法
相談外の要因で変化がおきた可能性を否定するためには，ベースラインを複数設定し，相談のタイミングをずらして効果を確認する，多層ベースライン法などの単一事例研究法が用いられる。

WORKS

A. ロールプレイ（役割演技）による「カウンセリングの練習の契約」の練習をしてみよう。

カウンセリング等の練習のために，自分自身の，あるいは架空の心理的な問題について，クライエント役とカウンセラー役とを決めて模擬相談を進めることは，しばしば行われている有用な方法である。

こうした練習では，互いに練習の意図を理解しているために，治療契約は省略されることが多いのだが，「治療契約」自体の練習のために，「カウンセリングの練習の契約」を，具体的な言葉を考えて，実際に練習してみよう（▶152ページ～）。

① 学生同士がペアになって，カウンセリング等の練習をする際の，「契約」の仕方を考えて，実際に言葉で説明してみよう。
② 練習の時間，進め方，まもるべきルールなど，どのような事項について，どのような言葉で説明し，合意を得ることが有用か，互いに話し合ったうえで，よいと思われるものを練習し，練習後にその感想を話し合ってみよう。
③ 看護職者がさまざまな場面で遭遇すると思われる相談について，どのような言葉で「契約」を行うとよいか，話し合ってみよう。

B. ロールプレイ（役割演技）による面接練習をしてみよう。

① ロールプレイ：3人ずつのグループに分かれて，クライエント（話し手）と面接者（聞き手）と観察者に役割を分担して，面接を行おう。
　○クライエント：5分程度話す。テーマとしては，「子どものころの私」，「私の健康」など，話しやすいものがよい。
　○面接者：面接技法を念頭において話を聞き，応答する。最後に，聞きとった話の内容を要約して述べる。
　○観察者：両者のやりとりを観察し，話を聞いて気づいた点を記録しておく。
② フィードバック：終了後にお互いに感じたことや気づいた点を話し合おう。
　○話し合いのポイント
　・三者はそれぞれ，どのような感想をもったか。
　・聞き手のかかわり行動はどうであったか。

- どのようなコミュニケーション技能が使われていたか．
- 話の内容は，聞き手に正確に把握されたか．
- 話に含まれた話し手の感情は，聞き手に共感されたか．

[引用・参考文献]
1) 上里一郎：心理アセスメントハンドブック．西村書店，1993．
2) 日本精神神経学会日本語版用語監修，髙橋三郎・大野裕監訳：DSM-5精神疾患の診断・統計マニュアル．医学書院，2014．
3) イーガン，G. 著，鳴澤實・飯田栄訳：カウンセリング・テキスト——熟練カウンセラーをめざす．創元社，1998．
4) ウイリアムズ，J. B. ほか著，高橋三郎監訳：SCID：DSM-Ⅲ-R 面接法．医学書院，1992．
5) 大貫敬一：パーソナリティ・アセスメント．大貫敬一・佐々木正宏編著：心の健康と適応．pp.179-198，福村出版，1992．
6) 金沢吉展：カウンセラー——専門家としての条件．誠信書房，1998．
7) 神田橋條治：追補精神科診断面接のコツ．岩崎学術出版社，1994．
8) 北村俊則：精神症状測定の理論と実際，第2版．海鳴社，1995．
9) 北村俊則：精神・心理症状学ハンドブック．日本評論社，2000．
10) 木村駿：TATによる人間関係能力の分析．岡堂哲雄編：潜在能力の発見（臨床心理テスト シリーズ1）．至文堂，1993．
11) 坂本真士ほか：Beckの抑うつモデルの検討—— DASとATQを用いて．日本大学心理学研究25(1)：14-23，2004．
12) サリヴァン，H. S. 著，中井久夫ほか共訳：精神医学的面接．みすず書房，1986．
13) 杉山憲司・堀毛一也編著：性格研究の技法．福村出版，1999．
14) 玉瀬耕治：カウンセリング技法入門．教育出版，1998．
15) 丹野義彦：臨床心理アセスメントの新しいスキーマ——分類論・実施手順論・バッテリ論．精神科診断学9(4)：447-455，1998．
16) ツーディン，V. 著，長田久雄監訳：ナースのためのカウンセリングスキル．医学書院，1996．
17) ハーセン，M. ・ヴァン-ハッセル，V. B. 編，深澤道子監訳：臨床面接のすすめ方．日本評論社，2001．
18) バス，A. H. 著，大淵憲一監訳：対人行動とパーソナリティ．北大路書房，1991．
19) 林勝造ほか：P-Fスタディ解説．三京房，2007．
20) 春木豊編：心理臨床のノンバーバル・コミュニケーション．川島書店，1987．
21) 福原眞知子・アイビイ，A. E. ・アイビイ，M. B.：マイクロカウンセリングの理論と実践．風間書房，2004．
22) 村山恭朗・岡安孝弘：大学生を対象としたメタ認知知覚尺度（MCAS）の作成と信頼性・妥当性の検討．明治大学心理社会学研究(6)：101-113，2010．
23) 山内貴史ほか：日本語版 Brief Core Schema Scale の信頼性・妥当性．心理学研究79(6)：498-505，2009．

第9章 カウンセリングと心理療法

A 心理的援助における相談の種類

　心理的な援助としての相談は，カウンセリングや心理療法とよばれることが多い。この2つは，あまり区別せず使われることもあるが，以下のような点に違いがみられる。
　カウンセリング counselling という言葉は，心理相談をさす語として日常よく用いられる。カウンセリングは，人格の成長や自己実現を目的として行われることが多いのに比べ，**心理療法** psychotherapy のほうは，心理的問題に対する治療的なはたらきかけという意味合いが強い。カウンセリングは，主として言語的なコミュニケーションを媒介とした活動であるが，心理療法には，遊戯療法・箱庭療法など，さまざまな表現方法を用いるものも含まれている。
　カウンセリングは，医療・看護・福祉・教育などの分野でも多くの職種が学び，幅広い対象に向けて実践されているが，心理療法は，通常，臨床心理学を学んだ心理の専門職が行う。
　看護職者がカウンセリングを学ぶことは，患者とのコミュニケーションに役だつだろう。また，看護職者どうしで互いに自分の問題を相談し合い，サポートし合う**ピアカウンセリング**の有効性も指摘されている。
　カウンセリングや心理療法の種類は，数百にものぼるといわれ，互いに関連をもち，影響を及ぼし合って今日まで発展してきた。近年，さまざまなカウンセリングや心理療法の理論のなかから，共通する要素を抽出し体系化したり，技法を統合したりする試みが行われている。
　また，1人のカウンセラーが，さまざまなアプローチを学び，相談事例に応じて方法を選択したり，組み合わせたりして用いることも多い。その場合，学んだアプローチをどのように統合して自分のカウンセリングに活用していくかが重要になるであろう。
　以下では，代表的なカウンセリング・心理療法を取り上げて，それぞれのアプローチの特徴を述べていく。

自己実現
自己の潜在的な能力・資質を最大限に発揮すること。

箱庭療法
砂を入れた箱の中に，人，動物，建物などのミニチュアを置いて情景をつくり，心のなかの世界を表現する方法。

心理療法と精神療法
どちらも psychotherapy の訳語であるが，医師が行う治療としては「精神療法」の語を通常用いる。

援助者の呼称
カウンセリングや心理療法に携わる人は，カウンセラー，サイコセラピスト，臨床心理士など，さまざまな名称でよばれている。心理的援助を行う専門職としては，2015年に公認心理師の国家資格が法制化された。

B 精神分析的心理療法

❶ 精神分析とはなにか

　　精神分析とは，オーストリアの精神科医フロイト Freud, S. が，治療と研究を通して展開した理論体系である。これを心理治療の方法とした精神分析療法は，心理療法のなかで，最も歴史が古く，のちの心理療法に大きな影響を与えている。フロイト以後も多くの治療家・研究者が，臨床事例に基づく研究を積み重ねて，理論と技法を発展させてきた。

❷ 精神分析の考え方

① 無意識

　　フロイトは，心のなかで，意識にのぼるのは一部であり，自分では気づかない**無意識**の領域が大きなはたらきをしていると考えた（◉図 9-1）。不愉快な感情や認めがたい衝動などは，無意識のなかに抑え込まれて意識にのぼらなくなると考え，このはたらきを**抑圧**とよんで重視した。ふだんは意識されないが，意図的に注意を向けると自覚できる内容は，**前意識**の領域にあると説明されている。

　　無意識が日常生活のなかで顔を出す場面として，フロイトは，言い間違いなどの失錯行為や夢などをあげている。夢については，眠っている間，意識による検閲機能が弱まることで，自覚されていない感情や欲求が表現されやすくなると考え，治療の手がかりとして重視した。

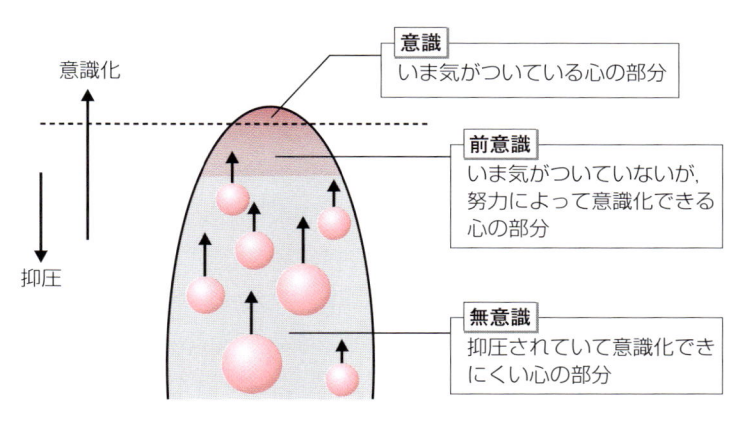

（前田重治：図説臨床精神分析学. p.3, 誠信書房, 1985 による）

図 9-1　意識と無意識

ヒステリー
心因性の障害の1つ。フロイトらが注目したのは，心的葛藤が感覚や運動機能の障害などの身体症状に転換されたとみられる転換ヒステリーである。そのほか，意識のなかのある部分だけが解離し，健忘，夢遊状態，多重人格などをあらわす解離ヒステリーがある。

催眠状態
暗示によって導かれる覚醒水準の低下した状態で，このとき暗示にかかりやすくなっている。

②心の構造

●**葛藤の意識化** 無意識についての理論の着想は，当時フロイトが力を注いでいた**ヒステリー**の研究から得られた。1880年ごろ，ヒステリーの患者に催眠治療を行っていた内科医ブロイエル Breuer, J. は，催眠状態の患者が苦痛な体験を想起し強い感情を発散したあと，症状が消失していくことを見いだした。このように，感情の発散によって緊張が解消されることを**カタルシス**とよぶ。当時，ブロイエルの助手をしていたフロイトは，その後，彼とともにヒステリーの症例研究を積み重ね，理論を発展させていった。ヒステリーの症状は，心的葛藤が身体症状としてあらわれたもので，その葛藤が本人に意識化されることにより，症状が消失すると考えたのである。

●**自由連想法** フロイトは，無意識を意識化する方法として，催眠法にかわって前額法(額に手をあてて強制的に思いおこさせる方法)を試み，やがて自由連想法を考案して治療に用いるようになった。自由連想法とは，クライエントが心に浮かんだことを筋道をたてず思いつくままに話していくもので，治療者は傾聴(◯162ページ)しながら患者の自己洞察をたすけていく。治療の対象も，ヒステリーから，ほかの神経症などにも広げられた。

フロイトは，心には**エス・超自我・自我**という心的装置がはたらいていると考えた(◯図9-2)。彼が**リビドー**(◯51ページ)とよんだ心のエネルギーの総量は一定で，エス・超自我・自我に配分されるとの見方にたっている。つまり，どこかのエネルギーが増大すれば，ほかの部分のエネルギーは弱体化することになる。

●**エス** エス es(イド id)とは，本能的欲求・衝動の源泉である。エスとはドイツ語で「それ」，すなわち英語の"it"にあたり，意識の外にあるものを意味する。エスは，快を求め不快を避ける**快感原則**に従うとされる。

●**超自我** 超自我 super ego とは両親のしつけや価値観，社会的な規範が内在化されてできた領域である。「～してはならない」という禁止や，「～

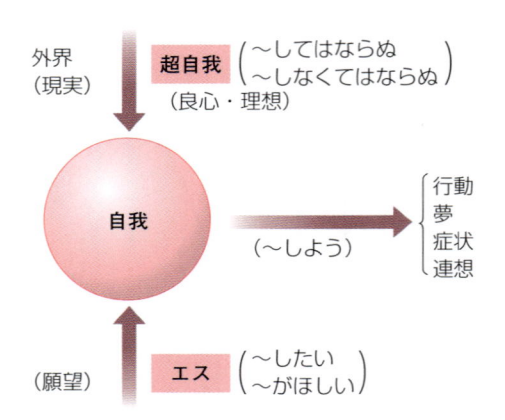

(前田重治：図説臨床精神分析学. p.14, 誠信書房, 1985 による)

図9-2 エス・超自我・自我のはたらき

患者の防衛機制

たとえば，自分が病気であることを認めない（否認），病気について詳細な知識を求めたり解説したりして不安感への直面を避ける（知性化），などがみられる。

表 9-1　自我の防衛機制

抑圧	不快な感情や体験を意識にのぼらせないようにすること
逃避	困難な状況から逃げたり，直面を避けたりすること
退行	発達的に幼稚な段階に戻ること
反動形成	自分の本当の感情に気づかず，逆の態度をとること
置きかえ	感情を別の対象に向けかえたり，欲求を別の方法で満たしたりすること
代償	満たされない欲求をかわりの行動により充足する，置きかえの一種
補償	弱点や劣等感をもつことを，ほかの面の努力によって補うこと
昇華	性的欲求や攻撃衝動などを，芸術やスポーツなど社会により受け入れられやすいかたちで満たすこと
転換	不満や葛藤など心理的な問題を身体症状としてあらわすこと
投射	自分の欲求や感情を相手に移しかえ，相手のなかにあるものとして認知すること
同一化	自分にとって重要な人物に対して，その属性を取り入れたり，同様の行動をとったりして，一体化すること
合理化	自分に都合のよい理由づけをして，自分の行為や事態を正当化すること
知性化	知的な説明や知識を用いることで，感情との直面を避けること

でありたい」という理想の追求としてあらわれる。

● **自我**　自我 ego とは，エスの衝動や超自我の要求の間にあって，外界の現実に適応するよう調整をはかる機能をもつ。エスとは異なり，**現実原則**に従って機能するのである。エスにある欲求が，社会的規範に照らして受け入れられにくいものであるとすると，自我は欲求の満足を延期させて折り合いをつける。たとえば，お腹がすいていても，授業中であれば昼休みまでがまんする。嫌いな人に対しても，仕事上必要があればすすんで話をする。これらは，自我のはたらきによるのである。

③ **精神力動的観点**　●図 9-2 のように，精神分析においては，精神現象や行動をもたらすものとして，内的な欲求・願望と外界や現実の力というように，さまざまな力の相互作用を考える。このような見方は，**精神力動的な観点**とよばれ，不適応行動や症状，対人関係（家族関係や治療関係）などを理解するうえでも重視されている。

④ **自我の防衛機制**　また，自我は自分自身を不安や不快感からまもり，現実に適応しようとするメカニズム，**防衛機制（適応機制）**をはたらかせる。そのうち，代表的なものを●表 9-1 に示す。こうした防衛が過剰になったり，機能が不十分になると，症状や問題が生じてくると考えられる。

病気になると，不安・恐怖・怒りなど自分自身で受け入れがたい感情が生じてくることがある。そのような場合にも，自分自身がなんとか現実に対処していけるように防衛機制がはたらくことがある。

⑤発達的理解 フロイトは，リビドーが身体のどの部位に集中して向けられるかによって，性的発達の段階を理論化した（● 50 ページ）。

精神分析では，パーソナリティ形成において，乳幼児期の体験を重視している。したがって，クライエントのパーソナリティを，これまでの生活史と関連づけて理解しようとする。また，過去にどのような対人関係を経験し，困難な問題にどのように対処してきたかを知ることにより，現在の問題やその解決方法を考える手がかりとする。

③ 精神分析と精神分析的心理療法

①精神分析的心理療法の特徴 フロイトの精神分析のやり方では，面接の頻度は週3～5回とされる。しかし，現代の日本における心理療法としては，週1～2回が現実的である。また，寝椅子を用いて自由連想を行う方法はあまりとられず，対面したり90度の角度で向き合ったりして，「自由連想風」の会話を行うやり方が多い。このように，精神分析そのものではなく，精神分析の考え方にたち，方法を修正した**精神分析的心理療法**がむしろ広く行われている。

精神分析的心理療法のアプローチの特徴は，● 表9-2 のように整理される（乾, 1988）。

● **作業同盟と治療構造** 精神分析的心理療法では，問題や症状を引きおこしている，心のなかではたらく力のぶつかり合い（葛藤）を意識化することを目ざす。治療者とクライエントは，治療目標を共有し，治療方法や条件について合意して，**治療契約**（● 152 ページ）を結ぶ。また，協力して治療を進め問題を探求していく関係，すなわち**作業同盟**を築く。

治療は空間的・時間的な条件や，治療の方法やルールといった一定の枠組みにまもられて，進んでいく。これを，**治療構造**とよんでいる。また，治療者とクライエントの関係が重要な意味をもつ。治療者が見まもり，支えてくれることによって，クライエントが安心して自己探索を進めることができるのである。

②転移・抵抗 クライエントは，治療者に対してさまざまな感情や態度を向けてくるが，それらはクライエントが過去の重要な人物との関係が，治療場面に持ち込

表9-2 精神分析的心理療法の特徴

1. 心的葛藤の意識化
2. 治療は，治療契約と作業同盟のもとで行われる
3. 転移・抵抗の分析が中心
4. 中立的・受動的な治療者の態度と方法
5. 対話的自己洞察法と解釈技法

（乾吉佑：力動的心理療法．小此木啓吾ほか編：心の臨床家のための精神医学ハンドブック，p.494，創元社，1998 による）

まれたものであることが多い。これを**転移**とよぶ。信頼や愛情といった肯定的な感情の場合が**陽性転移**，不信感や怒りなど否定的な感情の場合が**陰性転移**である。一方，治療者のほうもクライエントに対して多くは無意識のうちにさまざまな感情・態度をもち，これを**逆転移**とよんでいる。

　また，クライエントの意識的・無意識的に治療の進展を妨げるような反応を**抵抗**とよぶ。転移や抵抗を取り上げて分析し，克服することを通じて，クライエントの自己洞察が進んでいく。

　治療者はクライエントの話に価値判断を加えず，耳を傾け，すぐに解釈や指示を行わずに見まもる。これは，価値観に色づけされない白いスクリーンを準備するようなもので，クライエントの内的世界や心の動きをありのままに映し出し，とらえやすくする。

　治療においては，対話による自己洞察を目ざし，クライエントの言動から治療者が理解したことを解釈というかたちで伝える。解釈技法には，あいまいな点を質問し，明確化することや，クライエントの気づかない点や矛盾点を指摘する直面化も含まれる。

4 医療場面でどう応用できるか

　このように，精神分析的心理療法では，治療者とクライエントの間におこってくる現象をもとにして，そこにあらわされるクライエントの感情や対人関係のもち方を両者で検討することによって，クライエントが自己洞察を深めていく。

　精神分析的心理療法を学ぶことによって，まず，無意識の欲求や感情のはたらきに着目することができる。医療従事者が患者の心理を考えるうえで，自我の防衛機制（適応機制）は，基本知識といえる。また，医師や看護職者等と患者との間におこる感情的な関係を理解し，適切なかかわり方をするために，転移・逆転移について知ることが役だつであろう。逆転移は，医療従事者にとって，自覚されずに治療の妨げとなることもあるが，自己理解や患者理解のきっかけにもなる。

C パーソンセンタード・アプローチ

❶ パーソンセンタード・アプローチとはなにか

　パーソンセンタード・アプローチ person-centered approach（**PCA**）は，ロジャーズ Rogers, C. R. が1940年代に創始した**クライエント中心療法**が広い領域に活用され，発展したものである。

❷ 非指示的アプローチ

①非指示的アプローチの特徴……　ロジャーズは，1942年の『カウンセリングと心理療法』において，以下のような基本仮説に基づくカウンセリングを提唱した。

> カウンセリングが効果的に成立するために必要なのは，ある明確に形作られた許容的な関係であり，その関係の中で，クライエントは，自分自身に気づくようになり，新たな方向をめざして，人生を前向きに進んでいけるようになる。
> （ロジャーズ，2005）

　これは，クライエント自身が進むべき方向を知っていると考え，自由に考えや感情を表現できるような関係を築き，感情に応答する方法である。カウンセラーが問題を発見し，診断し，指示や助言をすることが中心であった従来のカウンセリングに対し，ロジャーズの方法は，**非指示的アプローチ** non-directive approach として，大きな反響を巻きおこした。その特色は，以下のとおりである。

　(1) 成長や健康や適応へと向かう個人の衝動を信頼する。
　(2) 知的な面よりも情動的・感情的な面を重視する。
　(3) 過去よりも現在を強調する。
　(4) 成長の経験としてのクライエントとカウンセラーの関係そのものに重きをおく。

②指示的アプローチとの比較……　ロジャーズの著作のなかでは，面接の逐語記録が掲載されカウンセリングの過程が明らかにされたことも画期的であった。指示的カウンセリングと非指示的カウンセリングの応答を分析した研究によると，前者では特定の質問や説明，情報提供が多く行われているのに対して，後者ではクライエントが表明した感情や態度の認知や理解を示す応答が特

徴的であった。

初期には，こうした技法の面が注目され，従来の方法との違いが強調されがちであった。非指示的アプローチにおいては，**積極的な傾聴** active listening を行い，クライエントの感情を明確化することが重視される。しかし，非指示的とは受動的にクライエントの言うことを聴くだけであると誤解されやすい面もあった。

❸ クライエント中心療法

その後，ロジャーズは，カウンセラーの技法よりも態度を重視する考え方を前面に出し，**クライエント中心療法**という名称を用いるようになった。これは，クライエントを，自己実現に向かう傾向（実現傾向）をもった存在としてとらえ，その主体性を尊重することをあらわしたものである。

また，ロジャーズは，カウンセリングを科学的な研究の対象とすることにも力をそそいだ。録音やビデオ撮影などによって面接場面を記録し，カウンセリングに関する仮説を研究によって検証することを重視した。

①**パーソナリティ変化の条件** …… こうした研究を重ねたのち，ロジャーズは，パーソナリティ変化の必要にして十分な条件として，次の6条件をあげている。
  (1) 2人の人間が心理的な接触をもっていること。
  (2) 第1の人（この人をクライエントと名づける）は，不一致の状態にあり，傷つきやすい，あるいは不安の状態にあること。
  (3) 第2の人（この人をセラピストとよぶ）は，この関係のなかで一致しており，統合されていること。
  (4) セラピストは，クライエントに対して無条件の肯定的な配慮を経験していること。
  (5) セラピストは，クライエントの内部的照合枠に感情移入的な理解を経験しており，そしてこの経験をクライエントに伝達するようにつとめていること。
  (6) セラピストの無条件の感情移入的理解と肯定的配慮をクライエントに伝達するということが，最低限に達成されること。

②**セラピストの態度条件** …… セラピストに重視されるのは，以下の3つの態度条件である。
  ①**自己一致・純粋性** セラピストが自分自身の感情に気づいており，必要ならそれをクライエントに伝えることができること。自分の感情を偽らず，ありのままの自分を認めること。
  ②**無条件の肯定的配慮** クライエントの行動や性質によしあしの判断をくだすのではなく，存在をありのまま受け入れ，積極的な関心を寄せること。
  ③**感情移入的理解（共感的理解）** クライエントの感情を，その立場にたって，あたかも自分のものように感じ取ること。

セラピストにとって、クライエントを受容し共感的に理解することと、ありのままの自分でいることとは、ときに相いれないかもしれない。クライエントの話を聴きながら反発を感じるとき、その自分の感情に正直であろうとすれば、どうすればよいだろうか。自分の感情を率直に表明することがクライエントに対して援助的でなければ、控えるであろう。しかし、こうした場合、セラピストは自分の感情に、少なくとも気づいていることが重要である。

4 パーソナリティ理論と研究の進展

●**不一致から心理的適応へ**　先のパーソナリティ変化の条件、(2)と(3)のなかでの「一致」「不一致」という言葉は、ロジャーズのパーソナリティ理論において重要な概念である。ロジャーズは、心理的に不適応な状態にあるクライエントを、自己概念（自己構造）と自己の経験とのずれの大きい不一致な状態にあると考えた。クライエントは、セラピストとの関係を通じて経験を自己概念に組み入れ、両者の重なりを大きくし、心理的適応へとすすんでいくと考える（▶図9-3）。

●**自己概念の変化**　このような、サイコセラピーによるパーソナリティ変化について、ロジャーズは、セラピーを受ける群・受けない群で効果を比較する研究を行った。その結果、セラピーを受けた群ではセラピーの前後で自己概念が変化していることが示された。現実の自己概念と理想の自己概念の重なりが大きくなり、現実の自己概念は、より適応的な方向に変化した。

セラピーの効果に関する研究は、それまでの神経症レベルのクライエントから、統合失調症の入院患者や健康な人々にまで対象を広げて行われた。統合失調症患者にセラピーを行った研究によると、クライエントの意欲が低く、セラピストの共感的理解が伝わりにくい傾向があり、一貫した結果を得ることはできなかった。しかし一方で、クライエントとの関係形成やセラピストの純粋性、そしてセラピストが自己の感情を積極的に表明していく態度が重要であることが示唆された。

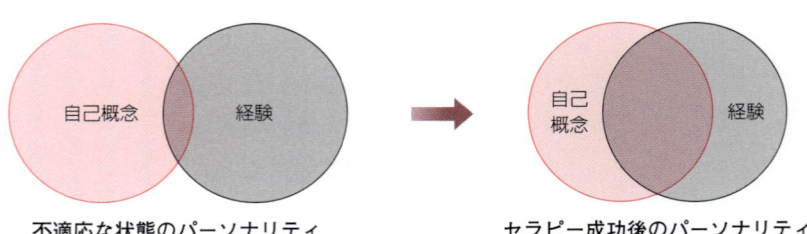

不適応な状態のパーソナリティ　　　　セラピー成功後のパーソナリティ

（ロージャズC. R.著、伊藤博編訳：パースナリティ理論〔ロージャズ全集 第8巻〕, p.149, 岩崎学術出版社, 1967による、一部改変）

図9-3　パーソナリティ理論における心理的適応

5 グループ・アプローチへの展開

ロジャーズは，1960年代から，クライエント中心療法の考え方に基づいて，健康な人を対象とした集中的グループ体験を展開した。これは，当初はセラピストのトレーニングのために取り入れられ，**エンカウンターグループ**とよばれた。

> **エンカウンター**
> 「出会い」を意味し，メンバー相互の主体的で率直な交流をさす。

このグループは，10名前後のメンバーと，1～2名のファシリテーター（促進する人）からなる。ファシリテーターは，グループ活動の過程が自由で安全に進行するようサポートし，メンバーの相互作用を活性化する役割を担う。あらかじめ課題やプログラムを設定せず，メンバーの自主性にまかせて進行するのが特徴で，互いを尊重しながら率直な話し合いが行われる。エンカウンターグループは，個人の成長を目ざすものからコミュニティの形成や社会運動に関与するものまで，大きな広がりをみせた。

● **パーソンセンタード・アプローチの誕生**　このような展開により，クライエント中心療法は，もはやクライエントのセラピーにとどまらず，人間全体を対象として**パーソンセンタード・アプローチ** person-centered approach（**PCA**）とよばれるようになった。また，福祉・教育・医療などの幅広い分野にも影響を及ぼしている。

ロジャーズに代表されるような，人間の自己実現に向かう傾向や，主体性を重視する立場は，**人間性心理学**とよばれ，先述の精神分析的心理療法，E節で学ぶ行動療法に対し，第三勢力とみなされている。

動機づけ面接

禁煙，食事制限，服薬など，患者（クライエント）の行動変化が必要な場合に動機を引き出す方法として，動機づけ面接法 Motivational Interviewing（MI）が注目される。

この方法は，もともとはアルコール依存症など嗜癖問題へのアプローチとしてミラー Miller, W. R. とロルニック Rollnick, S. によって開発された。

従来のアルコール依存症の治療には，飲酒を続けるとどうなるかに直面化させ，警告するといった対決的な方法が多く用いられた。しかし，アルコール依存症の治療成果に，治療者の共感的な介入が関係していることが見いだされ，MI開発の端緒となった。

このアプローチでカウンセラーは，クライエントの行動を正したい（たとえば，飲酒をやめさせたい）という反応を控えて，クライエントの話を聴き，動機を理解し，共感的に言葉を返す。また，クライエントが自分で行動をかえられるという自信を強めるようはたらきかける。

中心となる考え方は，カウンセラーとクライエントが協働作業で面接を進め，クライエントのなかにある動機やアイディアを引き出し（喚起性），クライエントの自律性を尊重することである。

クライエントがみずから変化していくという考え方にたち，ふり返りの傾聴 reflective listening によって共感を伝える MI の手法は，パーソンセンタード・アプローチから大きな影響を受けている。また，実証研究で効果が確認されている点も共通である。異なるのは，MI がクライエントを変化に方向づける，指示的な方法である点である。

MI では，以下のような技法が用いられる。
① 開かれた質問（● 160ページ）を用いて，クライエントが自由に話せるようにする。（例：「いまの時点で，喫煙についてはどう考えていますか。」）
② ふり返りの傾聴/聞き返し
　クライエントの動機や感情を反映する聴き方をする。ただし，質問文ではなく肯定文・否定文で応答する（マイクロカウンセリングの言いかえ，感情の反映を活用）。（例：「禁煙には何度もトライされていて，またやっても長続きしないと思われるのですね。」）
③ 是認
　クライエントが話したことのうち，変化につながる発言，見方を選択的に認め，肯定する。（例：「ご自分でも健康のために，いろいろ考えておられるのですね。」）
④ 要約
　クライエントの発言を要約し，整理する。変化につながる発言（花）を集め，要約して返す手法は「花束をつくる」とたとえられる。
⑤ チェンジ・トーク
　①〜④の技法を用いて，クライエント自身の動機を引き出し，チェンジ・トーク（クライエント自身が変化の願望・能力・理由・必要などを語る言葉）を増やす。チェンジトークが増加すると，行動の変化が実際におきる率が高まることが知られている。

クライエントは，「禁煙したほうがいいのはわかるが，やめられない」といった両方の考えをもったアンビバレンス（両価性）の状態にあることが多い。

カウンセラーは，クライエントのなかにあるアンビバレンスを探索し，明確にし，希望や価値観と現状との矛盾を広げる。それにより，クライエントがみずからアンビバレントを解消する方向に変化を選択することが促される。

この MI は，近年，医師，看護職をはじめ多くの職種によって，健康問題全般で用いられ，効果が確認されている。

D 交流分析

❶ 交流分析とはなにか

交流分析 transactional analysis は，アメリカの精神科医バーン Berne, E. が 1950 年代に創始したアプローチである。精神分析理論（◯ 177 ページ）を背景にもつが，人間性心理学（◯ 185 ページ）の考え方にたち，人と人との交流に焦点をあてるところに特色がある。交流分析の理論と方法は，カウンセリング・心理療法としてだけでなく，企業などの組織や教育の分野でも活用されている。

❷ 自我状態の分析──パーソナリティの理解

交流分析では，思考・感情・行動が関連した1つのまとまり（セット）を**自我状態** ego state とよび，パーソナリティを3つの自我状態としてとらえる。

私たちが子ども時代からもちつづけている思考・感情・行動のセットを「**子ども** Child（**C**）」の自我状態とよぶ。親や周囲の大人から取り入れた思考・感情・行動を示すとき，「**親** Parent（**P**）」の自我状態にいるとみなす。親から取り入れた考えや，子どものころの感じ方を再現するのではなく，いま，ここでの現実に対応した行動・思考・感情があるときは，「**成人** Adult（**A**）」の自我状態にいると考える。情報を収集し，合理的に判断するような場合がその例である。

● **自我状態の機能**　一方，自我状態の機能をとらえると，「親」と「子ども」には，おのおの2つの面が区別される。

①**支配的な親/批判的な親**　Controlling Parent/Critical Parent（CP）　親が子どもに命令したり，子どもの行動を批判したりするときと同様の思考・感情・行動は，「支配的な親」の機能のあらわれである。「〜すべきだ，〜してはいけない」と相手の行動をコントロールしようとする場合がその例である。

②**養育的な親**　Nurturing Parent（NP）　親が子どもの世話をするときのような思考・感情・行動をあらわすとき，「養育的な親」の機能が発揮されている。手だすけをしたり，思いやりを示したりするような場面でよく見られる。

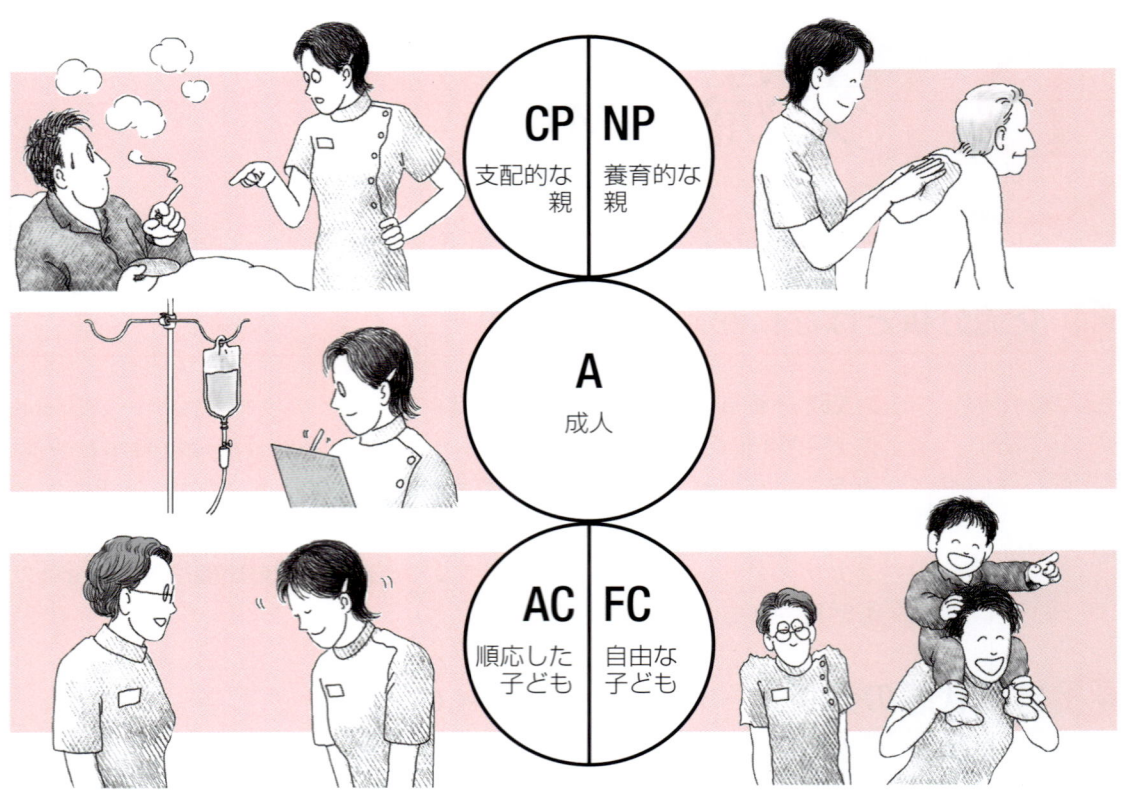

図 9-4　自我状態の機能

　③**自由な子ども　Free Child（FC）**　自分の欲求や感情を率直に表現し、思うままに行動するとき、「自由な子ども」の機能があらわれる。子どもが次々と遊びを考え出すように創造性を発揮しているときにも、この機能がはたらいているとみられる。

　④**順応した子ども（適応した子ども）　Adapted Child（AC）**　子どものころ、親の期待や要求にそって行動したときのようにふるまうとき、「順応した子ども」の機能を発揮しているとみなされる。周囲の意見に従う「順応」の面だけでなく、周囲の要請を知りながら逆の行動をとる「反抗」の側面もある。

　これらに成人を加えた5つの機能は、●図9-4のようにあらわされる。どの機能を多く発揮しているかのバランスが、パーソナリティの違いとなる。

③ 交流パターンの分析——コミュニケーションの理解

人と人とのやりとり，つまり交流パターンには，以下の3つが区別される。

①相補交流(平行交流) 予想したとおりの自我状態から反応が返ってくる交流で，このようなパターンの場合，コミュニケーションは続いていくという特徴がある(▶図9-5)。

②交差交流 予想した自我状態以外のところから反応が返ってくるような交流で，この場合，コミュニケーションは中断される(▶図9-6)。

③裏面交流 表面の社交的メッセージの裏に別の心理的メッセージがか

Ⓟ=親，Ⓐ=成人，Ⓒ=子どもをあらわす

1. この科目のレポート，いつが締め切りだったかしら？
2. 来週の火曜日よ。
1. (心配そうに)手術をするかもしれないって聞いたのですけれど……
2. なにかご心配なことがありますか？

図9-5　相補交流(平行交流)

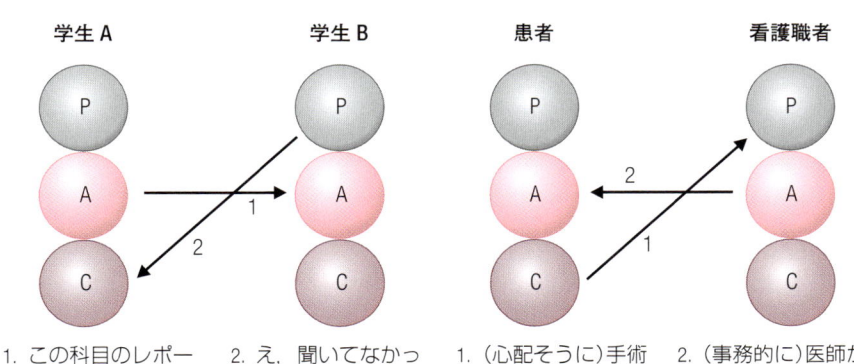

1. この科目のレポート，いつが締め切りだったかしら？
2. え，聞いてなかったの？　来週なのにまにあうの？
1. (心配そうに)手術をするかもしれないって聞いたのですけれど……
2. (事務的に)医師から説明がありますから。

図9-6　交差交流

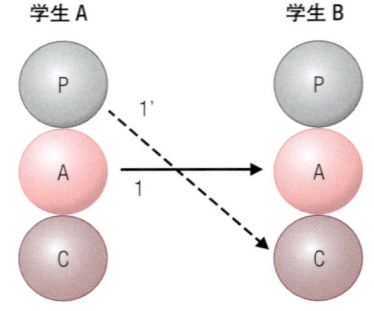

図の説明：
1. きのう班で残って，発表の分担を決めたから，これ，あなたの分よ。
1'. （心のなかで）打ち合わせにも出ないで，まったく困った人ね。ちゃんとやってよね。

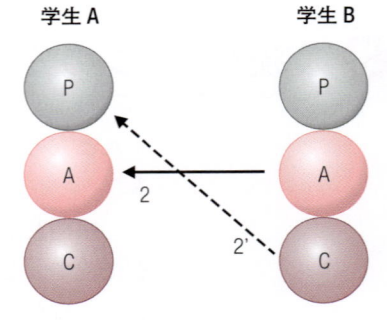

2. ああ，そう。わかったわ。
2'. （心のなかで）ええっ！　こんなにたくさん私の担当なの？　いやだなあ……

図 9-7　裏面交流

くされているような交流で，その結果を左右するのは心理的メッセージである（▶図 9-7）。

こうした交流パターンを知ることによって，日ごろの対人関係でコミュニケーションを円滑に進めたり，うまくいかない会話をふり返って応答を工夫したりすることができる。

❹ ゲームの分析──繰り返される不快な交流パターンの改善

①ゲームの方程式……　裏面交流がパターン化されて繰り返され，最後に嫌な感じで終わるものを**ゲーム**とよぶ。ゲームは，以下のような進行の仕方をする。

　　　　ゲームの方程式：わな＋弱み＝反応→切りかえ→混乱→報酬

●「はい，でも」のゲーム　よく知られているのは，「はい，でも（Yes, but）」のゲームである。困っている人が相談をもちかけて，助言を受けると，「はい，でも」と理由をつけてことごとく否定する。「それは私には無理」「それも考えたけれど，時間がかかる」という具合である。助言した人の策がつきると，相談した側は腹をたてる。助言した人は，せっかく考えたのに役にたたなかったと落胆する。誰かに相談するたびにこんなパターンを繰り返し，そのたびに嫌な思いをしているとしたら，その人は，ゲームをしている可能性がある。

まず相談した人は，ほんとうに相手が自分を援助してくれるとは思っていないが，相談をもちかける。これは，ゲームの方程式にあてはめると，相手をひっかける「わな」である。困っている人を見るとなにかしてあげたくなる「弱み」をもった人が，これにかかる。「こうしたら，どうですか？」と助言し，それに対して「はい，でも」とことごとく反論，否定することが，

予定された「反応」である。あげくに相談した側が腹をたてて相手を非難したとき，立場の切りかえがおこり，混乱が生じる。最後に，両者に嫌な感じが「報酬」として残る。

②ゲーム分析の活用 ……　ゲームでは，犠牲者・迫害者・救助者という3つの立場のなかで立場の切りかえがおこる。先ほどの例でも，相談した人は犠牲者から迫害者に，相談を受けた人は救助者から犠牲者に，立場が切りかえられている。

「ああ，またやってしまった」と思いながら繰り返し，嫌な後味が残るやりとりに思いあたるところがあるならば，それをふり返って，対処方法をかえることができる。先の例では，助言を本気で求める気がないならば，相談しなければゲームはおこらない。また，相談にのる側も，すぐに助言するのでなく，相手がどうしたいのかをまず確認すれば，ゲームの相手役を演じなくてすむだろう。

対人援助の仕事につく人には，誰かが困っているとなんとかしてあげたくなる人が多いかもしれない。助言しては受け入れられず，落胆するという経験を多くしている人は，ゲームをしている可能性もある。

このように，ゲーム分析は，職場や家庭で繰り返されるパターン化された不愉快なやりとりに気づき，それをやめて真の親密な関係を築くことに役だつものである。

5 脚本分析——人生の筋書の見直し

人生を1つの劇としてたとえると，自分はどのような役を演じているであろうか。バーンは，幼少期に決めた人生の筋書（**人生脚本**）に，知らず知らずのうちに従ってしまうようなクライエントの生き方に着目した。この脚本は，幼いころに，両親など周囲の重要な人物から与えられるメッセージを取り入れてつくられるとされる。

たとえば，末っ子としてかわいがられ，いつまでも小さい子ども扱いをされた人もいれば，早くから「お姉ちゃん」として弟・妹のめんどうをみてきた人もいるであろう。どのような接し方をされ，どのような言葉をかけられて育ったかが，脚本の形成に関与していると考えられる。

いつも自分のことはあとまわしで，まわりの人をたすけてはたらき，縁の下の力持ちといった役目を果たす人は，そんな脚本をもっているのかもしれない。自分の選択・決定によらず，脚本に従っている生き方に気づき，見直しを行うのが**脚本分析**である。脚本から自由になり，新たな自律的な生き方を決断することは，交流分析の究極のゴールでもある。

6 心理療法としての特徴

交流分析は，人は誰でもOKであるという考え方を前提としている。ま

> **OK**
> 「OK」とは，人間として価値がある・重要であるといった意味で，交流分析でよく用いられる語である。

た，クライエントは自分で考え，決定することができる，価値ある存在であると考え，セラピストとクライエントは対等の立場でセラピーにのぞむ。

交流分析のゴールである**自律性**は，人生脚本から自由であることをさし，気づき・自発性・親密さによってもたらされるものと考えられている。治療のプロセスにおいても，いま，ここでの体験を通しての気づきと，自分と他者との間で心を開いて感情を分かち合うこと（親密性）が重視される。また，自分の責任において行動を選択する自発性が強調される。

交流分析では契約を重視し，クライエントは自分がどのようにかわりたいか，治療の目標を明確にして契約を結ぶ。その際，目標が達成されたとき，その変化がどのようにわかるかを確認することが重要である。たとえば，「職場での人間関係をよくする」ではなく，「同僚に，朝，自分からあいさつする」というように，目標を具体的にしておくことによって，達成したことが確かめられる。

交流分析は，医療の分野においては，心身症の治療などに取り入れられてきた。クライエントが病気の心理的要因や毎日の生活習慣との関係を理解し，ライフスタイルの見直しをすることで，変化が促進される。

Psycolumn 23　サイコラム

ストローク

名前をよぶ，目と目を合わせる，話しかけるといった，相手の存在を認めて発する刺激を，交流分析ではストロークとよぶ。私たちは，ふだん人とさまざまなストロークを交換している。肩をたたく（身体的ストローク），うなずく（非言語的ストローク），あいさつ（言語的ストローク）などである。人とふれ合うことは心身の発達にとって欠かせないことで，ストロークが不足すると元気がなくなると考えられている。

与えられると，よい感じをもたらすものをポジティブ・ストローク，いやな感じがするものをネガティブ・ストロークとよぶ。暴力をふるったり，にらみつけたり，けなしたりするのは，後者の例である。

ストロークには，相手の存在それ自体に対して無条件で与えられるもの（例：「なにがあろうと大切に思っている」「ともかく大嫌い」など）と，相手の属性や行動に対して条件つきで与えられるもの（例：「話を聴いてくれてありがとう」「約束をまもらない人は嫌い」など）とがある。無条件のストロークは，条件つきのものよりも強い効果をもつとされる。自分にとって快い価値のあるストロークをたくさん受け取ることは，元気のみなもとなる。

看護の仕事で，相手の名前をよび，あいさつをする，敬意をはらって話を聴くことは，患者を元気づける第一歩になるであろう。また，スタッフ間でも，互いに仕事の成果を認めたり，労をねぎらったりするポジティブ・ストロークの交換は，エネルギーを補給するのに役だつものである。

E 認知行動療法

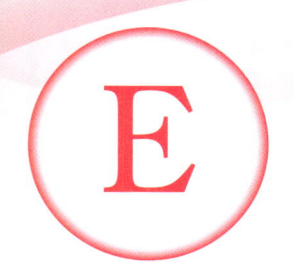

❶ 行動療法とその特徴

①行動療法とは ……　**行動療法** behavior therapy とは，症状(不適応な習慣的行動)を，実験的に明らかにされている心理学の原理や手続きに基づいて，よい方向に変化させる一群の治療技法とその研究方法の総称(久野, 1993)であり，1950 年代からスキナー Skinner, B. F., ウォルピ Wolpe, J. らによって体系化が進められた(行動療法の基本的な視点については，第 10 章参照)。

●**行動療法の特徴**　ドライデン Dryden, W. とレントゥル Rentoul, R. (1996) は，行動療法の特徴として次の 6 点をあげている。

(1) クライエントの主訴(症状)をターゲットにする：たとえば，「なぜ緊張するか」を考える際に，直接かえることのできない深層心理や過去などを問題にせず，どのような状況でどのように緊張するかを調べ，それがどうなったらよいかを目標とする。

(2) 症状を客観的にアセスメントする：緊張時の身体反応，考え方などを聞き，場面，強さや質，どうするとおさまるのかなどの記録をとる。

(3) 症状に合った具体的な介入技法を選ぶ：緊張を緩和させるリラクセーションの練習をしたり，最後まで話を続けるための具体的なコツを練習したりといった，具体的な対処法を提案・実行していく。

(4) 相談は簡潔で短い：伝統的な心理療法より，相談期間も短めである。

(5) 相談の効果を厳しく体系的に評価する：相談の効果は，クライエントの問題が具体的にどのように変化したかのデータから吟味する。

(6) さまざまな相談技法を用いる：同じような問題にも異なる技法が開発され，選択の幅が広い。

②行動療法と認知行動療法 ……　1970 年前後から，不適応行動の背景にある認知過程に焦点をあてた，**認知行動療法**と総称されるさまざまな技法が登場した。さらに，1990 年代からはマインドフルネスとよばれる心理的に柔軟な注意の状態を重視する技法が導入されて，第三世代行動療法とよばれることもある。これらの種類は膨大で，単一の症状のみに効果があるものから，多様な理論・技法の組み合わせによるものなどさまざまだが，一部を ◯表 9-3 に掲載する。

表9-3　代表的な行動療法・認知行動療法

世代	アプローチ名	提唱者	主要対象	特徴的な技法
第一	行動療法・応用行動分析	スキナー	発達障害児	行動形成
	行動療法	ウォルピ	不安障害	系統的脱感作法・主張訓練
	多面的行動療法	ラザルス	うつ・不安	
第二	認知療法	ベック	うつ・不安	認知再構成法
	合理情動行動療法(REBT)	エリス	カップル	ABC図式・ユーモアソング
	ストレス免疫訓練	マイケンバウム	うつ・不安	自己教示訓練
	ソーシャルスキル訓練(SST)	リバーマン	統合失調症	モデリング
第三	弁証法的行動療法(DBT)	リネハン	パーソナリティ障害	感情調節スキル訓練
	マインドフルネスストレス低減法(MBSR)	カバットジン	うつ病	マインドフルネス訓練
	マインドフルネス認知療法(MBCT)	シーガル	うつ病	マインドフルネス訓練
	アクセプタンス＆コミットメントセラピー(ACT)	ヘイズ	疼痛・うつ・不安	メタファー

❷ 行動アセスメントと相談目標の設定

①協同的実証主義……　カウンセラーからの質問は，クライエントが「科学者」のように問題を観察し，仮説をたてたり検証したりして成功体験となるかたちでなされ，**ソクラテス的質問**ともよばれる。このようにしてクライエントの「苦しみ」に共感し，その因果関係に関するデータを共有して，相談目標を具体化できると，クライエントとカウンセラーの関係は相互補完的なものとなり，**協同的実証主義**とよばれる。

②標的行動を具体的に選びだす……　抽象的で長期的な目標になりがちな主訴を，短期的に達成可能な具体的目標（標的行動）に翻訳する。標的行動は，死人テスト（●220ページ）をパスするかたちとし，欲ばらずに**スモールステップ**とする。

③行動アセスメント……　認知行動療法のアセスメントでは，標的行動を具体的に，できれば，いつ，どの程度の強さや頻度でおきているのかを測定する。また，標的行動に先立つ**先行条件：A**（いつ，どのような状況か，誰がなにをしたときか）や，**標的行動：B**に続く**結果条件：C**（なにがおきたか，本人にはどのような変化があったか）を明らかにして，この三者の間の相互作用（行動随伴性，●227ページ）を吟味する。ABC分析とよぶ場合もある。

④セルフモニタリング法……　面接中に標的行動が生じれば，カウンセラーが直接観察でき，ときには介入もできる貴重な機会となるが，その機会はあまり多くない。そこで可能であれば，クライエント自身に行動アセスメントのための記録をとってもらえるとよい。これを**セルフモニタリング**とよぶ。

セルフモニタリングの注意点

セルフモニタリング↗

表9-4　セルフモニタリングシートの例

日付	A：先行条件	B1：自動思考	B2：感情	B3：行動	C：結果条件
8/15	保護者会でほかの人がつまらなそうにあくびをした。	他人に気に入られるようにするべきだ。なんでも失敗してはいけない。	不安・緊張9点	保護者会の部屋を飛び出した。	直後はらくになるが，保護者会がよけいつらくなった。
8/20	清掃のアルバイトの募集を見て電話をした。	病気のことで弱みにつけこまれないよう，気をはっていよう。	不安8点うつ5点	相手の話を聞く前に自分の要求ばかり話した。	アルバイトの採用を断られた。

カウンセラーが記録用紙をつくってわたしてもよいし，日記のようなかたちでもよい。標的行動の部分を，思考（認知），感情，行動に分割した，▶表9-4のような形式も有効である。

クライエントは，はじめは記録の意味がよくわからない場合もあるが，その記録を一緒に検討して，「標的行動がなにによって維持されているのか」「同じような状況でも標的行動以外の行動がおきたときはどうなるか」などを具体的に話し合うことで，このような記録が問題の解決にどのように役だつかを実感できるようになる。また，カレンダーに記入したり，シールをはったりすれば，家族の目にもふれ，努力の成果を他者からも評価されやすい。クライエントによっては，こうした記録をつけるだけで，自己の誤った思いこみに気づき，みずから行動パターンをかえて解決していくこともある。

> ✎は有用であることが多いが，強迫的なクライエント等では，どの程度の記録が必要（不要）なのかを指示しておかないと，かえって強迫的になる場合もある。
>
> **認知療法のセルフモニタリング**
> 後述する認知療法では，セルフモニタリングにおいて結果条件のかわりに，適応的思考とその感情効果を記載して，「非機能的思考記録表」とか「認知日誌」「カラム法」などとよんでいる。

⑤心理教育　　うつ病，不安障害，発達障害，慢性精神障害に伴うさまざまな問題など，疾病の種類や症状に応じて，それらが悪循環に陥る因果関係や，そこから抜け出して改善していく方策については，すでに多くの知見があり，これを，クライエントの状況に即して説明することを**心理教育**とよぶ。クライエントに負担をかける技法を選択する場合，この心理教育が不十分なままだと相談からの欠落をまねきやすくなる。クライエントの理解の水準や，希望する解決の状態に応じた心理教育が必要である。

⑥援助方法の選択　　こうして，標的行動が，先行条件によって変化するレスポンデント行動か，おもに結果条件によって増減するオペラント行動か，行動の増減を左右する条件がなにかが明らかになってくると，それに応じた相談援助の方法を選択していく。

❸ オペラント学習の研究とそれに基づくSST

①SSTの実際　　Social Skills Training（**SST**）は，「社会的スキル訓練」（子どもや発達障害者の領域）「社会生活スキルトレーニング」（精神障害者の領域）などと訳されており，生活のなかで必要とされる効果的な対人行動を，おもに集団で，模倣を取り入れながら練習する技法である（東大生活技能訓練研究会，1995）。

自分の目標と，それにそった練習内容を話し合ったあと，参加者の誰かに相手役を頼んで，実際にその場面を短く演じて練習する(**ロールプレイ**)。ほかの参加者は，クライエントの行動のどんな点がよかったかをフィードバックし(社会的強化)，どうすればさらによくなるかをコメントする。その際，内容だけでなく，表情・声の調子・視線・身ぶり・間合いなどの非言語的側面にも着目する。そして，改善点がある場合は，誰かが模範を示したり(**モデリング**)，参加者のコメントをもとにして再度練習したりして，よかった点を確認する。

　実演が終わると，それをどのように実生活にいかしたらよいかを考えて，宿題を決める。その際，練習と類似した状況で，ほぼ成功できるような内容とする。宿題カードに記入して携帯し，実行できたときには相手にサインをしてもらうこともある。そして，次回にはその結果を報告し，宿題の成果をほかのメンバーにも評価してもらう。

② SSTの背景──オペラント学習の理論
　SSTは以下のようなオペラント学習の理論に基づいて行われている。

●シェイピング法(行動形成法)
　いままでしたことのない行動を新たに形成するためには，目標の行動にほんの少しだけ類似した行動を強化(◎229ページ)する練習から始める。練習が進むと，目標の行動に近い行動がおこりやすくなるので，強化の基準を少し上げていく。たとえば，「アルバイトに応募する際，自分を積極的に表現する」という目標でも，まず想定される質問に一問一答で答える練習から始め，質問がなくても自発的に説明するようにしていき，さらに相手の様子に応じて自己表現を加える練習もするといった手順である。

　この際，はじめはセリフを書いた紙を見せるなど，ヒントをふんだんに出して失敗しないようにし，しだいにヒントを減らしていって最後は目標の行動に到達できるようにすることを，**フェイディング法**という。

●強化スケジュールと般化
　練習場面で獲得された行動が，練習とは異なる場面でもおこることを，**般化**とよぶ。練習条件と日常生活とがあまりに違いすぎると，般化はおこりにくい。援助の目標は，援助がなくても自分らしいやり方で適応できること(セルフコントロール)であるから，これは重要である。

　私たちの通常の適応行動は，ときおりしか強化されていない(**間歇強化**)。目標の行動が毎回必ず強化される場合(**連続強化**)のほうが，行動は獲得されやすいのだが，練習場面がいつも連続強化では，日常生活では消去されやすくなってしまう。そこで，ある程度練習が進んだら，あえて日常生活に近い条件(少ない手がかり・自然な強化刺激)での練習を体験していたほうが，般化しやすいということになる。

③ SSTの背景──社会的学習理論
　バンデュラ Bandura, A. は，他者の行動が強化される場面を観察することにより，直接的に自分が強化されなくても学習が成

立することを実験的に示し，社会的行動ではこうした面が大きいとして，**社会的学習理論**を提唱した。SSTが対象とする対人行動でも観察学習の効果が大きいと考えられ，他者がモデルを示すことが取り入れられている。

4 認知療法

①自動思考と認知的概念化

ベックBeck, A. は，抑うつ患者の思考を研究して，状況に応じて自動的に生まれる思考（**自動思考**）が，否定的にかたよっていることを発見した。たとえば，全か無か思考，破局視（運命の先読み），肯定的側面の割引き，感情的理由づけ（感情に反する根拠を無視），レッテルはり，心のフィルター（否定的要素のみとりあげる），読心術（他者の考えを決めつける），過度の一般化，すべき思考，などである。

クライエントが体験した否定的感情のエピソードについて，ソクラテス的質問などを用いてくわしく聴き，セルフモニタリングの項で述べた非機能的思考記録表のような様式に記入すると，否定的体験がどのようなしくみでおきているかを理解できるようになる。そして，状況にふさわしいものの見方ができると，より適応的な対処が可能になることを体験する。セルフモニタリングや，これまでと異なる対処法などをホームワークにして，この方法の効果を実感させるのが，認知療法の前半部分となる。自動思考の把握と現実的対処を身につけるだけで，みるみる適応的になるクライエントもいる。

②媒介信念と中核信念

一方，自動思考を見直しても似たような体験が繰り返される場合もある。このような場合，治療は後半部分に進んで，自動思考を生み出す**媒介信念**を吟味していく。ある1つの自動思考を取り上げ，「それが事実だとすると，どういうことになるのでしょう」「どんなことを意味するのですか」などの質問を重ね，自動思考を生み出す媒介信念を明らかにしていく。このやり方を**下向き矢印法**とよぶ。そして，さらにその意味をたずねていくと，すべての信念のもとになっている**中核信念**にたどりつく。

ベックは，中核信念の2大領域として，「私はできがわるい」と「私は好かれない」をあげている。○図9-8は，ケース9（○153ページ）の認知的概念化の例を示している。このようにして自身の不適応の全容がつかめるようになり，古い信念にかわる適応的な信念と，適応的な対処行動を見いだしていき，将来のリスクに対しても自分でなんとかできそうだという**自己効力感**が持てるようになって，認知療法は終結を迎える。

5 レスポンデント条件づけに基づくエクスポージャー法

①レスポンデント条件づけと系統的脱感作法

●**逆制止療法**　不安障害の発症のしくみ（○図9-9-b）も，治療（○図9-9-c）も，

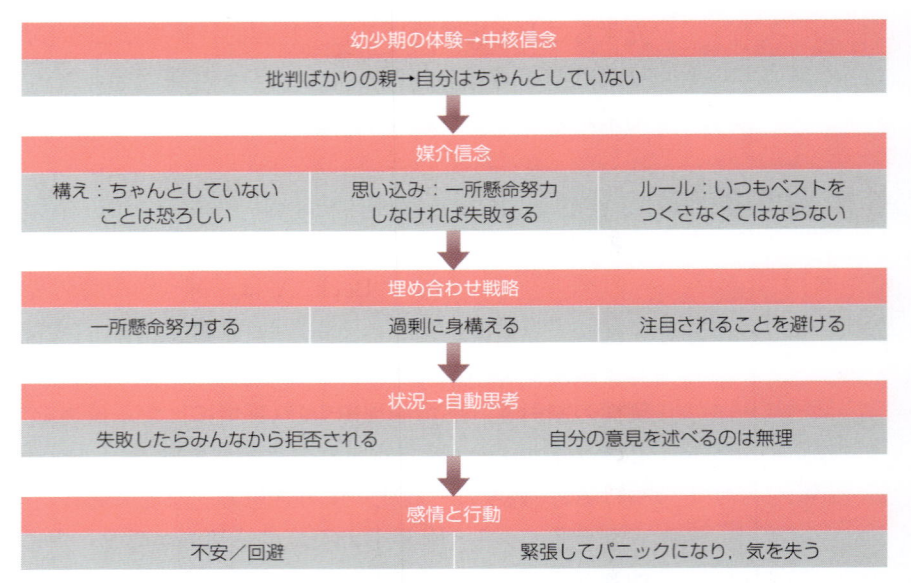

```
┌─────────────────────────────────────────────────────────┐
│              幼少期の体験→中核信念                        │
├─────────────────────────────────────────────────────────┤
│         批判ばかりの親→自分はちゃんとしていない          │
└─────────────────────────────────────────────────────────┘
                            ↓
┌─────────────────────────────────────────────────────────┐
│                      媒介信念                            │
├──────────────────┬──────────────────┬───────────────────┤
│ 構え：ちゃんとして │ 思い込み：一所懸命 │ ルール：いつもベスト│
│ いないことは恐ろしい│ 努力しなければ失敗 │ をつくさなくてはな │
│                  │ する              │ らない             │
└──────────────────┴──────────────────┴───────────────────┘
                            ↓
┌─────────────────────────────────────────────────────────┐
│                    埋め合わせ戦略                        │
├──────────────────┬──────────────────┬───────────────────┤
│ 一所懸命努力する  │ 過剰に身構える    │ 注目されることを避ける│
└──────────────────┴──────────────────┴───────────────────┘
                            ↓
┌─────────────────────────────────────────────────────────┐
│                   状況→自動思考                          │
├──────────────────────────┬──────────────────────────────┤
│ 失敗したらみんなから拒否される│ 自分の意見を述べるのは無理  │
└──────────────────────────┴──────────────────────────────┘
                            ↓
┌─────────────────────────────────────────────────────────┐
│                     感情と行動                           │
├──────────────────────────┬──────────────────────────────┤
│ 不安／回避                │ 緊張してパニックになり，気を失う│
└──────────────────────────┴──────────────────────────────┘
```

中核信念が，媒介信念，埋め合わせ戦略を経由して自動思考を生み出し，症状となっている感情と行動を引きおこしている。

図 9-8　認知的概念化の例

2章で学習したレスポンデント条件づけの枠組み（▶図9-9-a）で考えることができる。餌を与えると唾液を分泌するイヌに，餌を与えるたびにメトロノームの音を聞かせると，餌を与えなくてもメトロノームの音だけで唾液分泌がおこるようになる。同様に，不安反応と両立しない不安制止反応（リラックス反応など）を学習したうえで，不安反応を誘発するようになった条件刺激（他者）に対して，リラックス反応誘発刺激（安心する場面のイメージなど）を対提示することで，不安ではなく，リラックス反応が生起するようにさせるのである。これを**逆制止療法**とよぶ。

● **系統的脱感作法**　ウォルピは，不安階層表（▶171ページ）の順に徐々にこの治療を進める**系統的脱感作法**を考案した。ケース9（▶153ページ）なら，不安の低い「友だちと話す」状況からイメージを始め，不安制止刺激を対提示して，その状況は安心であることを学習して1ステップを終わる。次のステップでは，不安刺激を1段階上げて「夫や姑の前で失敗したとき」について同様に練習し，徐々に強い刺激に慣らしていく（脱感作）のである。

②レスポンデント消去とエクスポージャー・反応抑制法

● **消去**　条件刺激のみの単独提示を繰り返すと，条件づけられていたレスポンデント反応は，多少の反動を経ておこらなくなっていく。この過程を**消去**とよぶ。メトロノームの音で唾液を分泌するよう学習していたイヌにメトロノームの音を聞かせても餌をやらないと，唾液分泌は消失していく。同様に他者の前で話していても，けっして不安・緊張を誘発する状況にならなければ，人前で話すときの不安・緊張反応は消失していくのである。

図中：

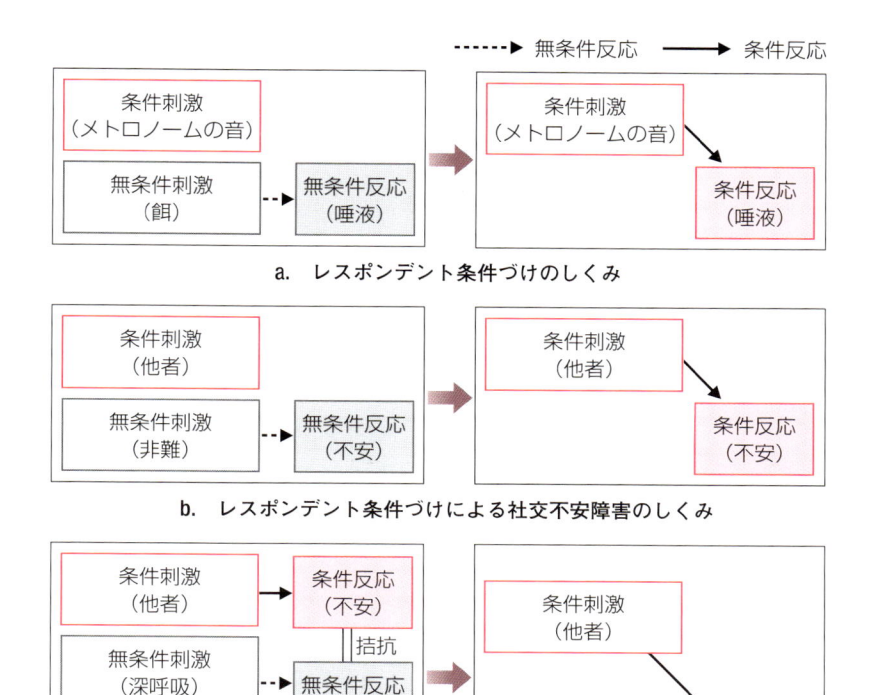

a. レスポンデント条件づけのしくみ
- 条件刺激（メトロノームの音）
- 無条件刺激（餌）
- 無条件反応（唾液）
→ 条件刺激（メトロノームの音）→ 条件反応（唾液）

b. レスポンデント条件づけによる社交不安障害のしくみ
- 条件刺激（他者）
- 無条件刺激（非難）
- 無条件反応（不安）
→ 条件刺激（他者）→ 条件反応（不安）

c. 系統的脱感作法による社交不安障害治療のしくみ
- 条件刺激（他者）→ 条件反応（不安）
- 無条件刺激（深呼吸）→ 無条件反応（リラックス）（拮抗）
- 条件刺激（安心の場面のイメージ）
→ 条件刺激（他者）→ 条件反応（リラックス）

凡例：-----▶ 無条件反応　──▶ 条件反応

図9-9　レスポンデント（強化）学習

●**エクスポージャー・反応抑制法**　この原理を応用したのが，強迫性障害やパニック障害などに用いられる**エクスポージャー・反応抑止法**である（飯倉, 1999）。強迫性障害は，なんらかの刺激（不潔なものなど）に誘発されて強迫観念がおこり不安が高まるので，手を洗うなどの強迫行為をして不安をしずめようとし，強迫行為が増強していくという悪循環の障害である。そこで，一時的に不安は高まっても強迫行為をやめて，不安誘発刺激に身をさらしてみる（エクスポージャー）。強い不安反応は，その生理的性質から一定時間が経過すると必ず低減していく（馴化）。不安が低減するまで不安誘発刺激に身をさらしていると，消去が進んでいき刺激を目にしても強迫観念も不安もおこらなくなり，強迫行為もなくなっていくのである。

③**行動実験と段階的エクスポージャー法**　……　パニック障害の場合ならパニック発作に結びついた条件刺激を避ける，強迫性障害なら儀式行動をする，といった回避的対処によって，予期不安を一時的に回避しつづけてきた人が，回避しないで不安を誘発する刺激に身をさらすことは，破局的な予期不安を引きおこすものである。

そこで，不安状況に対する**自己効力感**を高めるために，リラクセーショ

パニック障害
動悸，胸痛，窒息感，めまいなどのさまざまな不安症状が，激しい恐怖感とともに突然出現する障害。

E　認知行動療法　●199

ン訓練を行い，さらに「新しい方法を身につけたからきっと対処できる」などの適応的な随伴性を言葉にする**自己教示法**も併用される。また，前項の認知的概念化を行うことで，回避行動を繰り返してしまう自身のパターンを把握して，エクスポージャーへの動機づけを高めることも有効である。

●**行動実験**　さらには，適応的信念が正しいことを，面接室の内外で実際に体験してみる**行動実験**は，新たな信念の強力な獲得手段となる。「なんでも失敗してはいけない」という信念をもつケース9(●153ページ)で，「わざと人前でスピーチを間違えてみて，なにがおこるかを観察してみる」という行動実験を行い，少々の間違いに人は気づかないこともあるし，間違いを指摘して人格を傷つけるような人はほとんどいないという体験をすると，その後のエクスポージャーはスムーズに進展して，早期に終結を迎えられるかもしれない。

6　認知行動療法の人間観

　認知行動療法は，「人間とはこのような存在である」との前提をもたないことがむしろ特徴なのだが，つぎのような人間観を見いだすことができる(山上，1990)。

　①**人間のふるまいは学習されたものとみなす**　問題行動は不適切な学習，あるいは未学習によるものであり，条件さえ整えば，学習しなおすことができると考える。そして，患者の自立生活に貢献し，再学習が進みやすい技法をつくり出してきた。

　②**問題ではなく，よいところに焦点をあてる**　深刻な問題をかかえるほど，わるい面に目が向きがちになるが，「緊張していても話せるときはどういうときか」といったように，よいところに焦点をあてる。

　③**ものごとを多角的に，柔軟に，みようとする**　動物実験による学習理論を基礎においているため，「動物実験のデータで人間が理解できるのか」という批判もあるが，人間も動物の一種であり，他の動物の行動の原理は人間の行動の原理と連続性があるかもしれないという柔軟な発想をする。

　④**かえられるところからかえていく**　「ある問題をかえるためには，特定の心理的葛藤の解決が必要」といった考えに縛られずに，使える資源を最大限に活用して，柔軟な援助姿勢をとろうとする。

　⑤**できるだけ少ない要因で説明し，かかわろうとする**　相談の原理はシンプルなほうが活用しやすいので，同じ効果が得られるならできるだけ少ない要因にしぼり込む。

　⑥**人間の尊厳をみとめる**　「かかえている問題からなんとかして解放されたい」といったクライエントのニーズを第一に考え，効果的な解決法を提案して選んだり，考えだしたりしてもらい，カウンセラーの理論を押し付けない。

F 家族療法とシステムズアプローチ

1 家族療法とはなにか

　家族療法 family therapy とは，家族に着目し，その機能をカウンセリングにいかす方法であり，さまざまな理論や技法がある。

　①**力動的家族療法**　力動的家族療法とは家族の精神力動(●179ページ)を重視する立場で，精神分析(●177ページ)の流れをくんでいる。

　②**行動家族療法**　認知行動療法(●193ページ)では，クライエントの家族に，共同治療者として治療に協力してもらおうとする。たとえば，発達障害児の治療教育で，親にも子どもへのかかわり方を学んでもらい，家庭でも治療教育を行う取り組みがよくなされている。

　③**システム論的家族療法**　上記の2つが個人心理療法を家族に適用したものであるのに対し，家族を生物システムとしてとらえ，システム自体の機能を調整しようとする**システムズアプローチ**が1950年代から新しく展開され，個人心理療法をも包含して新しい心理療法の流れをつくり出している。

　本節では摂食障害のケースを通し，このシステム論的家族療法の基本的な考え方や代表的な技法をみていこう(亀口，1992；宮田，1994)。なお，このアプローチは，事例研究法に基づくものである。

ケース⑩　摂食障害の女性とその家族(2) 〈(1)は ●149ページ〉

　現在21歳のE子は，高校中退後，家に引きこもりながら過食・嘔吐を繰り返している。E子は，小学校のころから友だちとなかなかなじめず，いじめもいくつかあったようなのだが，学校の先生は取り合ってくれず，中学2年から不登校ぎみとなった。

　母親は，E子に自分を強くもってほしいと願い，「自分で考えて，やりたいようにやりなさい」と励ますのだが，E子はなかなか動けず，母親は「もっとこうすればいいじゃないの。馬鹿ね」などと批判することも多かった。父親は，①「母親が命令しすぎるのが原因だ」と言って，もっとほうっておくように言う。これに対し，母親は，②「仕事，仕事でほとんど家におらず，妻にも娘にも背中をみせてきたあなたのほうが問題だ」と言い返す。父と母が言い争いをしていると，E子の問

題はかえってひどくなる。そして深刻になった問題に対して，父と母がよりひどく攻撃し合う——こうした悪循環に陥ってしまっていた。
　同居している父方の祖母は，こうした父と母に，言葉数は少ないがいつも母親の様子を批判しているようで，そのため母親はいつも緊張していた。

❷ 家族をどうとらえるか

①直線的思考による家族のとらえ方 ……　ケース10の原因をとらえる際に，①の父の意見，そして②の母の意見のほかにも，「母親に緊張をしいている祖母をなんとかすべきだ」とか，「いじめを放置していた学校がわるい」など，さまざまな立場が考えられる。このように1つの原因を求めてそれに対処することで解決をはかろうとする考え方を**直線的思考**とよぶ。家族の問題についての直線的思考は，いわゆる「犯人さがし」となり，悪循環に陥りやすい。

②システムとしての家族のとらえ方 ……　システムズアプローチでは，家族1人ひとりを分析しただけでは家族全体の動きを理解することはできないと考える(**システムの全体性**)。上記のように，どこかで区切ると原因と結果にみえるが，1つの変化は他に影響を及ぼし，バランスを取り合っているので，1つの原因に介入しただけでは，期待した効果は得られない。このように，原因と結果は相互影響関係にあって，根元的な原因をさがすことができないというとらえ方を**円環的思考**とよぶ。

　家族システムは，本来は外的な条件に合わせてみずからをうまく変化させ適応する(**システムの変換性**)が，問題を呈している家族では，なんらかの悪循環がおきてこれがうまく機能していないので，その悪循環を絶つ治療的介入が重要だと考えるのである。

❸ 家族療法の進め方

①家族へのジョイニング ……　ケース10でみられた①や②の父母の考え方は，E子の問題をなんとかしようと自発的にあらわれた考え方である(**システムの自己制御性**)。家族と協力して治療を進めるには，その家族システムのルールを理解・共感し，そのルールに合わせたはたらきかけをすることが大切である。これを**ジョイニング**とよび，カウンセリングの基本的立場と重なる。ただし，ある家族にジョイニングする場合，誰か1人の肩をもっては家族全体へのジョイニングができない。問題点を指摘したり，改善を要請したりするのではなく，家族全員とよい距離をとり，ともに考える立場をとる必要がある(東, 1993)。

●**家族語の発見**　家族の特徴を知る際には，その家族がよく用いたり，重要な意味づけがされたりしている「**家族語**」を発見できるとよい。言葉だけでなく，言葉を語る際の態度やその背景にある考え方なども「家族語」に含めてよい。ケース10でいえば，母親はE子に対し「自分で」を繰り返すかもしれないし，父親や祖母はこうした懸命な母親を無視するかもしれない。

●**再演化**　ミニューチン Minuchin, S. らの**構造派家族療法**では，相談にやってきた家族に，「いつものようにお子さんに話してみてください」などと，問題に関連すると思われる場面を**再演化**してもらう方法をとっている。こうすると，家族語の発見も容易になる。

●**原因帰属を聞く**　MRI派家族療法の訓練を受けた長谷川は，「なぜそうなったとお思いですか？」と，クライエントが，問題をどう理由づけているかをたずねている。ただし，これは真の原因をさぐるためではなく，よく用いている思考パターンを引き出すための質問である。たとえば「仏様のばちがあたった」と考えている家族には，あとの介入課題で，仏壇の前で儀式を行う方法をとることができるかもしれない。

> **MRI派**
> アメリカのウィークランド Weakland, J. H. に代表されるMRI：Mental Research Institute の家族療法では，問題をこじれさせているパターンを明らかにしたうえで，それと反対のパターンによる解決を目ざす。

●**例外を聞く**　ドゥシェイザー DeShazer, S. らの解決志向派 (ディヤング DeJong, P., バーグ Berg, I. K., 1998)では，「たいへんな問題をかかえて，ご家族それぞれにつらかったことと思いますが，E子さんの問題が少しでも小さくなったときはどういうときで，誰がどのようにしたときだったかを，教えてもらえますか」「きょうの面接の予約の電話から，きょうまでの間で，問題がひどくなかったときを教えてください」などと，問題の例外をたずねる。それによって，その家族特有の解決のあり方を聞くことができる。そして，さらにその例外を観察させたり，繰り返させたりするだけで，解決していく場合もある。

②**リフレーミング**……　いくらカウンセラーが家族にジョイニングしようとしても，家族のなかで，問題について異なる立場の人がいては，ジョイニングが進まない。そこで，ある事実を別の見方から見直して，異なる立場からも理解可能にすることが重要となる。これを，**リフレーミング**とよぶ。たとえば，娘の問題で口論を始めた両親を，「カウンセラーの前でさえ口論するぐらい，2人とも子どもの幸せを願っていて，真剣だ」ととらえると，カウンセラーが両親を攻撃しなくてすみ，さらに，そう言われた父母も相手の立場を認めやすくなるかもしれない。次のような方法がある。

　①帰属はがし（原因・形容詞の言いかえ）　行動や結果でなく，その動機をほめる：「おばあさんは，両親こそが解決の力をもっていると信じて，口を出さずにおられるんですね」

　②ほかのものへの原因帰属
　(1) 祖先や遺伝のせいにする：「お父さんも，おばあさんも，自分ではあまり手出ししないのは，控えめで謙虚な家系のせいですね。ふだん謙虚な人のいざというときのひとことは重く響きますから，お父さ

んも次のように言ってみてください。……」

(2) もともと1つのものを2つに分けて，一方のせいにしてしまう（二元化）：「E子さんは，心ではゆっくりと味わって食べようと思っているのに，ストレスがあると，脳の食欲中枢が麻痺してしまうんだね。どんなストレスだとどのくらい麻痺してしまうのか，調べてみよう」（心とからだを分けて，からだのせいにする。）

③**数量化・スケーリング**　「ご主人の意識が仕事だけに向いていて，家庭をみていない状態を10点，逆に家庭だけをみていて，まったく仕事を考えない状態を1点としたら，いまは何点くらいですか」のように心理状態を数量化させ，その回答に「10点ではなく，9点と言われたのは，家庭を向いている1点分がどんなふうにあるからですか」などと，たとえ小さくても存在する例外に焦点をあてたりする

④**発達段階によるリフレーム**　「いまだに買い物についてきてって甘えるんです」という発言に対して，「E子さんは，小学校から友だちになじめずにきたので，社会体験を小学校くらいからやり直す必要がありますね。小学生だと思って，少しやさしくしてみてください」というように，ある行動を異常ではなく，発達の過程にあるふつうの現象だと理解する。

⑤**コーピングの質問**　よいところがまったく見つからない場合，よりひどい事態にはなってないことに焦点をあてる。「たいへんな問題をかかえて，どうやってこれまで耐えてこられたのですか」「家庭崩壊でもおかしくない事態で，どうやっていっしょに暮らしつづけることができているのですか」といったぐあいである。

⑥**関係性の質問**　1人の人に変化がおきたときに，ほかの関係者にどのような変化がおきるかを明瞭にさせる質問は，絶対視してしまいがちな相互関係を相対化させるはたらきがある。「お父さんにそういう変化がおきたなら，お母さんはどのようなことからそれに気づくでしょう」などである。また，「両親からいつも答えられない命令を与えられているような友だちがいたら，あなたはその友だちになんと言ってあげたいですか」とたずねたあと，「いまの答えを，自分自身に言ってあげてください」と相対化するのも，有効である。

●**リフレーミングのはたらき**　リフレーミングは，ジョイニングをしやすくするだけではなく，カウンセラーが問題に巻き込まれるのを防ぐはたらきがある。問題を呈している家族は，悪循環のただなかにいて，共感しようとするほど巻き込まれて，かえって悪循環を助長してしまうことがあるのだが，これをおこりにくくしてくれるのである。さらに，リフレーミング自体が，問題解決を促進することもある。そのしくみを，次に考えてみよう。

③**逆説による偽解決**……　ベイトソン Bateson, G. は，統合失調症患者のいる家族のコミュニケーションを研究して，問題を呈している家族に特徴的なコミュニケー

ションのあり方に気づき，**二重拘束**とよんだ。ケース10のE子の母親は，「自分でやりたいようにやりなさい」と第1の命令を出しておきながら，実際にはそのとおりできずにいるE子に，「私の満足するようにできないとだめ」と別の水準で第2の否定的命令を出している。第1の命令にそって「やりたいように行動する」ことは，第2の命令の「母親の意にそう」と矛盾し，第2の命令どおり「母の思うように」したなら，第1の命令にそむくという**逆説**の状況である。人はふだんからこうした二重拘束のコミュニケーションをされていると，ふつうのメッセージまで逆説的に受けとめるようになる。

　こう考えると，E子の過食・嘔吐は「母親が命令しすぎるのが原因だ」とした父親の立場が正しいようにもみえる。しかし，母親は，父親の意見に「仕事，仕事で妻にも娘にも背中をみせてきたあなたが問題だ」とかえって命令的・批判的になってしまっている。これも母親なりの解決の努力なのだが，父親の解決の努力と矛盾しているために，悪循環を引きおこしている。このような，悪循環を引きおこすシステムの自己制御を，**偽解決**とよぶ。そして，これが問題を長引かせ，深刻化しているのである。

④対抗逆説　　　偽解決が悪循環を生むのなら，それを絶ち切る方法を考えればよい。偽解決が，どちらに転んでもわるい結果となる逆説なのだから，反対に，どちらに転んでもよい結果となる逆説をつくりだせばよいのである。MRI派家族療法では，偽解決のパターンとできるだけ正反対のやり方を指示する。これを，**対抗逆説**，または**治療的逆説**とよぶ。

●**過重課題**　たとえば，身体は生理的に自然に眠るようにできているのに，意図的になんとか眠ろうとする偽解決で悪循環に陥っている不眠症のクライエントには，偽解決と正反対の，「眠らない」という対抗逆説を用いる。「ただ眠らないでいるのはもったいないですから，しっかりと勉強してください」という指示で，眠らずに勉強できて成績が上がってもよいし，眠ってしまえば不眠症ではなくなるので，どちらにしてもよい結果がおこることになる。

●**免疫法**　恐怖対象を回避するという偽解決のために，かえって恐怖感が増強するという悪循環に陥っている恐怖症に対しては，恐怖対象に直面させる対抗逆説を用いる。たとえば，「無視されるのがこわい」という人に対して，「無視されることに対する免疫をつけるために，少しでも知っている人に，あいさつをしたり言葉をかけたりして，無視される体験をたくさんしてください。無視されれば無視されるほど練習になります」と指示する。

●**ワンダウン**　多くのカップルのけんかでは，互いに「相手が自分の言い分を聞くべきだ」「相手があやまったら許してやってもいい」と考え，自分のほうが相手より一段高い立場にたとうとする偽解決をやり合っている。これをワンアップの立場という。これに対する対抗逆説は，ワンダウンの立場である。「あなたが先に相手を認めてみせると，相手もあなたを認め

やすくなります。自分がわるくないのに先にあやまるのは心外でしょうが，これができるのは，度量が広い人だけなのです」と言われて先にあやまった人（ワンダウン）は，結果的に度量の広いすぐれた人物（ワンアップ）になる。

●**戯画化による直接表現の間接指示**　夫が，なんらかの理由をつけ「自分はなにもしない」でいるという偽解決によって問題がこじれている場合は，夫ができるだけ家にいて娘と仲よくするなどといった，夫のより積極的な行動が効果的である。しかし「変化を待ちたい」夫になにかを要求することは矛盾しているので，「やっぱりお父さんが家にいると安心するわ」「いいわね，お父さんたら，E子ちゃんと一緒にいると恋人どうしみたいね」などと夫の直接的行動を妻が間接的に表現するという対抗逆説を用いる。その際，わざと極端な表現（戯画化）をさせると，「こんな馬鹿なこと，まじめにやっているのではないからやっていてもおかしくない」という対抗逆説が付け加えられる。

⑤**結果の質問**……　解決志向派では，相談者の希望にそって問題が解決した未来を仮定させ，問題解決の結果について質問する。「思ったとおりの結果が得られたとしたら，なにによってそれがわかりますか」「あなたが思ったとおりにかわったことに，誰が，どのようなことから気づきますか」

⑥**解決の構築のための課題提示**……　家族療法では，問題の解決へ向けて，以下のような課題を提示することが効果的であると考えられている。

　①**観察課題**　問題が軽減するときがあることを認識していない場合は，「問題が少しでも軽くなるときをよく覚えておいて，次回の相談で教えてください」といった，問題解決を観察する課題が公式として用いられる。

　②**予測（いつ，またそうなるのか）課題**　問題が軽減するときがあることには気づかれているものの，それは自分でコントロールできないととらえられている場合，問題が軽減するときのことを予測させる。

　③**解決の「ふりをする」課題**　「奇跡でもおきて，問題が解決された」ふりをさせる。この場合，「1日だけやってみて」とか，「コインを投げて表のときだけやってみて」などのように制限して，無理をさせないことが重要である。

　④**「もっとする Do more」課題**　クライエントの努力で問題が軽減したり，最悪の事態になったりしないための対処法がすでに認識されている場合は，それを繰り返し，強めることを課題とすればよい。

⑦**終結**…………　問題の「例外」が，生活のルールとなり，その際の家族のコミュニケーションが認識されたとき，相談の必要はなくなり，終結となる。

G グループ・アプローチ

❶ グループ・アプローチとはなにか

●**グループ・アプローチとは** 個人を対象としたカウンセリングや心理療法に加えて，心理的成長や治療を目ざして小集団で行われるアプローチが多く実践されている。それらは，**グループ・アプローチ**と総称されている。

グループ・アプローチとは，「自己成長を目ざす，あるいは問題・悩みをもつ複数のクライエントに対し，1人または複数のグループ担当者が，言語的コミュニケーション，活動，人間関係，集団内相互作用などを通して心理的に援助していく営み」(野島, 1999)である。

●**グループ・アプローチの始まり** グループ・アプローチの始まりは，1905年に，内科医のプラット Pratt, J. H. が開いた結核患者学級といわれる。これは，時間の節約のために，週1回患者たちを集めて教育と指導を行ったものである。そこでは，同じ病気の患者たちが交流し，仲間意識が生まれ，情緒的な相互作用が治療効果をもたらすことが明らかになった。単なる効率のよさだけでなく，集団ならではの利点が見いだされてきたのである。

グループ・アプローチの機能・効果については，ヤーロム Yalom, I. D. のあげた治癒的要因がよく知られている(▶表9-5)。

さまざまな種類のグループ・アプローチがあるが，それらを，集団心理療法，成長や自己実現を目ざすもの，同じ問題をもつメンバーによるセルフヘルプ・グループに大別してみていこう。

❷ 集団心理療法

集団心理療法(**集団精神療法**)の代表的なものとしては，①精神分析的集団心理療法，②サイコドラマなどをあげることができる。

①**精神分析的集団心理療法** 精神分析的集団心理療法では，自由連想的にメンバーが思いついたことを自由に話し合い，セラピストは中立的な態度でかかわり，メンバーの相互作用を促す。メンバーが互いに感じたこと，考えたことをフィードバックし合うなかで，それぞれの自己理解・自己洞察が進んでいく。グループにおこってくる現象は，転移・抵抗といった精神分析の概念でとらえられ，個人の精神力動の理解が目標とされる(▶180ページ)。

表9-5 ヤーロムの治癒的要因

要因	内容・定義
1. 愛他性	ほかのグループメンバーを援助することを通して，自分自身に肯定的感情をもつことができたり，自分自身のなかに好ましい側面のあることを学ぶ。自分の思いやりが生きた体験によって，健康な自己愛が刺激される。
2. カタルシス	自分の生活上のこと，ほかのメンバーのこと，グループのなかでおこったできごとに関連して，それが肯定的なものであれ否定的なものであれ，それまで抑えていた情動の解放があり安堵感を得る。
3. 受容	所属感をもつことができ，自分が支えられ，配慮され，以前は受け入れられることのなかったようなことでも，グループでは無条件的に受け入れられ，自分がグループのなかで価値のある存在として認められる。
4. ガイダンス	リーダーやほかのグループメンバーから，自分自身のことがらに対して役だつ助言や，新しい助言・新しい情報を得る。
5. 自己理解	自分自身の行動・内面の動機・無意識的な思いに関して，なんらかの重要な新しい理解を得る。自分について前よりも理解が深まる。
6. 同一視	二次的同一視の成長促進的模倣行動，すなわちリーダーないしはほかのグループメンバーの肯定的な側面を自分のモデルにすることによって，自分自身のあり方に関して新たな学びを得る。
7. 希望	自分自身の成長や変化について，グループでほかの人とのふれ合いや，ほかの人の成長を目の前にすることによって将来に向けての希望がわいてくる。
8. 普遍性	問題の分かち合いによって，ほかの人も自分と同じような感情や問題をもっていることを理解する。人間の行動や苦悩あるいは努力には普遍性があり，自分だけのものではないことを納得する。
9. 実存的要因	人生はらくではない，人生には避けることのできない痛みや死といったものがあることを認識する。生きること・死ぬことの痛みや空虚感は現実にあるもので，自分1人で直面するしかないことを認め，すなおに受け入れることによって，この世のなかのどうしようもないことにあるがままの折り合いをつける。
10. 対人関係：自己表現	自分が他者にどのように見られるか，自分の自己表現はどのように他者に伝わるのかを学び，他者に対するより正確な自己表現の糸口となり，対人関係のなかの自己理解が進む。
11. 対人関係：関係技術	他者ともっと適応的に人間関係を展開することを学ぶ。自分の他者に対する対人関係技術が高まる。
12. 家族力動理解	自分自身の現在の家族，自分が育った原家族と自分自身との関係，それらによる自分の人格や行動様式，思考・感情的傾向への影響に関する理解が深まる。

（山口隆ほか編：やさしい集団精神療法入門．p.101，星和書店，1987による，一部改変）

②サイコドラマ　　サイコドラマ（心理劇）は，モレノ Moreno, J. によって始められた集団心理療法で，即興的に劇を演じるという独創的な手法が用いられる。

　サイコドラマの要素は，演者・監督・補助自我・観客・舞台である。監督は，演者の自発性を引き出しながらドラマをつくっていく。補助自我とは，主役の相手役として役割演技を行って効果をあげるほか，監督をたすける役割をもつ。

　ドラマの準備としては，身体を動かす，声を出すといった活動を行って，参加者の緊張をほぐす（ウォーミングアップ）。ドラマのなかで，参加者は，

自発的・即興的に役を演じ，感情を再体験したり，気づき（洞察）を得たりする。終了後には，参加者がそれぞれ感じたことを話し合う（シェアリング）。このプロセスは，ドラマから現実場面に気持ちを切りかえる作用ももつ。

● **サイコドラマの効果** サイコドラマには，参加者の自発性・創造性をたかめる，自己表現を通して自己洞察を深める，楽しみながら体験の幅を広げるといった効果が期待される。

ある役割を演じるという手法は，ロールプレイングとして，教育にも多く取り入れられている。たとえば，カウンセリングや看護の分野でも，役割をもって，場面を演じてみることで，面接技術の向上や事例の検討が行われている。

❸ 成長や自己実現を目的とするグループ・アプローチ

治療というより，人格的な成長や自己実現，対人関係の改善などを目的とするグループ・アプローチがある。

1つの流れは，**Tグループ** training group，**感受性訓練**などとよばれるものである。これは，レヴィン Lewin, K. らの研究から出発したもので，グループ・ダイナミックスの理解や人間関係における技能・感受性の向上といった目的にそって，話し合いや活動が行われる。

もう1つの代表的なアプローチは，パーソンセンタード・アプローチ（● 182ページ）の考え方に基づく**エンカウンターグループ**である。もともとは，課題やプログラムを設定せず，メンバー相互の率直な交流を中心とする（**ベーシック・エンカウンターグループ**）。一方，活動内容を決め，リーダーが主導的に進めていく形式のものは，**構成的グループ・エンカウンター**とよばれる。この場合，自己理解，他者理解，コミュニケーションの改善など，目的に応じたエクササイズが行われ，その後，参加者どうしでのふり返りがなされる。

どのようなアプローチにせよ，集中的なグループ体験を通して自分自身を見つめたり，他者と交流したりすることには，楽しいばかりではなく，ときに厳しい側面をもつ。しかし，対人援助の仕事をするうえで気づきをもたらす機会として，有用である。ただ，自己や他者の理解や成長に役だつこの種のグループ・アプローチは，そのまま治療を目的としたグループに用いるのは適切でないことが多いので，注意が必要である。グループ・アプローチは，目的や対象に応じて，さまざまな配慮と工夫を必要とするのである。

グループ・ダイナミックス

集団力動と訳す。集団に作用する力，たとえばメンバー間の力関係や感情の動き，相互作用などをさす。

4 セルフヘルプ・グループ

　同じ疾病・障害をもったり，同じような問題をかかえていたりする人々が，互いに支え合うグループを**セルフヘルプ・グループ**（自助グループ）とよぶ。

　このようなグループの代表としては，アルコール依存症の人々のグループをあげることができる。アメリカでは，AA：alcoholics anonymous というセルフヘルプ・グループの活動が 1930 年代から始められた。これは，アルコール依存症あるいはその回復者が，匿名でメンバーとして活動を行うものである。日本には，氏名を明らかにして家族も含めて活動している断酒会の活動もある。いずれもアルコールをやめるという共通の目標に向かって，集会をもち，自己の体験を語ることが活動の中心である。また，依存症者の配偶者や子どもなど，家族によるグループもつくられている。

　セルフヘルプ・グループは，当事者が自主的に組織・運営するものである。セルフヘルプ・グループで特徴的なのは，ほかのメンバーの援助者となることが，メンバー自身の**エンパワメント**（力をつけ，自信をもつこと）につながるという，**ヘルパーーセラピー原則**がはたらくことである。

　医療機関やその専門職とセルフヘルプ・グループとは，互いに相手の活動を尊重しつつ，必要に応じて協力していくことが求められる。医師，看護職者，ソーシャルワーカー，心理職などの専門職がセルフヘルプ・グループにかかわる場合には，グループの自主性をそこなうことなく，側面からサポートを行うことが重要である。

　医療に関係した当事者のグループとしては，精神保健の領域だけでなく，がん患者の会，糖尿病患者の会など，さまざまなものが組織されている。また，患者や障害児・者の家族の会もある。それらの活動では，グループメンバー間の体験の分かち合いや情報交換などが行われ，互いに情緒的・情報的なサポートがなされている。

5 医療場面でどう応用できるか

　看護とグループ・アプローチには次のような接点がある。

●**病室・病棟で**　看護職者は，日常的に病室・病棟内の患者グループに接している。そこで，グループの雰囲気を感じとること，患者どうしの関係や相互作用（グループ・ダイナミックス）を知りメンバーどうしの交流を活性化することなどは，よく経験するところであろう。

●**精神科デイケア，ナイトケア**　精神科領域でのグループ・アプローチとして代表的なものに，デイケア，ナイトケアなどの活動がある。これらの活動に，看護職者は，医師だけでなく，作業療法士，心理職，精神保健福

祉士などほかの職種とともに従事する。異なる職種のスタッフがそれぞれの専門性をいかして協力することで，グループのメンバーを多面的に理解し援助することができる。

グループとかかわる際には，メンバー1人ひとりに気を配るだけでなく，グループ全体の特徴，動きなどに目を向けていくことが必要である。グループでの活動に参加しつつ，個人とグループの両方をみていくことはむずかしく，体験を通しての学習が不可欠であろう。多くのグループ・アプローチでは複数のスタッフが関与するため，経験の浅いスタッフにとっても，ほかのスタッフのやり方を観察し，学習する機会ともなる。

●**スタッフミーティング**　スタッフ間のミーティングも，1つのグループ活動である。互いに十分情報や意見を交換し，相談し，支え合う関係を築くことが，スタッフにとっても重要と考えられる。

このようにグループ・アプローチは，看護職者にとっても意外に身近な

Psycolumn 24　医療における心理的援助

精神科や心療内科などの心理職は，しばしばCP(Clinical Psychologist)と略される。精神科でも心理職のいない医療機関もあり，いたとしても人数が少なく，非常勤職の割合も高い。組織内の位置づけや職務分担は，機関ごとにかなり異なるが，一般的には以下の3つがおもな仕事である。

(1) 心理アセスメント
(2) 心理療法，カウンセリング，グループ・アプローチなど
(3) 地域援助，コンサルテーションなど

(1)と(2)については，すでに本文でふれた。(3)の地域援助は，その地域の保健所や福祉施設などと連携して活動することをさす。また，コンサルテーションは，ほかの専門職に心理職の立場から助言することである。病院では，精神科に属する心理職が，他科の患者の心理アセスメントや相談に関して協力したり，医療従事者のメンタルヘルスの問題に関与することもある。

精神科・心療内科以外には，たとえば小児科で，子どもの発達や知能，性格などのアセスメントやカウンセリングなどを行っている。また，入院中の子どもの心のケアに，ほかのスタッフと協力してあたることもある。

リハビリテーション医療，ターミナルケア，高齢者の保健福祉サービスなど，心理的援助の重要性が指摘される分野は多い。また最近は，災害や犯罪などの際にも「心のケア」という言葉を耳にすることが多くなった。

しかし，心理的援助は，他職種からは理解されにくい面があるかもしれない。それには，検査室や面接室に入って，クライエントと1対1でする仕事が多く，そこで得た情報は，秘密保持が原則であることも影響しているであろう。そのような心理職であるからこそ，医師・看護職者をはじめとする他職種との連携が重要になる。

1人の患者に多くの職種がかかわる場合，連携がうまくいっていないと，さまざまな問題が生じる。不十分な連絡，患者に伝える情報のくい違い，不明確な役割分担が混乱をまねくこともある。チーム医療を進めていくうえで，多くの職種が互いの専門領域を尊重しつつ，垣根をつくらず協力していくことが，求められている。

ものであり，積極的に参加する機会をもつことをすすめたい。

WORKS

A. エゴグラムをかこう。

エゴグラムとは，交流分析でいう自我状態の5つの機能のうち，どの機能を多く使っているかを図にあらわしたものである。

① 日常生活をふり返って，自分がどの機能にどの程度時間を使っているかを考え，例にならって図に記入してみよう。
② この教科書を読んでいて，かつ自分をよく知っている友だちに，その友だちの目からみたあなたのエゴグラムをかいてもらおう。その際，自分でかいたエゴグラムは見せずにかいてもらうのがよい。自分のかいたものとあとで比較してみよう。友だちからは自分のどんな面がとらえられているだろうか。

〔記入例〕

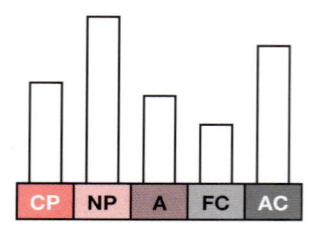

〈行動の特徴〉
ほかの人の仕事を手伝ったり，世話をしたりすることが多い。自分が楽しむことはあとまわしになりがちである。自己主張は少なく，気をつかって周囲の人の意見に合わせるほうである。

〔あなたのエゴグラム〕

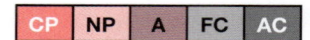

〈行動の特徴〉

〔友だちのエゴグラム〕

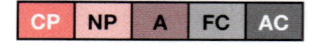

〈行動の特徴〉

〔友だちのエゴグラム〕

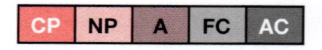

〈行動の特徴〉

B. 認知行動療法の認知日誌法をやってみよう。

あなたが最近感じた「嫌な気分」を思い出し，例にならって，表の空欄に記入してみよう。そして，その気分について順に従って整理してみよう（● 195 ページ）。

① まず，C 欄にその気分の種類と程度を記入しよう。
② A 欄にその気分を感じた状況を簡単に記そう。
③ A 欄の状況で，C 欄の気分をおこさせた，自分のもっている考え方（不合理な信念）をさがしだし，B 欄に書きだしてみよう。多くの場合，「自分は～でなくてはならない」「（誰かが）～しておくべきだった」といったような「べき」思考が，該当する場合が多い。見つけられない場合は，友だちや先生に相談してみよう。
④ B 欄の不合理な信念が見つかったら，それを合理的な考え方に直して，D 欄に記入してみよう。あまり決めつけることをせず，ホッとするような，自然で，自分にしっくりくる考え方が，この欄に該当する場合が多い。
⑤ D 欄に書き込むべき考えが見つかって納得したら，C 欄の感情の程度がどのようにかわったかを，E 欄に記入してみよう。うまく見つからない場合は，やはり友だちや先生に相談してみよう。

このワークは，1 人で考えてみてもよいが，信頼できる複数の友だちや先生と一緒に取り組んでみて，互いの問題について意見を交わしてみることが，意外に大きなたすけとなることが多い。

月日	A. 問題のおこった状況 いつ，誰が，なにをしたとき？	B. C の気分をもたらしている不合理な考え方（決めつけるような考え方）	C. 嫌な気分の種類と程度（0～10）*0：最良 10：最悪	D. 合理的な考え方（ホッとする考え方）	E. ワーク後の感情の程度（0～10）
10/5	看護実習で先生にきびしく叱られた。	自分は看護職者に向いていない。もうなにをしても取り返しがつかない。	落ち込み 8	叱られたらそれをなおしていけばよい。先生が叱るのは，私に見込みがあるからだ。	4
10/7	家族が実習に協力してくれない。	家族みんなが私に協力して当然だ。	イライラ 6	私も家族も，自分の仕事をすればよい。私は自分だけで実習をやり通す力がある。	3

[引用・参考文献]

1) 飯倉康郎：強迫性障害の治療ガイド．二瓶社，1999．
2) 乾吉佑ほか編：医療心理臨床．星和書店，1991．
3) ウォルピ，J. 著，内山喜久雄監訳：神経症の行動療法——新版行動療法の実際．黎明書房，1987．
4) 小此木啓吾ほか：心の臨床家のための精神医学ハンドブック．創元社，1998．
5) 金沢吉展：医療心理学入門．誠信書房，1995．
6) 亀口憲治：家族システムの心理学．北大路書房，1992．
7) 久野能弘：行動療法——医行動学講義ノート．ミネルヴァ書房，1993．
8) 久能徹ほか著：改訂ロジャーズを読む．岩崎学術出版社，2006．
9) 近藤喬一・鈴木純一編：集団精神療法ハンドブック．金剛出版，1999．
10) 坂野雄二：認知行動療法．日本評論社，1995．
11) 佐治守夫・飯長喜一郎編：ロジャーズクライエント中心療法新版．有斐閣，2011．
12) ジョングウォード，D.・ジェイムズ，M. 著，藤田敬一郎・西元勝子訳：ナースのための交流分析トレーニング．医学書院，1987．
13) 白井幸子：看護にいかす交流分析．医学書院，1983．
14) スチュアート，I.・ジョインズ，V. 著，深沢道子監訳：TA TODAY．実務教育出版，1991．
15) スチュアート，I. 著，杉村省吾ほか訳：交流分析のカウンセリング．川島書店，1995．
16) ソマー，R. 著，穐山貞登訳：人間の空間——デザインの行動的研究．鹿島出版会，1972．
17) 鑪幹八郎監修，一丸藤太郎ほか編著：精神分析的心理療法の手引き．誠信書房，1998．
18) 田中富士夫編著：新版臨床心理学概説．北樹出版，1988．
19) ディヤング，P.・バーグ，I. K. 著，玉真慎子・住谷祐子監訳：解決のための面接技法——ソリューション・フォーカスト・アプローチの手引き．金剛出版，1998．
20) 東大生活技能訓練研究会：わかりやすい生活技能訓練．金剛出版，1995．
21) ドライデン，W.，レントゥル，R. 編，丹野義彦監訳：認知臨床心理学入門——認知行動アプローチの実践的理解のために．東京大学出版会，1996．
22) 成田善弘監修，矢永由里子編：医療のなかの心理臨床．新曜社，2001．
23) 野島一彦編：グループ・アプローチ(現代のエスプリ385)．至文堂，1999．
24) バーンズ，D. D. 著，野村総一郎ほか訳：いやな気分よさようなら．星和書店，1990．
25) 長谷川啓三：家族内パラドックス．彩古書房，1987．
26) 原井宏明：方法としての動機づけ面接——面接によって人と関わるすべての人のために．岩崎学術出版社，2012．
27) 東豊：セラピスト入門．日本評論社，1993．
28) 前田重治：心理療法の進め方．創元社，1978．
29) 前田重治：図説臨床精神分析学．誠信書房，1985．
30) ミニューチン，S. 著，山根常男監訳：家族と家族療法．誠信書房，1984．
31) 宮田敬一編：ブリーフセラピー入門．金剛出版，1994．
32) ミラー，W. R.・ロルニック，S. 著，松島義博・後藤恵訳：動機づけ面接法——基礎・実践編．星和書店，2007．
33) ミラー，W. R.・ロルニック，S.・C. バトラー著，後藤恵・荒井まゆみ訳：動機づけ面接法実践入門——あらゆる医療現場で応用するために．星和書店，2010．
34) 諸富祥彦：カール・ロジャーズ入門——自分が"自分"になるということ．コスモス・ライブラリー，1997．
35) 山上敏子：行動療法．岩崎学術出版社，1990．
36) 山口隆ほか著：やさしい集団精神療法入門．星和書店，1987．
37) ロジャーズ，C. R. 著，伊東博編訳：パースナリティ理論(ロージァズ全集第8巻)．岩崎学術出版社，1967．
38) ロジャーズ，C. R. 著，末武康弘ほか訳：カウンセリングと心理療法(ロジャーズ主要著作集1)．岩崎学術出版社，2005．
39) ロジャーズ，C. R. 著，友田不二男編訳：パースナリティの変化(ロージァズ全集第13巻)．岩崎学術出版社，1967．

第10章 行動する人間の理解

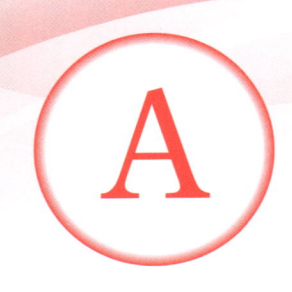

A 行動の科学(1)：行動とは

●**はじめに**　本章では，行動分析学とよばれる心理学を紹介し，そこでは人間の行動をどのようにとらえているのか，それが看護にどのように結びつくのかを考えていきたい。ほとんどの人は，この教科書を手にとる前から，心理学という言葉を聞いたことがあっただろう。しかし，行動分析学という名前ははじめて目にしたに違いない。

　行動分析学とは，アメリカの心理学者スキナー Skinner, B. F. が 1930 年ごろから研究に着手し，今日にいたるまでユニークな発展をとげている心理学である。

　それでは，行動分析学とはなにをするものなのか。それは文字どおり，行動を分析する科学である。では，分析するとはなにをすることなのか。それは人間を含む動物の行動の原因を分析し，解明することである。

　では，私たち人間はどのような原因によって行動するのだろうか。ふつう私たちは「〜したい」という欲求と，「〜しよう」という，その自由な意思のままに行動していると考えがちである。しかし，実はそうではない。そこで，本章では，私たちの行動をコントロール(統制)している原因を，これまでの常識とは違ったまったく新しい見方で解説する。つまり，行動分析学流の行動の見方を紹介しようというのである。実は，自分では気づいていない，自分を動かす行動の法則があるのである。

　また，私たちは日常さまざまな行動をするが，そのすべてが望ましいものとは限らない。自分にとっても，周囲の人にとっても，好ましくない行動をすることもあるし，逆に，やるべきことをやらず，問題をおこすこともある。もし，行動に法則があり，行動の原因がわかるのであれば，こうした問題も解決できる。

　このように，行動分析学は，行動の原因を解明する科学 science と，行動に問題があるときにそれを解決する実践 practice の両面を合わせもつ心理学である。

　本章では，A 節と B 節で行動の科学について，続く C 節でその実践について概説する。

1 問題はどこにあるのか

①性格はかわらないが行動はかわる ……　まずは，次の医療場面をみてみよう。

> **ケース⓫　聞き分けのない患者**
>
> 「性格はかわらないかもしれませんが，行動はかわるんです！」と，その年若い看護師は主治医に向かって言った。
>
> この病棟では，ある高齢の男性入院患者に対する扱いのことで，論争が絶えなかった。この患者は特別の用もないのに頻回にナースコールを押し，看護職者を呼びだしては無理な要求をし，かなえられないときまって怒りだす。忙しい看護と日々の業務の合間の不意のコールに飛んで行っては，理不尽におこられる。これが繰り返されれば，当然のことながら，看護職者の間には不満がうっ積してくる。ある者は言う。「あんな聞き分けのない，身がってな患者には，どう対処していいかわからない。なにをやってもむだだ。なにか私たちに恨みがあるのだろうか？」「ああいう患者の要求は受け入れる気になれない」「いや，看護職者である以上，どんな患者に対しても愛情をもって接すべきだ。患者の心をできるだけ理解しないといけない」などなどなど……。しかし，方針はいつまでたっても決まらない。主治医も言う。「患者は高齢でがんこになっているから，いまさらあの性格はなおらないよ」と。（常田，1991）

はたしてそうだろうか。確かに性格はかわらないかもしれない。しかし，行動はかわる。それが，本章のテーマである。願わくは本章を最後まで読み，なぜこの患者がナースコールを頻回に押すのか，そして，行動分析学ではその問題にどう対処しようとするのかを，考えてほしい。

②医学的指示だけで問題は解決しない ……　ある患者に問題があるとする。ただし，ここでいう問題とは疾患そのもののことではなく，患者の行う行動に関するなんらかの問題点ということだ。

●**やるべきことをしない**　この問題の1つ目は，やるべきことをしないということだ。たとえば，処方された薬を決められた時間に服用しなければいけないのに，つい飲み忘れてしまう。運動機能の回復のためにリハビリテーションが必要なのに，なかなかしようとしない。

●**やってはいけないことをする**　問題の2つ目は，その逆で，やってはいけないと禁じられていることをしてしまうということだ。糖尿病で食事制限を指示されているのに，カロリーオーバーの食事をしてしまう。肝疾患で飲酒を禁じられているのに，やめられない。

なぜ，患者はやるべきことをせず，やってはいけないことをしてしまうのだろうか。1つの答えは次のようになる。患者は，医師や看護職者ほど医学的な知識を十分もっていないから，自分の健康の回復と維持のために，なにが必要で，なにがいけないことなのかがよくわかっていないのだ，と。もちろん，そういうこともあるだろう。しかし，熱意のあるすぐれた医療従事者たちが，日々，患者のために診察をし，検査をし，診断を下し，その結果，患者にとってなにをすることが大切なのか，患者に繰り返していねいに説明しているはずだ。やさしく，ときには厳しく。それでも，問題は残るのである。

●**患者だけの問題ではない**　実はこのことは，患者だけの問題ではない。私たちにとっても同様に問題である。ダイエットのために間食をやめようと決意したのに，ケーキを目の前にすると，きょうぐらいはよいだろう，あすからやめればよいだろう，と自分に言いわけをして食べてしまう。ダイエットには適度な運動も必要である。そこでジムに通ったり，もっと安上がりにはジョギングをしたりしようと決意する。しかし，きょうは忙しいとか，宿題があるとか，雨が降っているなどと言いわけをしてさぼる。国家試験合格のためには，試験前にあわてるのでなく入学したときから毎日こつこつと予習・復習したほうがよいに決まっているのに，おもしろいテレビ番組があれば見てしまうし，友だちに誘われれば遊びにも行く。

　それでは，私たちは，ダイエットのためにはなにが必要で，国家試験合格のためにはなにをすべきなのか，わかっていないのだろうか。否，そんなことはあるまい。ダイエットなど実に簡単である。栄養バランスよく，カロリー制限内の食事をし，さらに適度な運動を続ければ，誰にだってできる。そのぐらいのことは誰だって「知っている」はずだ。しかし，なにをすべきか「知っている」ことと，それを実際に「実行する」こととはまるで違う。知っていてもやらない，そこが問題なのである。

●**指示だけで人は動かない**　患者とて同じだ。自分の健康回復と維持のために，なにをすべきか，なにをしてはいけないのか知らない患者には，繰り返しわかりやすい説明をし，医師の指示をまもることの重要性を理解してもらう必要がある。しかし，たとえ，その重要性を理解したとしても，必ずしも実行するとは限らない。

　したがって，どんなに適切な指示を出したとしても，それだけでは十分でないのである。

❷ 行動の原因についての考え方

①ラベリング：やる気は行動の原因か……　ではなぜ，健康回復のためには医師の出した指示に従うことが大切であると「知って」いながら「実行できない」のであろうか。その患者は病気を治す気がないから，医師の指示をまもらずに隠れ

てお酒を飲むのだろうか。やる気がないからリハビリテーションをさぼるのだろうか。この「気」というのは曲者(くせもの)である。

● **人はラベルをはりたがる**　私たちは，行動になにか問題があるとき，次のような説明をしてしまうことが多い。試験前なのになぜ勉強をしないのか。やる気がないからだ。ダイエットを決意したのに，なぜケーキを食べてしまうのか。意志が弱いからだ。人前で言いたいことをうまく伝えられないのはなぜか。引っ込み思案(じあん)だからだ，と。

つまり，「やる気」があれば勉強し，「やる気」がないと勉強しないでテレビ番組を見る。「意志」が強ければケーキを目の前にしても手を出さずにがまんができ，「意志」が弱いとがまんができずに食べてしまう。「引っ込み思案」だと思ったことがなかなか言い出せず，「でしゃばり」であれば人を押さえつけてでも言いたいことを主張すると考える。

● **ラベルは行動にはった名前である**　もう一歩先を考えてみよう。勉強をしないでテレビ番組を見ている人は，なぜやる気がないとわかるのだろう。ケーキをがまんできない人は，なぜ意志が弱いとわかるのだろう。人前で黙っている人は，なぜ引っ込み思案だとわかるのだろう。

話は簡単だ。それは，試験前だというのに勉強をしていないから，やる気がないとわかるのであり，ケーキをがまんできないから，意志が弱いとわかるのであり，言いたいことがありそうなのに人前で黙っているから，引っ込み思案な性格だと推定されるのである。つまり，「やる気」や「意志の強さ」や「引っ込み思案の性格」というのは，ある種の行動に対してつけられた「名前」や「レッテル」といってよい。専門家の間ではこれを「ラベル」といい，行動にこうしたラベルをつけることを**ラベリング**という。

● **ラベルをつけても問題は解決しない**　「やる気」や「意志の強さ」や「引っ込み思案な性格」は行動につけられたラベルであるから，実体はそれがさし示す行動と同じわけで，行動の原因を説明するものではないのである。

ラベル		行動
やる気がない	=	勉強しないでテレビ番組を見る
意志が弱い	=	ケーキを食べる
でしゃばり	=	人前でずけずけと言いたいことを言う

ラベルは使えば便利な場合も少なくないが，行動に問題があってそれを解決したいと考えるときにはまったく役にたたない。

②**操作不能の原因：血液型は行動の原因になるか** ……　行動の原因を説明するときには，別の方法もある。人前で思いきってものを言えないのは，しょせん「女」だからだ。私はどうも細かいことがいつも気になってしかたがない。なにしろ血液型がA型だから当然だ。あの人は親身になって友だちの世話をやく。長女だからめんどうみがよいのだろう。あの患者は人の意見に耳を傾

けず，自分の主張を通そうとする。年をとってがんこになったからだろう。

●**血液型では問題は解決しない**　なるほど，先ほどのラベルとは違い，今度は行動の説明になっているようにもみえる。ところがここにも落とし穴がある。確かに「性別」や「血液型」や「兄弟姉妹の順序」や「年齢」が原因で，行動に影響を与えているのかもしれない。しかし，たとえそうであったとしても，これらの原因は自分ではかえたり直したりすることができない。行動に問題があってそれをかえようとするときは，原因をかえていかなければいけないのに，「性別」や「血液型」や「兄弟姉妹の順序」や「年齢」は，自分の力ではどうすることもできないのである。したがって，たとえこれらが行動の原因であっても，かえることができない以上，そんなことを考えてもしかたがない。もちろん，言いわけとしては役にたつかもしれないが（血液型と性格の関係については，○59ページ，サイコラム9）。

③**行動随伴性：行動分析学における原因の考え方**……　やる気でも血液型でもないとしたら，行動の原因はどう考えればよいのだろうか。本章では**行動随伴性**（○227ページ）という考え方に基づいて，行動の原因を説明していこう。この行動随伴性こそ，行動分析学が生みだした，人間の行動に対する画期的な見方であり，本章の根幹をなすものである。それでは，行動随伴性について考える前に，行動とはなにかをまず考えてみる。

③ 行動とはなにか

①**行動分析学では行動をどう定義するか**……　私たちは朝起きてから夜寝るまでに，毎日さまざまな行動をする。たとえば，いまあなたはこの教科書を読んでいる。本を読むということは，日常生活で人間が行う行動の1つである。朝起きて，顔を洗ったり，パジャマを脱いだり，朝食をとったりしたはずだ。これらも日常生活の行動の一部だ。その他，電車やバスに乗って学校に行ったり，授業に出たり，ノートをとったり，放課後アルバイトをしたり，友だちと遊びに出かけたりする。将来看護職者になれば，患者の体温をはかったり，清拭をしたり，心配ごとの相談にのったりすることもあろう。つぎつぎと例が思いつく。それら人間の活動をふつう行動というわけだが，行動分析学で行動について考えるとき，その定義は日常生活のものとは少し違ってくる。行動分析学で行動を定義すると次のようになる。

リンズレーの定義
この行動の定義は，1965年にリンズレーRinsley, O. によって提唱された。

> 行動：
> 行動とは死人にはできない活動のことである。

●**死人テスト**　そこで行動分析学では，ある活動が行動かどうかを判断するとき，死人テストをしてみる。死人テストとは，ある活動が死んだ人にもできるかどうかを考え，死んだ人でもできると思われれば，たとえ日常生活では行動といえても，行動分析学から考えて行動ではないと判断する

方法である。

　それでは，ここで練習問題だ。死人テストに照らし，次にあげる(1)〜(11)の活動が，行動分析学からみて行動といえるか否か判断してほしい。
　(1) 爪をかむ。
　(2) 車にひかれる。
　(3) 歩く。
　(4) おこらない。
　(5) 大作映画をみて，胸がジーンとなる。
　(6) 崖（がけ）から落ちる。
　(7) 授業中静かにしている。
　(8) ピカソの絵を思い浮かべる。
　(9) 宿題の答えを教えてもらう。
　(10) 先生にほめられる。
　(11) バスを待っている。

　できただろうか。行動分析学における定義からみて行動といえるものは(1)・(3)・(5)・(8)の4つで，残りの7つは行動とはいえない。なぜか。
　まず(2)であるが，死人であっても車にひかれることはできる。けっしてよいことではないが，殺人犯が遺体を道路に遺棄したとすると，その遺体は車にひかれる可能性がある。ひき逃げされた遺体が，後続車にもう一度ひかれることもある。(4)は死人の得意技である。死んだ人はけっしておこらない。たとえどんなに悪口を言われたとしても。(6)も死人でもできるはずだ。自分から崖を下りることはできないが，他人に落とされれば落ちてしまう。(7)も死人の得意技だ。(9)は実際にはありえないだろうが，しようと思えばできる。死人は自分から答えを教えることは不可能だが，教えてもらうことはできる。もちろん教えてもらっても理解はできないだろうが。(10)も得意技だ。しかも現実的にもおおいにありうる。死者を悼（いた）む弔辞（ちょうじ）は故人のすばらしかったその人がらや功績をほめているはずだ。さて，最後の(11)はどうだろう，これは少しむずかしいが，次のように考えてほしい。バスを「待つ」というのは行動であるが，「待っている」というのは行動が継続している**状態**である。ここでは，行動というものを瞬間瞬間に行う**動作**と考えたいので，(11)は行動ではないということになる。

●**行動とはいえないもの**　これらの例からまとめると，行動分析学の定義に照らして行動とはいえないものは，大別して3種類ある。1つは「受け身」の活動で(2)・(9)・(10)がこれにあたる。2つ目は「否定」ないし「非行動」とよばれ，要するに「〜しない」というものである。(4)がこれにあたる。3つ目は「状態」であり，(7)・(11)がこれにあたる。

> 行動ではないものの代表例：
> (1) 受け身（〜される，〜してもらう）
> (2) 否定/非行動（〜しない）
> (3) 状態（〜している）

●**日常用語と専門用語との違い**　ここで行動でないと判断された7つの活動も，日常生活では行動と考えてもさして問題はない。各学問には固有の専門用語（術語）があり，ふだん使う言葉でも，専門用語として使う際は意味が違ってくるのである。

　また，練習問題を見て不思議に思った人もいるかもしれない。このなかには，日常生活ではふつう行動とはいわないものが含まれているからだ。(5)と(8)がそうである。感動で胸がジーンとなったり，絵を思い浮かべたりすることを，われわれはふつう行動とは考えない。行動という言葉は，「動」という字から連想されるせいか，なにか手足を使って身体を動かすというイメージを伴う。胸を熱くしたり，なにかを思い出したりするときは，とりたてて身体を動かすわけではないから，それらも行動だといわれてもどこかピンとこない。しかし，行動分析学の定義から考えれば，これらもりっぱな行動である。おそらく，練習問題に挑戦したときには，みなさんも無意識のうちにこれらを行動だと判断したのではなかろうか。

　このように，日常生活では行動と考えられながら，行動分析学では行動ではなかったり，逆に，日常生活で行動とは思えないようなものでも行動分析学の観点からは行動と考えられたりするものもあるのである（●図10-1）。

②**行動の種類：レスポンデントとオペラント**……　それでは，行動にはどのようなものがあるか，別の視点からみてみよう。行動分析学においては人間の行動を2種類に分ける。それぞれの違いを理解するために，具体例で説明する。

　ⓐ **レスポンデント行動**
　　●**なぜ涙が出るのか**　風の強い日，外を歩いていると，目にほこりが入っ

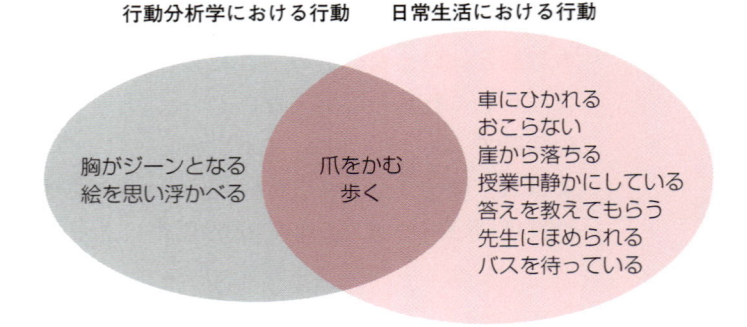

図10-1　行動分析学における行動と日常生活における行動との違い

てきた。すると，どうなるだろう。痛みを感じたり，目をこすったり，いろいろなことをするだろうが，どんな人にも，生きている限り必ずおこることは，涙が出てくることである。目にほこりが入ると，自然に涙が出てきて，ほこりが洗い流される。そうしようと思わなくても，自動的に涙が出てくる。これを，下のように書いてみよう。

目にほこりが入る　⟶　涙が出る

● **なぜ唾液が出るのか**　それでは，口のなかに食べ物が入ってきたら，どうなるだろう。おいしいと感じたり，かんだりするだろうが，どんな人にも，生きている限り必ずおこるのは，唾液が出てくることである。ふだん私たちはまったく意識していないだろうが，人間は生きている限り，必ずそうなる。そして唾液が食べ物と混ざり合って消化をたすけるしくみになっている。これも先ほどと同じように書くと次のようになる。

口のなかに食べ物が入る　⟶　唾液が出る

● **なぜ瞳孔が収縮するのか**　もう1つ，目のなかに強い光が入ってきたらどうなるか。たとえば，昼間，暗い映画館で映画を見て，見終わってから外の明るい所に出てくるとどうなるか。あるいは，医師が患者のまぶたを開けて，ペンライトで眼を照らすとどうなるか。もちろん，まぶしいと感じたり，目を細めたりすることもあろうが，どんな人にも，生きている限り，必ずおこることは，瞳孔が収縮する(黒目の部分が小さくなる)ことである。生きている限り必ずそうなる。だから，医師は，眼に光をあてて，生体反応を調べるのだ。これは次のように書ける。

目に強い光が入る　⟶　瞳孔が収縮する

Psycolumn 25 サイコラム

「〜しない」はなぜ行動でないと考えるのか？

　「〜しない」というのは行動ではない。なぜなら，死人はいつだってなにもしないからだ。「〜しない」というのは死人の得意技である。しかし，生きている人でも「〜しない」ということはあるわけで，これはどう考えればいいだろう。

　次のように考えればよい。「〜しない」というのは，「〜する」(これはもちろん行動である)ということが欠如していることだと。

　「おこらない」というのは「おこる」という行動が一度も生じないことである。「〜する」という行動が1回もおこらない，つまり，後述の行動が弱化や消去されている場合である。

涙を流すことも，唾液を出すことも，瞳孔が収縮することも，死んだ人にはできない。だから，これらは全部，行動といってよい。
　それでは，これらの行動の原因はなんだろうか。それは，目にほこりが入ったからであり，口に食べ物が入ったからであり，目に強い光が入ったからである。つまり，次のようになる。

原因	行動
目にほこりが入る	→ 涙が出る
口のなかに食べ物が入る	→ 唾液が出る
目に強い光が入る	→ 瞳孔が収縮する

●**原因は行動の前にある**　この3つの行動の原因は，どれも時間のうえでは行動より以前におこるできごとである。ほこりが入ってからそのあとで涙が流れ，食べ物が口に入ったあとで唾液が出てくる。このように，まず，なんらかの行動の原因があって，そのあとで行動がおこるものを，**レスポンデント行動**という。レスポンデント行動の原因は，つねに時間的に行動より以前におこったできごとである。

> レスポンデント行動：
> 　　行動の原因　→　行動

ⓑ オペラント行動

●**なぜ眼鏡をかけるのか**　しかし，人間の行動はそれだけでは説明できない。皆さんのなかには，眼鏡やコンタクトレンズを使っている人もいるだろう。では，なぜ眼鏡をかけたり，コンタクトレンズをはめたりするのか。すぐに思いつく原因は，「目がわるいから」ということだろう。しかし，目がわるいからといって，眼鏡ならなんでもかけるわけではない。なぜなら，他人の眼鏡やコンタクトレンズを借りて使ってもよく見えないからだ。したがって，眼鏡をかけたりコンタクトレンズをはめたりする行動のほんとうの原因は，そうすることで，かけたり，はめたりする前にはよく見えなかった友だちの顔や黒板の字や遠くの景色が，はっきりと見えるからである。これを時間的な順序を考えて書くと，次のようになる。

　　眼鏡をかける　→　よく見える

　ところで，ここでは，行動が眼鏡をかけることであり，よく見えることが原因だから，この場合は，まず行動のあとに原因がおこるようにみえる。
　行動が先にあって，行動の原因があとからおこるというのは非常に不思議な気がするが，このような例は日常生活のなかに実はたくさんある。

レスポンデント条件づけ

食べ物が口に入る前においしそうな食べ物を見たり，そのにおいをかいだりしただけで唾液が出てくるという人もたくさんいるだろう。この現象は，心理学の専門用語で「レスポンデント条件づけ」とよばれるものであるが（▶16ページ，197ページ），レスポンデント条件づけは，人間や人間以外の動物に生後の経験によって生じるものである。経験による学習なしにはこの現象はおこらない。

●**なぜ電気をつけるのか**　たとえば，電気をつけるのもそうだ。私たちは，電気のスイッチを入れるという行動を1日に何度も行うが，その原因はなにか。暗いからか。はたしてそうだろうか。いくら暗くても，停電だったら電気のスイッチには近づかないのではないだろうか。したがって，電気をつける行動のほんとうの原因は，つければ明るくなるからというのが正解だ。

　　　　電気をつける　⟶　明るくなる

●**なぜ電話をかけるのか**　それでは電話をかけるというのはどうだろう。電話をかける行動の原因はなにか。友だちと話をしたいからだろうか。いくら話をしたくても，いつも携帯電話の電源を切っている友だちには，電話をかけずに電子メールを送るほうがよい。
　したがって，電話をかける行動の原因は次のように考えられる。

　　　　電話をかける　⟶　遠くにいる人と話ができる

●**原因は行動のあとにある**　以上の3つの例では，まず行動がおこり，そのあとでなんらかの行動の原因がおこる。

行動		原因
眼鏡をかける	⟶	よく見える
電気をつける	⟶	明るくなる
電話をかける	⟶	遠くにいる人と話ができる

このように行動の原因が行動のあとにあるものを**オペラント行動**とよぶ。

> オペラント行動：
> 　　行動　⟶　行動の原因

つまり，行動にはレスポンデント行動とオペラント行動の2種類があり，両者は行動と行動の原因との時間的順序が逆になるのである。

A　行動の科学(1)：行動とは　●225

B　行動の科学(2)：原因の考え方

　さて，いよいよ本節で，行動分析学では人間の行動の原因をどう考えるのかを説明したい。なお，すでに述べたように，私たち人間の行動には2種類あるが，看護の世界のなかでより強い関心を引く行動は，オペラント行動である。そこで，これからは人間のオペラント行動の科学と実践について考えたい。したがって，これから先は，単に「行動」と書かれていても，それはオペラント行動のことである。

1　行動と随伴性

①行動随伴性とはなにか　……　眼鏡をかけるという行動の原因をもう一度思い出そう。前に書いたものをもう少し詳しく書くとこんなふうになる。

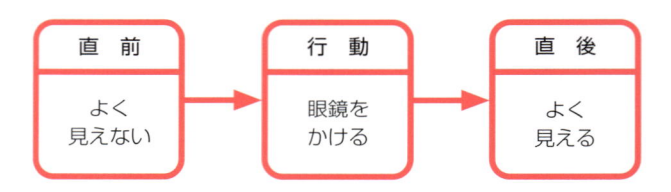

直前	→	行動	→	直後
よく見えない		眼鏡をかける		よく見える

　これは，眼鏡をかけるという行動をすることによって，眼鏡をかけた本人にとって，かける前の状況(直前)と，かけたあとの状況(直後)とがどう変化したかを示したものである。眼鏡をかける前はよく見えなかったのが，かけることによってよく見えるようになることが，読みとれる。

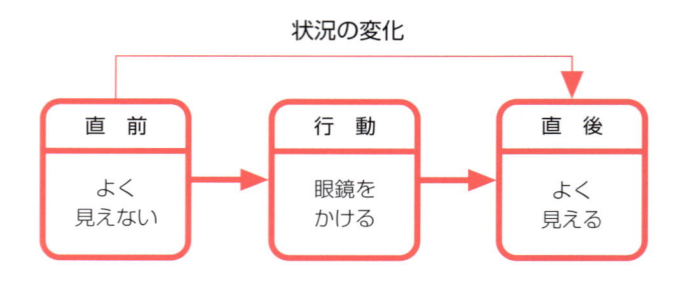

状況の変化

直前	→	行動	→	直後
よく見えない		眼鏡をかける		よく見える

　次に，「電話をかける」行動について考えてみよう。電話をかける行動の原因は，先ほどより詳しくあらわすと次のようなる。

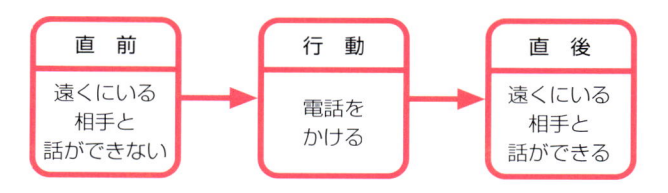

```
┌─ 直 前 ─┐   ┌─ 行 動 ─┐   ┌─ 直 後 ─┐
│遠くにいる│→ │電話を  │→ │遠くにいる│
│相手と   │   │かける  │   │相手と   │
│話ができない│   │        │   │話ができる│
└────────┘   └────────┘   └────────┘
```

同様に，私たちは朝知っている人に会うと，「おはよう」とあいさつする。なぜか。オペラント行動では，行動の原因は行動のあとにあるのだった。それでは「おはよう」と言うと，どのような状況の変化がおこるか。

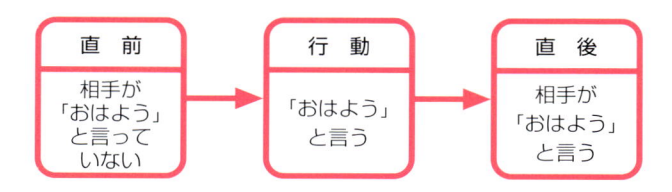

```
┌─ 直 前 ─┐   ┌─ 行 動 ─┐   ┌─ 直 後 ─┐
│相手が  │→ │「おはよう」│→ │相手が  │
│「おはよう」│   │と言う  │   │「おはよう」│
│と言って │   │        │   │と言う  │
│いない  │   │        │   │        │
└────────┘   └────────┘   └────────┘
```

あいさつすると，相手もあいさつを返してくれる。そういう経験を通じ，私たちはあいさつを交わすのである。これが，いくらあいさつしてもなんの反応もないのでは，そのうち，そういう人に対してはあいさつをやめてしまうだろう。以上の例から，人間の行動の原因は，その行動をすることによって，なにかしら状況に変化が生じる，つまり，行動することによってなんらかの手ごたえがあることが，大事だといえる。

行動分析学という心理学では，人間の行動というものを，このように，行動すると，それによって，状況がどうかわるか，という視点でとらえる。そして，行動とこの状況の変化とを合わせて，**行動随伴性**とよぶ。

> 行動随伴性：
> 行動随伴性とは，行動と，それに伴う状況の変化との関係をさす。

「随伴」の意味

随伴性の，随伴という言葉は，なにかがなにかに随ったり(あとからついてくる)，伴ったりする(一緒についてくる)ということだ。つまりは，行動の後ろに(一緒に)状況の変化がついてくるという意味である。

②随伴性ダイアグラム

そして，行動随伴性を図にあらわしたものを**随伴性ダイアグラム**という。ダイアグラムとは図で示したもののことである。これから先は，さまざまなダイアグラムを使って，行動の原因をわかりやすく考えていくことにする。そこで，ダイアグラムの使い方を習熟できるよう，次にあげる日常生活の行動の原因をダイアグラムで書いてみよう。

(1) 字を書くときにシャープペンシルをノックする。

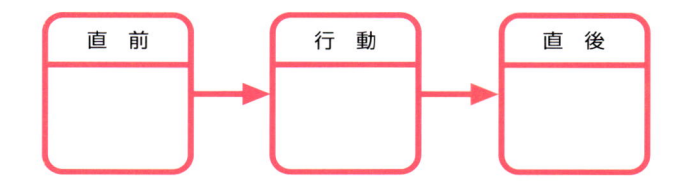

```
┌─ 直 前 ─┐   ┌─ 行 動 ─┐   ┌─ 直 後 ─┐
│        │→ │        │→ │        │
└────────┘   └────────┘   └────────┘
```

B　行動の科学(2)：原因の考え方

(2) 車を運転するときは，まずイグニッションキーをまわす。

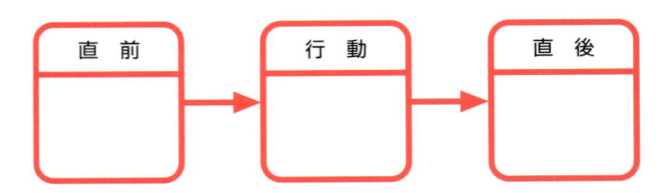

| 直　前 | → | 行　動 | → | 直　後 |

(3) 朝学校に着いたら，まず休講を知らせる掲示板を見る。

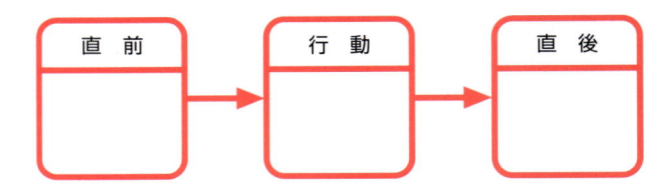

| 直　前 | → | 行　動 | → | 直　後 |

③ **60秒ルール：行動の直後とはいつか**……　ところで，注意深く読んでいる方は，ダイアグラムのなかの「直後」とは，いったい行動をしてから時間的にどのくらいあとなのか気になっているのではなかろうか。直後というからには，文字どおり，行動をして間髪入れずに状況の変化がおこるのか。それとも5秒くらいたってからでもよいのか。あるいは30秒でも許されるのか。おそらく，人によって解釈はいろいろだろう。しかし，それでは困る。そこで，約束ごと。直後とは **60秒以内** ということである。

> 60秒ルール：
> 直後とは60秒以内のことである。

つまり，行動の原因をさがすときは，行動をしてから60秒以内におこる状況の変化をさがすということである。行動をしてから60秒以上たっておこる状況の変化は行動に影響を与えず，行動の原因とはならない。

④ **随伴性ダイアグラムを書くときの秘訣**……　それではここで，随伴性ダイアグラムを書くときの秘訣を伝授しよう。

具体的な行動
具体的な行動とは一瞬一瞬におこる動作と考えればよい。

> 随伴性ダイアグラムを書くときの秘訣
> (1) 行動は死人テストをパスしている。
> (2) 行動は具体的である。
> (3) 行動と直後の間は60秒以内である。
> (4) 直前と直後は対称的に書く。

❷ 行動随伴性の種類

　人間はほかの動物と違い，自由な意思をもち自分の欲望に従って生きていくことができると考えられている。患者がナースコールを押すのも，私

たちが友だちに電話をするのも，それをしたいからだと。

　しかしA節で学んだように，そうした意思や欲望ということを考えなくても，人間の行動は行動の直後の状況の変化によってコントロールされていることがわかった。では次に，この随伴性にはどのような種類があるのかみていこう。

①強化と弱化：行動の頻度に目を向ける

　行動分析学では，人間の行動をみるとき，その頻度の増減に注目する。つまり，行動の直後の状況の変化によって，その行動が将来もますます繰り返されておこるのか，それとも逆に将来はその行動をしなくなってしまうのか，という視点で人間の行動をみていこうとする。

　そして，行動が繰り返しおこり増えていくことを専門用語では**強化**といい，逆に行動をしなくなり減っていくことを**弱化**という。日常生活のなかで皆さんが実際にしている行動は，なんらかの状況の変化によって強化されている行動だと考えられる。

　それではまず，行動を強化するような行動の直後の状況の変化にはどのようなものがあるかをみていこう。

> 強化：
> 強化とは，行動が繰り返しおこり増えていくことである。
> 弱化：
> 弱化とは，行動をしなくなり減っていくことである。

②強化随伴性：行動が繰り返される原因

●**好子出現の強化**　もう一度，眼鏡の例に戻ろう。この例では，ダイアグラムは次のようになった。

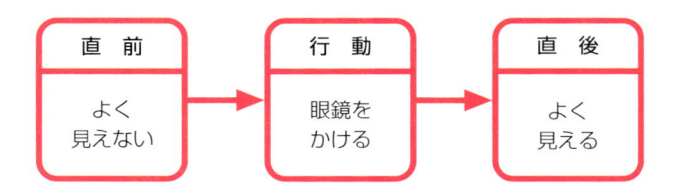

直前	行動	直後
よく見えない	眼鏡をかける	よく見える

　皆さんのなかには，眼鏡を日常的に使っている人もいるだろう。毎日，あるいは授業中にいつも眼鏡を使うということは，眼鏡をかけるという行動を繰り返し行っているということである。つまり，眼鏡をかけるという行動が強化されているのである。ではなぜ，強化されるのか。その秘密は，直前から直後への変化にある。行動の原因は，行動の直後にあるのだから。

　ここでは直前から直後にかけ，「よく見えない」→「よく見える」と変化している。すなわち，行動の直前ではよい視界がなかったのに，行動をすることによってよい視界が生まれてくる。そして，行動の前後での「ない」から「ある」への変化を**出現の変化**とよぼう。

> 出現の変化：
> 出現の変化とは，行動の直前から直後にかけて「ない」から「ある」へかわることをさす。

　つまり，人間の行動というものは，行動の直後になにかが出現すると強化される（増える）ということがわかる。
　それでは，眼鏡をかけることによって，いったいなにが出現したのか。
　それは「よく見えること（またはよい視界）」である。そして，行動が強化されたとき出現したものを，専門的には**好子**（こうし）という。

> 好子：
> 好子とは行動の直後に出現するとその行動が強化される刺激やできごとをさす。

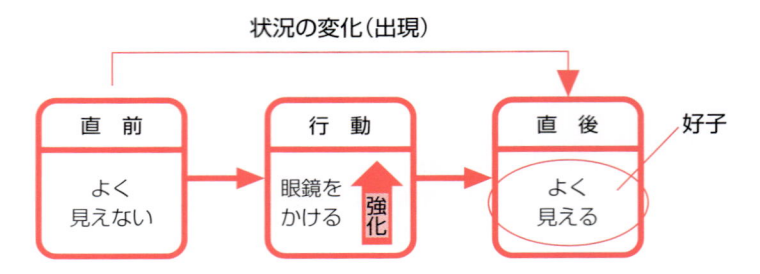

状況の変化（出現）

直　前	行　動	直　後
よく見えない	眼鏡をかける　強化↑	よく見える	好子

　行動の横に上向きの矢印がついているのは，行動が増えていく，つまり強化されていることを示している。これまで出てきた，電気をつけたり，電話をかけたり，「おはよう」とあいさつをしたりする行動が日常生活のなかで繰り返されるのも，それらの行動をすることによって好子が出現するからである。このように，好子の出現によって行動が強化されることを**好子出現の強化**という。そしてこれこそが，行動の法則の第1である。

> 行動の法則1：好子出現の強化：
> 行動の直後に好子が出現するという経験をすると，その行動は繰り返しおこるようになる。

　それでは，ここで再び練習してみよう。(1) 電気をつける，(2) 電話をかける，(3)「おはよう」とあいさつする行動の好子はなにか指摘してみよう。
　(1) 電気をつける。

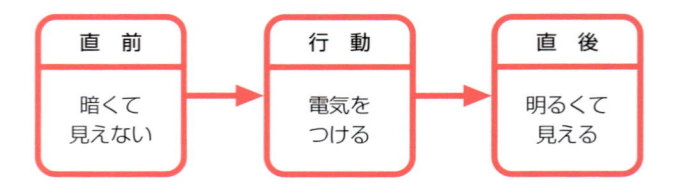

直　前	行　動	直　後
暗くて見えない	電気をつける	明るくて見える

　好子：

(2) 電話をかける。

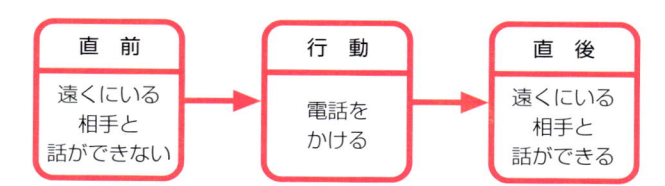

直前	→	行動	→	直後
遠くにいる相手と話ができない		電話をかける		遠くにいる相手と話ができる

好子：

(3)「おはよう」とあいさつする。

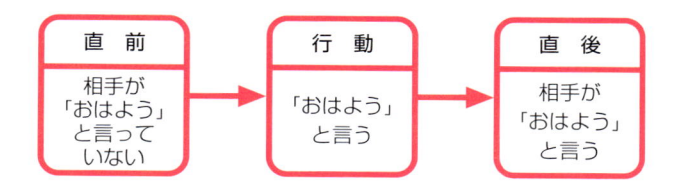

直前	→	行動	→	直後
相手が「おはよう」と言っていない		「おはよう」と言う		相手が「おはよう」と言う

好子：

次のエピソードを読んで，強化されている行動をダイアグラムで分析するとともに，好子を指摘しなさい。

(1) 授業でわからないことがあると，いつも先生に質問をしに行く。

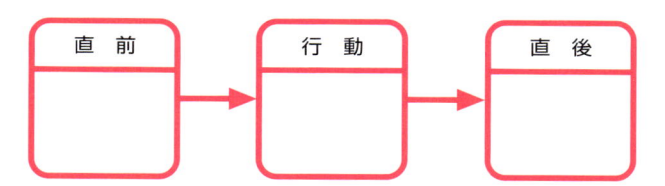

直前	→	行動	→	直後

好子：

(2) はじめて，アイラインを引いたら，目が大きくみえた。以後，必ずアイラインを使うようになった。

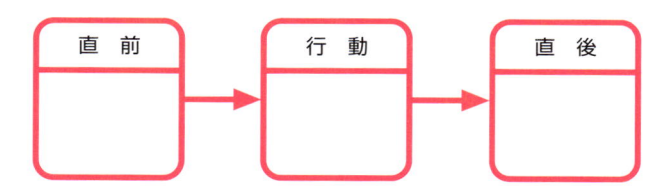

直前	→	行動	→	直後

好子：

(3) 時間を知りたいときは，いつでも時計を見る。

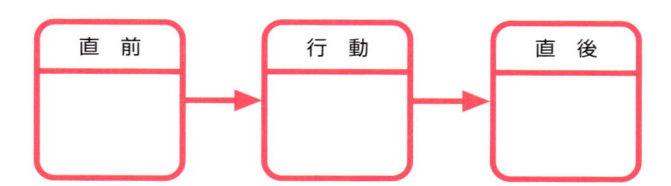

直前	→	行動	→	直後

好子：

●**嫌子消失の強化**　先に，日常生活のなかである行動が繰り返しおこるのは，好子出現の強化の原理がはたらいているからだと説明した。しかし，ことはそれほど簡単ではない。たとえば，私たちは雨が降ってくれば，たいていは傘をさす。なぜだろう。傘をさすという行動の原因はなにか。

行動の原因を考えるときには，まず，随伴性ダイアグラムを書いてみることだ。

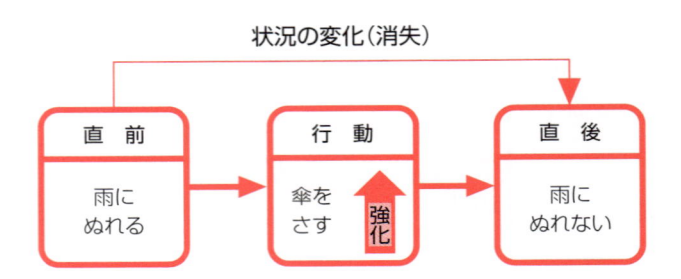

状況の変化（消失）

直前	行動	直後
雨にぬれる	傘をさす ↑強化	雨にぬれない

傘をさすこと（行動）の直前から直後にかけて状況の変化があり，それによって傘をさす行動は強化されている。しかし，この変化の方向はどうだろう。ぬれる ⟶ ぬれないとなっているではないか。

つまり，好子出現の強化では，「ない」⟶「ある」の変化であったのに対し，この場合は，「ある」⟶「ない」の変化である。これを**消失の変化**という。

> 消失の変化：
> 消失の変化とは，行動の直前から直後にかけて「ある」から「ない」へかわることをさす。

雨が降ってくると，私たちがたいていいつも傘をさすのは，行動の直後の消失の変化によって強化されているのである。

出現の変化でも消失の変化でも，行動は強化されるというのはなんだか少しおかしな話である。しかし，実は少しもおかしくない。なぜなら，行動が強化されるとき，出現したものと消失したものとでは，その性質が違うからである。消失の変化によって行動が強化されるとき，消えたものを**嫌子**（けんし）という。嫌子というのはご想像どおり好子の逆の概念である。

> 嫌子：
> 嫌子とは，行動の直後に消失するとその行動が強化される刺激やできごとをさす。

そして，嫌子の消失によって行動が強化されることを**嫌子消失の強化**という。これが，第2の行動の法則である。

> 行動の法則2：嫌子消失の強化：
> 行動の直後に嫌子が消失するという経験をすると，その行動は繰り返しおこるようになる。

　それでは，次にあげる日常生活の行動がどのような随伴性によっておこるのか，ダイアグラムを書いて考え，また，嫌子はなにかを指摘しよう。

(1) 前髪がのびてきたので，勉強をするときはいつも前髪をゴムで縛る。

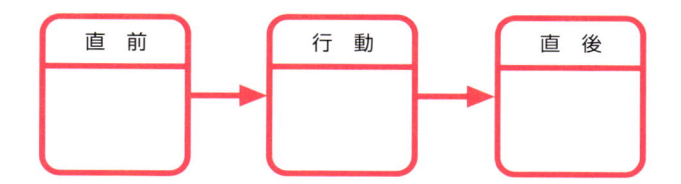

| 直　前 | → | 行　動 | → | 直　後 |

　嫌子：

(2) 親に説教をされたとき，すぐにあやまったら，「今度だけは許してやる」と言われた。以来，説教されるたびになんであれ，あやまる。

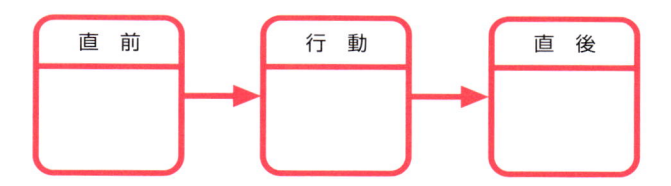

| 直　前 | → | 行　動 | → | 直　後 |

　嫌子：

(3) 料理をおなかいっぱい食べたら，ウエストがきつくてしかたがない。そこで誰にも見られないよう，スカートのホックをはずした。

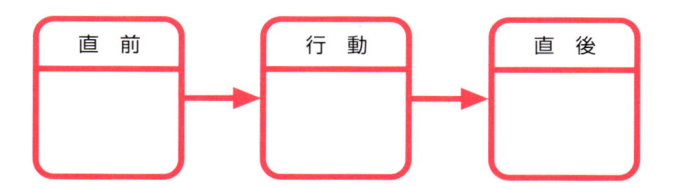

| 直　前 | → | 行　動 | → | 直　後 |

　嫌子：

③弱化随伴性：行動をしない原因 ……
行動とは繰り返され，増えるだけではない。逆に，以前していた行動をしなくなり，行動が減ってしまうこともある。行動が弱化されるとき，そこにはどんな行動の法則がはたらいているのだろうか。

●**嫌子出現の弱化**　空気の乾燥した冬には静電気がおきやすい。うっかり車のドアノブに素手でさわるとビリッとくる。素手でドアノブにさわって痛い目にあうと，次から用心して素手でなく手袋をはめてさわる。つまり，素手でドアノブにさわる行動が弱化される。ダイアグラムで書くとどうなるだろう。

B　行動の科学(2)：原因の考え方　●233

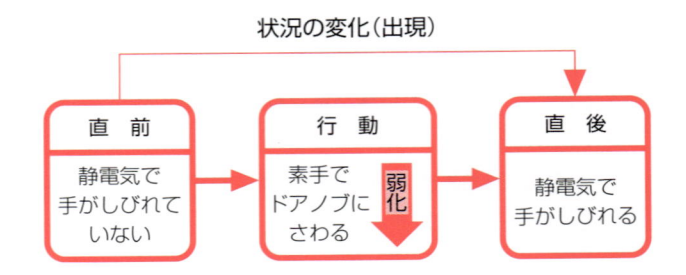

状況の変化(出現)

直　前	行　動	直　後
静電気で手がしびれていない	素手でドアノブにさわる　**弱化** ↓	静電気で手がしびれる

　ここでも行動の直後に状況の変化がある。これが素手でさわることを弱化させた原因だと目をつける。行動の原因は行動の直後にあると考えるのが行動分析学的な行動の見方だからである。

　次に強化にならって，直前から直後にかけての状況の変化の方向をみてみよう。このダイアグラムでは，「静電気で手が<u>しびれていない</u>」⟶「静電気で手が<u>しびれる</u>」となっている。「<u>ない</u>」⟶「<u>ある</u>」と変化しているのだから，出現の変化だ。

　したがって，行動の直後に出現の変化がおこると，行動は弱化する──と，ここまできたがよくよく考えてみると変ではないか。眼鏡をかける行動は出現の変化によって強化されたのではなかったか──そのとおり。しかし，ご心配なく。眼鏡の場合と静電気の場合では，出てくるものが違うのだから。出現することによって行動が弱化した場合，出てきたものは好子ではなく，「嫌子」である。これを**嫌子出現の弱化**という。これが行動の法則の3番目である。

> 行動の法則3：嫌子出現の弱化：
> 行動の直後に嫌子が出現するという経験をすると，その行動はしなくなる。

　次のエピソードを読んで，なぜ行動をしなくなるのかダイアグラムで分析しよう。また，嫌子も指摘してみよう。

(1) サボテンにうっかりさわったらトゲが刺さり痛かった。以来，サボテンにはさわらない。

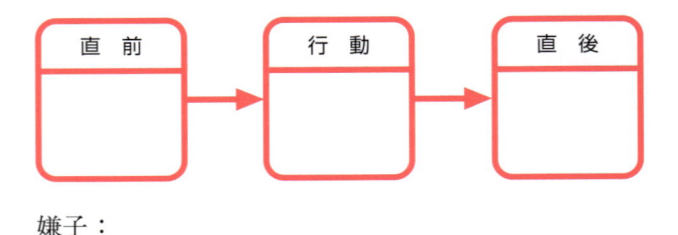

直　前	行　動	直　後

嫌子：

(2) 授業中，手をあげて答えたら，答えが間違っていて恥をかいた。それ以来，教室ではあまり手をあげなくなった。

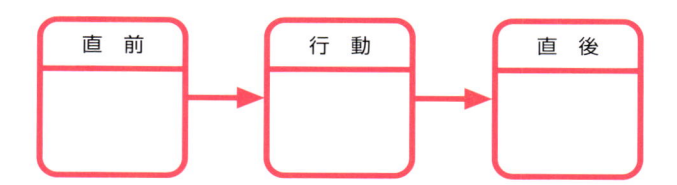

| 直前 | → | 行動 | → | 直後 |

嫌子：

(3) ふざけて花火を振りまわしたら，火花が浴衣（ゆかた）に飛んで，買ったばかりの浴衣に焼けこげができた。以来，花火は振りまわさなくなった。

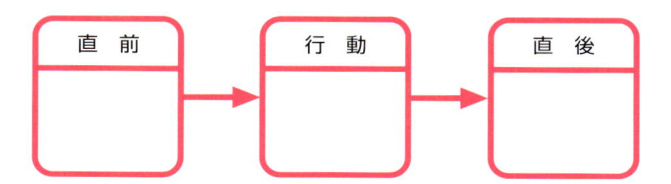

| 直前 | → | 行動 | → | 直後 |

嫌子：

●**好子消失の弱化**　強化には2種類あったので，弱化にも2種類あると考えたならば，優秀である。論理的な思考力の持ち主だ。もちろん，弱化も2種類ある。それでは，もう1つの弱化とはなんだろうか。いつものように具体例からみていこう。

どんなスポーツでもルールがある。スポーツにルールがなければ，ただのけんかになってしまい，おもしろくもなんともない。もちろん試合中にルール違反をすることも少なくないが，ルールがあり，そしてそれを破った場合に罰則があるから，楽しめるのである。

たとえば，サッカー。もちろん手でボールを触ってはいけない。実際，試合中に手でボールに触れる選手はほとんどいない。つまり，サッカーにおいては，手でボールに触る行動は弱化されているのである。なぜだろう。

それでは，行動分析学の視点で考えてみよう。行動分析学の視点で行動の原因を考えるということは，行動の直後の状況の変化のなかに原因を見つけるということだ。そこでさっそくダイアグラムを書いてみる。

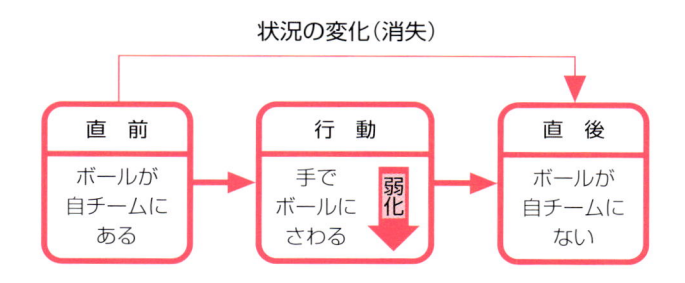

状況の変化（消失）

| 直前 | → | 行動 | → | 直後 |
| ボールが自チームにある | | 手でボールにさわる　弱化↓ | | ボールが自チームにない |

B　行動の科学(2)：原因の考え方　●235

確かに，ここでも行動の直後に状況が変化している。ボールに触る行動が抑えられているのは，ここに原因がありそうだ。それでは次に，例によって，変化の方向をみてみよう。「ボールが自分のチームにある」⟶「ボールが自分のチームにない」と変化している。これは2種類の変化のうちのどちらだろう。出現か，それとも消失か。「ある」「ない」と変化しているのだから，そう，もちろん，消失の変化である。

したがって，行動の直後になにかが消失すると行動は弱化される。それではこのとき消えてしまったものはなんだろうか。すでに勉強したように，傘をさす場合のように，行動の直後に嫌子が消失すると，行動は強化される。この場合は行動が弱化されているのだから，消えてしまったものは嫌子の逆の好子である。これが行動の法則の4番目である。

> 行動の法則4：好子消失の弱化：
> 行動の直後に好子が消失するという経験をするとその行動はしなくなる。

● **まとめ：行動の法則**　4種類の行動の法則は以下の4つである。
(1) 好子出現の強化
(2) 嫌子出現の弱化
(3) 嫌子消失の強化
(4) 好子消失の弱化

なんだか同じような言葉が繰り返されていて，ややこしい。そこで，覚えやすくするためにもう少し整理してみると，▶表10-1のように書ける。

好子と嫌子，出現と消失，強化と弱化，これら3組の概念はすべて逆の意味をもっている。好子が出現すれば強化だが，逆に嫌子が出現すれば弱化である。嫌子が消失すれば強化だが，好子が消失すれば弱化となる，好子が出現すれば強化で，消失すれば弱化となる，というぐあいに。慣れるまで，章末の練習問題に挑戦し，何度でも練習しよう。

いずれにしても，この4種類の随伴性が基本的随伴性とよばれるもので，人間行動を理解するためのカギとなるものである。この4つのダイアグラムを自由自在に扱えるようになれば，きっと自分や相手の行動，あるいは人間関係がこれまでと違った視点でながめられるに違いない。

表10-1　4つの基本的随伴性

刺激 できごと 条件	出現	消失
好子	強化	弱化
嫌子	弱化	強化

C 行動科学の医療現場での実践

　本章のはじめに述べたように，行動分析学は行動の科学であるだけでなく，その科学に基づいた実践研究も同時に包含する心理学である。これまでのところでは，私たち人間の行動がどのような原理に従って行われているか，つまり行動の科学の部分を学んだ。本節では，行動に問題があるとき，それをどのように解決していくかを概説する。

●**行動の改善を実施するレベル**　ある人の行動に問題があり，改善の必要があるときに，問題をどのレベルでとらえるかということに関しては以下の3つが考えられる。

(1) 知識が不十分なために問題がおきる。
(2) 知識は十分だが技術が不十分なために問題がおきる。
(3) 知識も技術も十分だが随伴性が不十分で問題がおきる。

　本節では，まずこの3つの分類にそって，行動分析学で実践されている行動改善のための介入技法を紹介していこう。

1 知識を与える

　するべきことをしないにせよ，やってはいけないことを繰り返すにせよ，知識不足によってその問題がおきている場合がある。つまり，するべきことがなんであるのかよくわかっていない，あるいは，なぜそれをしてはいけないのかがよくわからなくて，問題をおこしていることがある。あるいは，なにをするべきかわかっていても，やり方がわからないということもあろう。

　このような場合は，当然のことだが，行動をしなくてはいけない理由，してはいけない理由，あるいは行動の仕方を教える必要がある。例をあげながらみていこう。

①**教示：言葉で説明する** ……　それでは，実際に行動を変化させた介入例をみてみよう。

> **介入例❶　HIV感染の予防**
>
> 　HIV感染者の数は，現在なお増加傾向にある。HIVは体液を媒介に感染するから，未知の相手と性行為を行うときにはコンドームを使うことが重要である。そこで，アメリカのアラスカ州のある町の3か所のバーでは，エイズの危険性を訴えるパンフレットと，無料のコンドー

ムを置いておき，来店した客が自由に持っていけるようにしたが，無料であっても持ち出されるコンドームの量はそれほど多くなかった。そこで，このバーでは，コンドームの持ち出しを増やすためにある対策を考えることになった。

　この問題の解決に取り組んだのは，ハァネン Honnen, T. J. とクラインキ Kleinke, C. L.(1990) である。2人は，パンフレットと無料コンドームを置いておくだけでなく，それに加えて，「アラスカ州ではエイズによってすでに38名の人が死亡しました。HIV に感染している人の数はそれよりはるかに多くなっています。コンドームはエイズの蔓延を予防します」と書かれたポスターを，パンフレットとコンドームのそばにはった。その結果，ポスターをはったあとは，コンドームを持っていく人の数が圧倒的に増えたのである。
　この実験は，HIV 感染予防に必要な行動はなんであるか，予防をしないとどれほどの危険性があるかを，ポスターによって言語的に簡潔に明示することで，コンドームの持ち出しが増えることを示している。このように，必要な行動がなんであるか（ここではコンドームを入手すること）を言葉で示すことを，専門用語で**教示**という。言葉には，話し言葉と書き言葉とがある。したがって，教示にも，この実験のポスターのように文字で書かれている場合と，口で説明する場合との2種類がある。
　それでは次に，皮膚がんを予防するために，ロンバード Lombard, D., ニューバウアー Neubauer, T. E., キャンフィールド Canfield, D. らが1991年に行った，もう1つの教示の例をみてみよう。

介入例❷　皮膚がんの予防

　夏の日差しのもとでは，小麦色に日焼けした肌はいかにも魅力的にみえる。しかし，日焼けは必ずしも健康によいとは限らない。オゾン層の破壊に伴って，皮膚がんの発生率が増加傾向にあるからだ。ある町の2つの会員制のスポーツクラブでも，夏場のプールには大人も子どももおおぜいのメンバーが集まり，小麦色の肌を競っている。皮膚がんの危険に気づいている人はあまりいないようだ。そこで，このプールでは，過度の日焼けを防ぎ，皮膚がんを予防するためのある対策を考えることにした。

　先述のロンバードらが，この問題の解決に取り組んだ。まず，皮膚がんを防ぐためには，プールに遊びに来た人々はなにをしなければならないかを考える。過度の日焼けを防ぎ，皮膚がんを予防するために必要な行動を

リストアップするのである。① 上半身をおおうためにTシャツを着る，② プールサイドでは全身が隠れる日陰に入る，③ 頭部と顔が隠れる帽子をかぶる，④ サングラスをかける，⑤ 日焼けどめローションをつける，が必要であると考えた。そして，子どもにもわかるようにイラスト入りのポスターとパンフレットをつくり，これらの行動を絵と文字によって教示したのである。その結果，これらの行動を実行する人々の割合を調べたところ，どちらのプールでもこれらの行動をする人の割合が増加した。

●**効果的な教示とはどういうものか**　さて，この2つの実験例を読んで，「なんだ，ばかばかしい」と思った人もいるだろう。教示などと，ことあらたにもっともらしい言い方をされなくても，私たちは日常生活のなかで，さまざまな言語的情報によって行動を規制されている。教室のなかには「禁煙」と書いてあるし，芝生には「立ち入り禁止」の立て札がある。駅のホームでは，「電車がまいります。白線の内側にお下がりください」とアナウンスされる。診察の際には「大きく息を吸ってください」とか，「体温計を見せてください」などと言われる。これらもみな教示である。

しかし，教示されたからといって，それに従うとは限らない。深呼吸や体温計ならほとんど問題のおこりようもないだろうが，もう少し複雑な行動になると，問題がおきる場合がある。そこで次に考えなければならないのは，どのような教示がよりまもられやすいか，効果的な教示とはどういうものかという点である。

●**行動的翻訳**　ロンバードらの皮膚がん予防の実験をふり返ってみよう。この実験の目的は皮膚がんにかかる人を1人でも減らすために，過度の日焼けを防止することにあった。しかし，彼らは，プールに来たお客たちに，「皮膚がんを予防しましょう」とか「肌の焼きすぎに注意しましょう」と言ったのではない。そのようなあいまいで抽象的な言い方をしたのではなく，もっと具体的に，「Tシャツを着ましょう」とか「サングラスをかけましょう」などとよびかけたのである。

効果的に教示しようとするのなら，このように，対象となる行動を具体的に定義することが重要である。漠然とした問題を，具体的な行動として言いかえることを専門用語で**行動的翻訳**という。

> 行動的翻訳：
> 漠然とした問題を具体的な行動として言いかえること。

●**課題分析**　医療にかかわる行動には，Tシャツを着る以上に複雑な行動がたくさんある。

①**精巣がんの自己検診**　精巣腫瘍は，発生頻度の比較的低い疾患であるが，好発年齢が青・壮年期のうえ進行がんとなり，全身転移によるがん死にいたる場合が少なくない。早期発見のためには自己検診が有効であるといわれ，●表10-2のような方法がすすめられている。

表10-2 精巣がんの自己検診

1. 入浴かシャワーで身体をあたためる（身体をあたためることで陰囊が弛緩し，異常が発見しやすくなる）。
2. 鏡の前に立つ。
3. 陰囊をそっと引っぱり，自然に下垂している状態にする。
4. 陰囊の皮膚になにかはれがないかさがす。
5. 両手（の指）で陰囊にふれ，2つの精巣を引き離す。
6. まず，片方の精巣の上に親指を，人さし指と中指を下におく。
7. そのまま指で精巣を垂直方向にまわすようにして，異常がないか調べる。
8. 同じように水平方向にまわして調べる。
9. 精巣上体（副睾丸ともよばれる，やわらかく管状の構造をした精巣の裏側にある臓器）をみつける。
10. 同様に，もう一方の精巣も診察する。

(Friman, P. C., Finney, J. W., Glasscock, S. G., 1986 による)

　ここで重要なことは，検査する行動が単に行動的に翻訳されているだけでなく，それが10段階に分けられていることである。精巣の検診のように複雑な行動は，いくつもの細かい行動が組み合わされてできている。このように，複雑な行動を，それを構成する細かい行動（課題）に分けることを**課題分析**という。

> 課題分析：
> 複雑な行動を，それを構成する個々の課題に分けること。

　25歳から35歳の男性10名を対象として，フライマン Friman, P. C., フィニィ Finney, J. W., グラスコック Glasscock, S. G. らは，精巣がんの自己検診における行動的翻訳と課題分析の効果を立証している。また，乳がんの自己診察においても，行動的翻訳と課題分析を使った教示の有効性が確かめられている（フレッチナー Fletchner, S. W., オマリー O'Malley, M. S., ブルース Bruce, L. A., 1985；ホール Hall, D. C., アダムス Adams, C. K., スタイン Stein, G. H. ら，1980）。

　複雑な行動を教示するときには，課題分析を行ったうえで，個々の行動を具体的に指示していくことが必要である。つまり，ひとことではとても教えられないような行動は，段階を分けて教える必要があるのである。

　②**血糖値の自己測定**　フライマンらの研究は健常成人を対象としているが，もしなんらかの認知的な障害をかかえている人々を対象にした場合，この方法は一層重要である。

　ウォン Wong, S. E. は2000年に，ウィルス性脳炎によって見当識障害と失語症の症状を呈する56歳の女性糖尿病患者を対象にして，血糖値の自己測定を励行させる実験を行った。1日2回指から採血し，測定器具で目盛りを読みとるわけだが，これら一連の行動を課題分析したところ，なんと54もの課題から構成されていることがわかった。発症前はなんでもなくできた自己測定でも，認知障害のために54種類もの行動を間違いなく遂行するのは困難になった。そこでウォンは，54種類の行動をチェッ

クリストとして書き出し，自己測定のたびに患者が参照できるようにしたところ，正しく測定できる割合が飛躍的に高まった。

　③その他の例　また，精神発達遅滞の女性5名(28歳〜44歳)に月経の際に自分で処置できるように教える場合にも，20段階の課題分析を行って成功している(リッチマン Richman, G. S., リース Reiss, M. L., バウマン Bauman, K. E. ら, 1984)。行動の手がかりとなる教示によって，必要な行動ができるようになる例は，アルツハイマー患者の場合においてもみられる(ブジュアー Bourgeois, M. S., 1990)。

②**モデリング：お手本を見せる**……　教示は言葉によってなにをすべきか教える方法であるが，口で言っただけでは相手はそのとおりにするとは限らない。言葉では説明しにくい行動もある。たとえば，皆さんのなかにはスポーツが好きな人もいるだろう。はじめて覚える種目の場合，もちろん自己流で練習する人もいるだろうが，多くの場合は，コーチについたり，じょうずな友だちに手ほどきを受けたりする。その時，コーチや友だちはどのようにして教えるだろうか。

　まず口で説明して(教示)，それから，あるいは説明と同時に，身振り手振りで教えてくれるのではなかろうか。つまり，お手本を見せてくれるのである。相手がまだじょうずにできないとき，お手本を見せてあげることを，専門用語で**モデリング**という。

　すでにみたロンバードらの皮膚がん予防の研究でも，ポスターやパンフレットによって教示をするだけでなく，プールの監視員がTシャツを着たりサングラスをかけたりして，お客に対してモデリングをも行っている。

③**身体的誘導：手をとって教える**……　もう一度スポーツの話をしよう。技術指導をするとき，コーチは教示をし，モデリングをし，それからなにをするだろう。そう，たとえばテニスでスイングの仕方を教えるとき，プレーヤーの背後にまわり，自分もラケットに手を添えてゆっくりと振りながらスイングの軌道を教えるのではないか。このように，相手がうまく行動できないとき，手をとって身体の動きを教えることを，専門用語で**身体的誘導**という。

④**知識を与えるためにすべきこと**

　●**2つ以上の方法を組み合わせる**　以上のように，教示・モデリング・身体的誘導によって，なにをすればよいのかを教えることができる。教えるときには，この3つを別々に使うだけでなく，組み合わせて使ってもよい。

　●**いつもできるだけ行動を具体的に考える**　ただし，教示だけでなく，モデリングや身体的誘導であっても，行動的翻訳や課題分析に基づいて，行うべき行動を具体的にリストアップしておかないことには，効果的な教え方はできない。行動が複雑になればなるほど一層である。また，指示だけで相手がそのとおりにするとは限らない。口で言っただけで相手が言うとおりにしてくれるならば，親も教師も看護職者も苦労はしない。「あんなに言ってきかせたのに!!」というのは，日常生活でも看護場面でも聞きあ

きるくらい耳にするセリフである。したがって、教示のとおりに相手が行動をするには、プラスα（アルファ）が必要だ。それがなんであるかは後述する。賢明な読者はもう気づいているかもしれないが。

❷ 技術を教える

　頭ではわかっているのに身体がついていかないということがある。なにをするべきかについての知識は十分あるのだが、技術がなくて思ったとおりのことができないのだ。あるいは、言葉で教示するには言葉が理解できることが前提になるわけだが、なかにはその言葉が通じない相手がいる。小さな子どもや、障害によって言葉が使えない人を教えなければならない場合もある。

①シェイピング：行動を形成する……　私たちにとって歩くことはあまりに日常的な行動で、なんの苦労もなくできる。しかし、そうでない場合もある。マーティン Martin, G. L. とトリフィ Treffy, D.(1970)の次の実験をみてほしい。

> **介入例❸**　**自力歩行を教える**
>
> ●被験者：ヴァレリー。16歳の小児麻痺（まひ）の女児。重度の発達遅滞で言葉を話すことができない。自力歩行ができるという医学的診断によって、4年前から歩行訓練をしているが、介助がない限りけっして歩こうとせず、手を離すと倒れてしまう。
> ●介入の仕方
> ・訓練の最終目標を決める：いまはできないが、最終目標として、食事の合図があったときに、居間から食堂まで自力で歩くことを選んだ。
> ・訓練の最初の出発点を決める：最終目標に関係があり、いま現在できることとして、なにかにつかまりながら立つことを選んだ。
> ●教え方
> (1) 居間のなかに食事をのせたテーブルと椅子を置く。それから、もう1つ椅子をもってきて、食事用の椅子と30cmくらい離して置き、この椅子につかまってヴァレリーを立たせる。
> (2) 椅子につかまっているヴァレリーの手を椅子から離す。ヴァレリーは支えを失って倒れそうになり、あわてて椅子につかまろうとしたとき、ほんの少しだけ体重移動をして食事用の椅子につかまらせる。それができたら、そのまま椅子に座って食事をする。
> (3) 食事用の椅子とテーブルをさらに遠ざけ、椅子との間隔を50cmに離し、同じことを繰り返す。ただし、この段階では体重移動だけでなく、足を1歩踏み出さないと食事用の椅子には座れない。

目標は具体的に
ここでも、単に「歩けるようになる」ではなく、行動的翻訳によって「食事の合図で居間から食堂まで歩く」と、目標を具体的に定義していることに注意されたい。

(4) 2歩踏み出さないと，食事用の椅子に座れないように，さらに椅子とテーブルを移動する。
　(5) 3歩踏み出さないと，食事用の椅子に座れないように，さらに椅子とテーブルを移動する。
　(6) 食事用の椅子とテーブルは食堂に，最初につかまる椅子は居間に置く。
●結果：訓練を始めて約1か月後，ついに，ヴァレリーは食堂まで自力で歩いて行き，みんなと一緒に食事をとることができた。

　あろうことか，4年間にわたって歩行訓練を続けても歩けなかったヴァレリーが，わずか1か月で自力歩行できるようになったのである。いったいその秘密はどこにあるのか。
●**シェイピングの手続き**
　①**目標を設定する**　マーティンとトリフィが最初にしたことは，目標を決めることだった。目標は，いまはできないが，最終的にしたい行動を具体的に決める。この場合は，食事の合図とともに居間から食堂まで，1人で歩いていくことである。
　②**出発点を決める**　しかし，もちろんいま現在はとてもそんなことはできない。居間から食堂まで歩く行動は生まれてから一度もしたことがないのである。もちろん，いくら「歩きなさい」と言って聞かせても歩かない。なにしろ4年間訓練してできなかったのだから。ここでは教示やモデリング，身体的誘導はなんの役にもたたない。そのような場合は，最終的に達成すべき目標はひとまずおいておいて，その最終目標に関係があって，本人がいま現在無理なくできる行動に目をつける。ヴァレリーの場合，それは，なにかにつかまりながら立つということであった。歩くためには立たなければならないのは当然だ。立つことと歩くこととはおおいに関係がある。そこで，椅子につかまらせて立たせたのである。
　③**段階を追って目標に近づける**　次にしたことは，ヴァレリーがすべきことを，少しずつむずかしくしていくことだ。はじめは単なる体重移動，次は1歩足を踏み出す，次は2歩踏み出す，次は3歩，4歩……。こうして，食事のたびに，居間から食堂に向けて，食事用のいすとテーブルを少しずつ遠ざけていく。
　このように，これまでできなかった行動を教える技法を専門用語で**シェイピング**(行動形成)という。行動をシェイプする(かたちづくる)わけだ。
●**シェイピングの極意**　じょうずに行動をシェイピングするには，① 最終目標とする行動を具体的に決める，② 最終目標に関係があっていまでできるスタート地点になる行動を選ぶ，③ スタート地点から最終ゴールをつなぐ中間点の行動を細かく設定する，④ それぞれの行動を即時に強化

できるような好子を選ぶ(この研究では食事)，の4点である。

　医療場面でも日常生活でも，シェイピングをじょうずに使うことによって，これまでできなかった行動を身につけることができるようになる。強度の視力障害をもつ小児は，知的な発達の点でも運動技能の発達の点でも大きなハンディキャップを背負う。水晶体摘出術後は強度の遠視となり，眼鏡やコンタクトレンズによって視力を調節する必要があるが，幼い子どもに眼鏡をかけたり，コンタクトレンズをはめたりしようとしてもいやがって激しく抵抗する場合が少なくない。

　ウォルフ Wolf, M., リズレイ Risley, T., ミーズ Mees, H.(1964)は，白内障により水晶体を摘出され，眼鏡が必要となった3歳の男児を対象にして，シェイピングの技法を使って，自分からすすんで眼鏡をかけることを教えている。また，わずか1歳の男児に対してコンタクトレンズを使う場合にもシェイピングの有効性が確かめられている(マシューズ Mathews, J. R., ホドソン Hodoson, G. D., クリスト Christ, W. B. ら，1992)。

　歯科治療は大人でも苦手な人が少なくないが，子どもならなおさらである。歯科治療の際のコンプライアンス(◯135ページ)を形成する際にもシェイピングを使うことができる(アレン Allen, K. D.とストークス Stokes, T. F., 1987)。

②その他のシェイピング

これまでみてきたシェイピングは，新しい行動のかたちそのものをつくりあげるものだった。しかし，できない行動のなかには次のようなものもある。

新しい行動
専門用語では，トポグラフィという。

● **行動の持続時間のシェイピング**　ハゴーピアン Hagopian, L. P. とトンプソン Thompson, R. H.(1999)は，嚢胞性線維症の8歳男児が，1日3回，連続20分間薬剤を噴霧吸入する際に，頭を動かしてマスクの装着をいやがったり，マスクをはずそうとしたり，看護職者をたたいたり蹴ったりして抵抗したりすることへの対処を迫られた。噴霧吸入治療に対するコンプライアンスをシェイピングすることが，この研究の目的である。

　しかし，ここでは，単にコンプライアンスという新しい行動をつくりあげるだけにとどまらず，コンプライアンスの持続時間をもシェイピングした。つまり，1回の治療は20分間続くが，はじめはもっと短時間(実際には5分)のコンプライアンスをつくりあげ，それができるようになってから，10分→15分→20分と，少しずつ時間を長くしていったのである。

● **行動の強度のシェイピング**　また，持続時間だけでなく，声の大きさといった行動の強度とよばれるものもシェイピングできる(ジャクソン Jackson, D. A.とワラス Wallace, R. F., 1974)。

行動の次元
トポグラフィ，持続時間，強度は行動の次元とよばれる。いわば，行動を観察したり測定したりするときの切り口である。もちろん行動の次元はこれ以外にもある。

　誰でもはじめから完璧にできるわけではない。行動のかたちにせよ，続けていられる時間にせよ，強さにせよ，できるところから始めて，だんだんと最終目標に近づけていくことが大事である。

　遠まわりのやり方のようにみえるが，4年も練習して結局できなかった自力歩行が，わずか1か月のシェイピングでできるようになったヴァレ

リーの例を考えるとよい。

③チェイニング(行動連鎖)……
10年以上も自力歩行できなかったヴァレリーが，シェイピングによって歩けるようになったのは驚くべきことであるが，足を踏み出して体重移動するという動作を左右交互に繰り返せば，どんな遠い距離でも歩くことはできる。しかし，日常生活で行う行動のなかには，そう簡単にはいかないものもある。

● **歯みがきをどう教えるか**　私たちにとっては，歯をみがくことは半分眠っていてさえできる簡単な行動だろう。しかし，小さな子どもにとって，ことはそれほど簡単ではない。なぜだろうか。

歯をみがくとひとくちに言っても，その言葉が示すものは，単に手で歯ブラシを動かして実際に歯の表面をみがくという行為だけではない。水で口をすすいだり，チューブから練り歯みがきをしぼり出したりする行為をも含んでいるはずだ。つまり，歯みがきという行為は，いくつもの部分からなりたっている。そこで，歯をみがくという行為を課題分析してみよう（▶表10-3）。

人によって多少順序が入れかわることもあろうが，この課題分析の結果からわかるように，ひとくちに歯をみがくといっても，それを実行するには，実に15種類もの課題を順序よく遂行する必要があるのである。となれば，小さな子どもにとって，1人で歯をみがくのがむずかしいというのは当然だ。

それでは，1人で歯をみがけるようになるにはどうしたらよいのだろう。課題の1つひとつが個別に正しくできたからといって，歯みがきという全体の行為ができるとは限らない。個々の課題を「順序正しく」遂行できなければ歯はみがけない。そこで，個々の課題をできるようにするだけでなく，その順序をも教える必要がでてくる。つまり，個々の課題をいかにして鎖のようにつなげ，正しい順序で遂行させるかいうことが問題となる。

課題分析された細かい行動を，正しい順序で鎖のようにつなげ，行動全

表10-3　歯みがきの課題分析

1. 蛇口をひねり水道の水を出す。
2. コップに水をくむ。
3. 蛇口をひねり水道の水をとめる。
4. 歯ブラシをコップの水でぬらす。
5. 歯ブラシを置く。
6. 練り歯みがきのチューブのふたをとる。
7. 歯ブラシに練り歯みがきをしぼり出す。
8. 歯をみがく。
9. 歯ブラシを置く。
10. コップを持ち，水を口に含む。
11. 口をすすぐ。
12. 水を吐き出す。
13. タオルで口をふく。

体ができるようにすることを，専門用語で**チェイニング（行動連鎖）**という。チェイニングのチェイン chain とはまさに鎖である。チェイニングの技法は実際は3種類開発されているが，ここではそのうちの2種類について説明しよう。

●**順行チェイニング（順行連鎖化）**　「順行」とは前から後ろへ順序よくという意味である。つまり，課題分析された課題の1つひとつを前から順番につなげていく技法である。たとえば，歯みがきで最初にすることは，蛇口をひねって水を出すことであるが，はじめはまずこれを教える。1つひとつの課題そのものは，教示やモデリング，身体的誘導によって教える。これができるようになったら，次は，1番目の課題だけでなく，1番目と2番目を続けてできるように教える。歯みがきであれば，水を出すこととコップに水をくむことが続けてできるようにする。あたりまえだと思うかもしれないが，そうでもない。

　順行チェイニングでは，1番目を教えるときは，2番目以降は子どもに自力でさせる必要はない。極端にいえば，2番目以降は親が全部やってあげてもよい。1番目と2番目をつなぐときには，3番目以降は親が手伝ってしまってよい。1〜3番目をつなぐときには，4番目以降は親がやってしまう。これを最後の課題まで根気よく順に進めていく。

●**逆行チェイニング（逆行連鎖化）**　逆行は順行の逆であるから，後ろから前へと逆方向にチェイニングを進めていくことである。しかし，これはビデオの巻き戻しのように，15番目をやってから14番目をするというわけではないのはもちろんだ。そんなことをしたら，歯はみがけないではないか。

　逆行チェイニングでは，まず15番目を1人でさせる。歯みがきの場合なら，タオルで口のまわりや手をふく。それでは1〜14番目はどうするのか。

　口や手がぬれてもいないのにタオルでふく必要はないのだから，実は1〜14番目の課題は親が手伝ってやってしまうのである。自力でさせる必要はない。コップに水も入れてあげ，歯ブラシに練り歯みがきもつけてあげ，歯ブラシで歯もみがいてあげる。そして，最後のしめである，15番目の行動だけを自力でさせる。それでは，1〜14番目を親がしてあげたあと，15番目が自発的にできるようになったら次はどうするか。もちろん，1〜13番目を親が手伝い，13番目が終了次第，14番目と15番目を自力でできるようにする。

　このようにして，最後の課題から逆順で各課題を鎖のようにつなげていき，最終的には，1〜15番目を1人でできるようにするのが逆行チェイニングである。

④**なぜ逆行チェイニングを使うのか**……　行動が複雑でいくつもの課題からなりたっているとき，前から順序よく教えていく順行チェイニングのほうが自然で理に

行動は何番目？
ここでの行動は，水を出し，コップに水をくみ，水をとめることである。歯ブラシをコップの水でぬらしてもらう（死人テスト‼）のは行動ではないから，4番目以降は行動ではない。

かなっているようにみえる。それなのに，なぜ逆行チェイニングという技法があるのだろうか。

2つのチェイニングを比べてみて，どちらがより早く新しい行動を身に付けられるようになるだろうか。もちろん，それは教える行動がなんであるかによっても違う。しかし，意外に思うだろうが，一般に逆行チェイニングのほうが早いといわれている。なぜだろうか。行動分析学の視点でその理由を考えてみよう。

● **行動は直後の状況の変化に影響される**　行動分析学的に行動の問題を考えるとき，すぐに思い出さなくてはいけないのは，行動は行動の直後の状況の変化に影響を受けるということだ。歯みがきも例外ではない。私たちは，毎日朝起きたときや夜寝る前に歯をみがく。毎食後にみがく人もいる。つまり，日常生活のなかで，歯をみがくという行動は繰り返しおこる。言いかえれば，歯をみがくという行動は強化されている。

それではその随伴性はどうなっているのだろう。ダイアグラムで考えてみる。

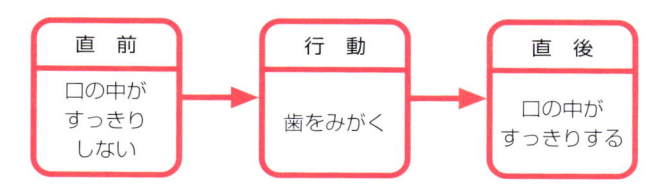

直　前	行　動	直　後
口の中が すっきり しない	歯をみがく	口の中が すっきりする

歯みがきの随伴性

もちろん，口の中がネバネバして気持ちわるい→歯をみがく→口のなかがネバネバせず気持ちわるくない，という嫌子消失の強化随伴性でも分析できる。専門的にはそのほうがよりよい。

したがって，日常生活のなかで，歯をみがくという行動（1〜15の全体）は，口のなかがすっきりするという好子出現の強化によって繰り返されていると分析できる。チェイニングによって歯みがきを習っているときにも，この好子はもちろん存在する。それでは，正確にはこの好子はどの行動を強化しているのだろうか。

● **死人テスト**　行動分析学といえば，まず，死人テスト（● 220 ページ）だ。教えはじめのころは，順行チェイニングでは，子どもが自力で行う課題ははじめのほうのいくつかだけだ。残りは親がやってくれる。子どもからすれば，歯ブラシをとってもらう，みがいてもらう，コップに水を入れてもらう，だ。ところで，これらは行動か。まさかそんなはずはない。「〜してもらう」という受け身は死人の得意技だからだ。したがって，練習の最初の段階で，子どもがする行動はただ1つ，「蛇口をひねって水を出す」だけである。

それでは，蛇口をひねって水を出す行動は「口のなかがすっきりする」という好子によって強化されるだろうか。

● **60秒ルール**　次に思い出すべきは，60秒ルールだ。蛇口をひねって水を出してから，途中親にいろいろしてもらって歯みがきがすべて終わり，口の中がすっきりするまで，とても60秒ではすまない。少なくとも筆者は，歯は上下表裏を左中右の3か所に分け，それぞれ12回ずつ，合計3分間

みがかなくてはいけないと子どものころに教わり，いまでもそれを励行している。したがって，みがくだけで3分もかかるとしたら，60秒ルールから考えて，順行チェイニングにおいては，口の中がすっきりするという好子は，少なくとも習いたてのころは，子どもの行動を強化しえない。

　しかし，逆行チェイニングでは事情が違う。逆行チェイニングでは，課題の最初のほうは親にしてもらう（したがってこれらは行動ではない）が，最後の行動だけはつねに自分がする。親に歯をみがいてもらっても，最後の口のまわりの水気をタオルでふくことは，つねに自分でする。受け身ではない。だからりっぱな行動だ。そして，すべてが終わり，その瞬間に「ああ，気持ちよかった」となる。3分後ではない。つまり，死人テストの観点からも，60秒ルールの観点からも，最後のしめの行動が一貫して強化される。「口のなかがすっきりして気持ちよい」という自然の好子が，練習の間でさえ，つねに行動を強化しうるのである。

❸ 随伴性を設定する

　やり方を知らなければ知識を授ければよい。できなければ練習して技術を身につければよい。それでは知識と技術があれば，万事解決となるだろうか。

●**知識だけでは解決しない**　夏の水着に備えてシェイプアップをしようと考える。シェイプアップなんて簡単だ。栄養バランスよく，カロリーオーバーをしないような食事をし，そして，欠かさず適度な運動をすればよい。そうすれば誰だってそれなりの理想の体形を手に入れることができる。「えーっ，食事制限して，運動すればやせるんですか?!　ちっとも知りませんでした」，などと言う人はいないだろう。だから，知識不足でシェイプアップできないわけではない。

●**技術だけでは解決しない**　また，運動不足だから，せめて駅ではエスカレーターを使わずに階段を昇ろうと決心しても，エスカレーターがあればつい使ってしまう。そういう人は，階段を昇れないわけではない。階段しかないときは問題なく昇るのだから。そうすると，技術的にできないということもないはずだ。しかし，現実には多くの人がダイエットを決意しては挫折し，なかには決意だけで一向に実行に移らない人もいる。したがって，人間というものは，知識や技術があってもその行動をするとは限らないのである。

●**自然のままの随伴性にはまかせられない**　なぜ，階段を使わないのか。ダイアグラムを書いて分析してみよう。

看護実習の場で
サイコラム26の伊藤は看護学校在学中の実習に際しこの研究を行い，卒業研究としてまとめた。

随伴性はいくつある？

ここに示した随伴性は一例であって，このほかにも多くの強化や弱化の随伴性が考えられる。ほとんどの場合，行動をコントロールする随伴性は複数ある。

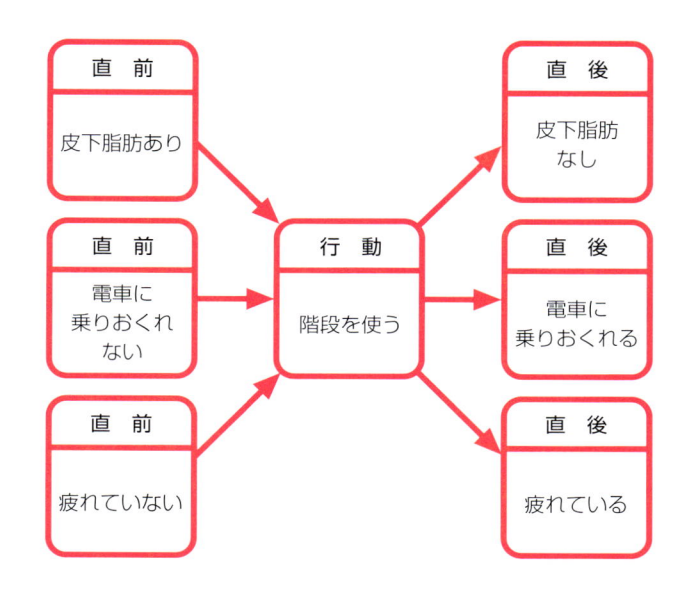

```
直前              直後
皮下脂肪あり  →           皮下脂肪なし
                    ↗
直前          行動      直後
電車に      → 階段を → 電車に
乗りおくれない  使う    乗りおくれる
                    ↘
直前              直後
疲れていない  →           疲れている
```

　階段を使えば少しは皮下脂肪は減るかも知れないが，階段を1回使ったからといって，燃焼する脂肪は限りなくゼロに近く，この嫌子消失の強化随伴性はあまり強力ではなさそうだ。一方，電車に乗りそこねたり，朝から疲れてしまったり，嫌子出現で弱化される，つまり，日常生活のなかのあるがままの随伴性のままでは，いくら決心しても階段を使わないのは，行動の法則から考えてむしろ自然なのである。

　しかし，だからといって，「ああ，私が階段を使わないのは行動の法則からみて当然なのだ」と開き直ってよいかというと，それでは問題はいつまでたっても解決しないだろう。自然のなすがままの随伴性に打ち勝つ方策を考えねばならない。

Psycolumn サイコラム 26

闘病意欲との関連

　チェイニングという技法は複雑な行動を教えるときに有効であるだけでなく，看護やリハビリテーションの領域において，闘病意欲の向上につながる技法として評価されている。伊藤(1999)は，右被殻出血の後遺症で左側片麻痺に加え観念失行となり，日常動作の遂行に不自由をきたしている63歳の男性入院患者に，この逆行チェイニングを用いて歯みがき行動を確立させたが，単に日常動作が復活しただけでなく，リハビリテーションへの意欲も復活したことを報告している。また，山崎(2001)も，理学療法で大腿部義足患者が平行棒内歩行訓練をする際にも，課題分析に基づいたチェイニングは単に目標を達成するだけでなく，単調でつらい訓練に対する練習意欲を失わせない効果的な技法であることを指摘している。

C　行動科学の医療現場での実践　249

●**人為的な随伴性を新たに設定する**　それでは，どのようにすれば自然の随伴性に打ち勝てるのだろうか。その答えを得るときにも，やはり考えるべきは随伴性である。

繰り返し述べてきたように，行動は直後の状況の変化に影響を受ける。だから，行動をかえるには，行動の直後に意図的になんらかの変化をおこせば，行動を違ったかたちにかえることができるということになる。階段を使おうと決心しても，自然のままにまかせては弱化されてしまうのならば，なにか意図的に強力な好子を随伴させて，階段を使うという行動を強化すればよい。

減量中だというのに甘いケーキをやめられない。やめられないということは，ケーキを食べる行動が強力な好子で強化されているわけだから，これを弱化するような随伴性を意図的に考えればよいという理屈になる。そこに行動科学の実践が生まれる。

自然の随伴性のままにまかせていると生活に支障が生じるとき，行動の原理に基づいて，直後の状況の変化を操作することによって望ましい方向に行動を導いていくことができるのである。

①**望ましい行動を増やす場合**……　それでは，開胸術を控えた患者に対し，人為的に新たな強化随伴性を設定し，術後の肺胞虚脱による無気肺を予防するための呼吸練習を励行した，鎌倉と坂上(1996)の実験をみてみよう。

> **介入例❹**　**呼吸練習を強化する**
>
> ●被験者とセッティング：肺がんあるいは食道がんの手術を目的として入院している術前の患者20名。
> ●行動の改善方法：トリフロー TRIFLO 2 という呼吸訓練装置を使って，最大吸気と吸息回数を強化する。トリフローは小型のプラスチック製の器具で，ピンポン玉のようなボールの入った容器が3つ並んでおり，管から息を吸い込むとボールが上がる。ボールが3つあるのは，吸気流速によって上がるボールの数が増え，どのくらい強く息を吸っているか，患者が一目でわかるようにするためである。この研究ではまず，トリフローの使い方に関し，次のような教示を行う。
>
> 「呼吸機能をよくするために，この器具で練習します。息を全部吐いてから，思いきり吸うとボールが上がります。専用の器具を貸し出しますのでテーブルの上に置いて練習してください。できる限り多くのボールが長い間上がっていることが大切です。一度に5回の吸息を行い，それを1セットとして，1日に4セット以上計20回以上を行うことが目標です。多く練習すると効果的です」
>
> これはトリフローによる練習を行う際の通常の教示であるが，これに加えてこの研究では以下の教示も付加し，患者自身が練習の記録を

つけるようにした。
「1回練習するたびに1枚ずつ記録カードに記入してください。記録には，練習時刻，上がったボールの位置，ボールを維持できた秒数を記入してください。秒数はストップウォッチではかってください。1日に1回看護師が確認します」

このようにして，まず練習の仕方を教えるだけで，実際に患者がどのくらい練習するかを調べてみる。

次に，呼吸練習に対して好子を出現させると，練習がどう増えるかを実験した。この研究では，患者が記録した吸息回数と吸気総量を看護師が毎日グラフにあらわし，前日より記録がのびれば「よくがんばられましたね」と言葉で患者を励ました。

●結果：20名中13名の患者が吸気総量を増加させた。

術後の回復に効果があると説明を受けても，手術を前にした不安で練習どころではなかったり，練習のためにベッドでの安静が妨げられたり，なかなか練習にふみきれない。自然のままにまかせていては，トリフローによる練習はなかなか強化されないのである。そこで，看護師の励ましや，吸気総量がのびてきたグラフの提示を人工的に付加し，練習を強化する随伴性を強力にしたのである。

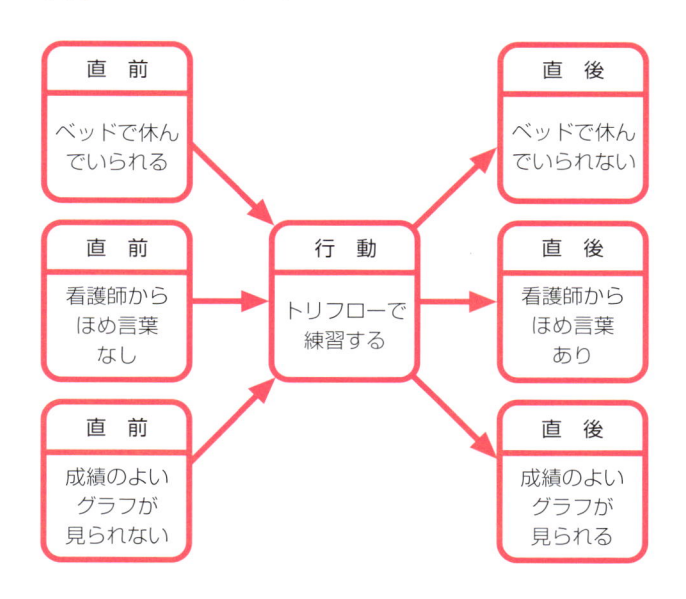

直前	行動	直後
ベッドで休んでいられる		ベッドで休んでいられない
看護師からほめ言葉なし	トリフローで練習する	看護師からほめ言葉あり
成績のよいグラフが見られない		成績のよいグラフが見られる

以上は入院患者の行動を改善した例であるが，在宅療養にあたっても，好子出現の強化で，行動を改善できる(ダプシチ＝ミウラ Dapcich-Miura, E. とハヴォー Hovell, M. F., 1979)。

> **介入例⑤　在宅療養の行動を変化させる**
>
> ●被験者とセッティング：心臓発作で入院し，その後，在宅療養をすることになった83歳の高齢男性患者。医師からは，① 適度な運動，② カリウムの摂取，③ 毎食後の服薬，を指示されているが，なかなかまもることができない。
>
> ●行動の改善方法：医師の指示の①と②を行動的翻訳し，(1) 毎食後に家の周囲を散歩をすること，(2) 毎食後にオレンジジュースをコップ1杯飲むこととした。しかし，それでも薬やオレンジジュースを飲み忘れたり，散歩をさぼりがちであった。そこで，同居の孫が実験者となり，それぞれの行動がきちんとできたら，できた行動1回につき1つのトークン（●255ページ）を与え，このトークンをためると，その数によって，夕食のメニューを患者が決めることができるようにしたり，あるいは彼の指定したレストランに家族全員で食事に行けるようにしたりすることにした。
>
> ●結果：すべての行動を毎食後かかさず行うようになった。

阻止の随伴性

この場合の強化随伴性は，阻止の随伴性とよばれるもので分析するほうがよい。阻止の随伴性に関しては，章末の推薦図書（杉山ら，1998）を参照されたい。

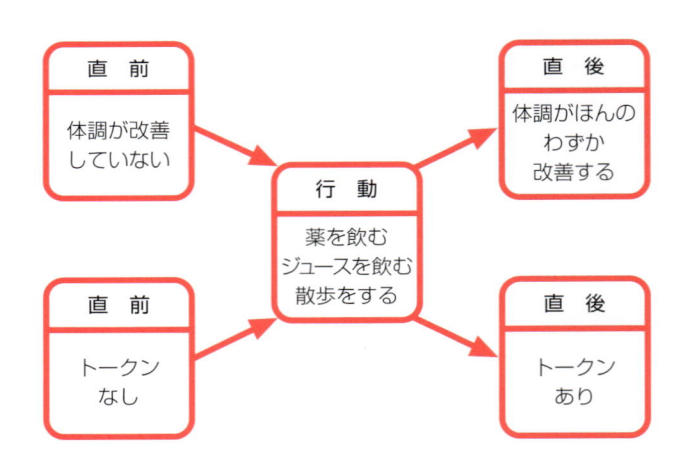

```
 直 前              直 後
体調が改善          体調がほんの
していない           わずか
                    改善する
          → 行 動 →
             薬を飲む
             ジュースを飲む
             散歩をする
 直 前              直 後
トークン            トークン
なし               あり
```

　1回散歩に出たり，ジュースを1杯飲んだからといって，体調が目にみえて回復するわけではない。この自然の随伴性にまかせていては，好子が弱すぎて行動を強化できないのである。そこで，トークン（そしてトークンと交換できる食事のメニューや家族との外食）という魅力的な好子を人工的に付加することで，行動を強化したのである。

　なお，教示を説明した際に述べたように，行動を強化する際にも，するべき行動を具体的に定義することが重要である。この研究でも，なるべくたくさんカリウムをとりましょう，とか，なるべくたくさん運動をしましょう，というのではなく，食後にオレンジジュースをコップ1杯飲むとか，食後に家のまわりを一周する，というように，するべき行動を具体的に決

めている。

トリフローの研究では看護師による励ましやグラフによるフィードバック，心臓病患者の研究ではトークンを好子として使って行動を強化した。それでは，どのようなものが好子として行動を強化できるのか，好子の種類についてみてみよう。

● **好子の種類**

①**「もの」としての好子**　食べ物とか，おもちゃなど，「もの」は好子になる。たとえば，すでにみた心臓病患者が医師の指示に従って３種類の行動を実行するとき，患者の好きな食事のメニューは好子として，３つの行動を強化した。また，トムリンソン Tomlinson, J. R.(1970)の研究では，なんら医学的問題がないにもかかわらず，排便回数が週に２回しかない３歳の男児に対し，排便後にチューインガムをあげることにより，排便回数を週６〜７回に増やすことができた。この場合のチューインガムも，「もの」としての好子である。

②**活動としての好子**　心臓病患者の例で，家族全員で食事に行くというのは活動としての好子である。薬を飲むという行動が家族で食事に行くという行動によって，強化されている。すなわち，行動はほかの行動によって強化できる。バッハラッハ Bachrach, A. J., エルヴィン Erwin, W. J., モア Mohr, J. P. ら(1965)は，神経性やせ症の女性患者に対して，食事をするという行動を，テレビ番組を見る，ラジオ番組を聞く，家族と面会できる，という好子によって強化している。日常生活のなかでも，勉強したらテレビ番組を見てもよい(勉強しないうちは見られない)という約束によって勉強する時間や回数が増えたならば，テレビ番組を見ることは好子といえる。

③**フィードバック**　行動分析学で，とくに行動を改善する実践においてフィードバックというとき，それは，行動する本人に対して，自分が現在どの程度行動しているのかについての情報を教えることをいう。すでにみた，開胸術の術前患者がトリフローを使って行った吸息回数と吸気総量を看護師がグラフに書いて見せてあげることで，それらの数値が増加した。つまり，練習を強化したのは看護師が見せたグラフである。グラフは患者の実際の行動や日々の変化についての情報であるから，フィードバックとしての好子である。

フィードバックはさまざまな医療場面で使われている。デヴリーズ DeVries, J. E., バーネット Burnett, M. M., レドモン Redmon, W. K. ら(1991)は，救急救命室に勤務する４名の看護職者のHIV感染を予防するために，医療行為に際し，必ず手袋をするという行動を強化するためにフィードバックを用いて効果を上げた。ここでは，あらかじめ決めた６つの医療場面で，それぞれの看護職者が全体の何パーセントで手袋をはめたかを記録し，それをグラフにあらわし，毎日１人ひとりに見せるというものであった。また，教示の説明の際にも紹介した皮膚がん予防の研究でも，前日に

プールに来た人の何パーセントが，サングラスや帽子，Tシャツを身につけていたかをフィードバックしている。

　フィードバックの1種に，自己記録による自己監視というものがある。これは，行動を改善するために，自分の行動を自分で測定し記録をつけることである。減量を決心し，食べたものの種類やカロリー，体重などを記録していくだけで食生活が改善されることもある。これは，自分の食べた量や体重などがフィードバックされて行動が改善されたと考えられる。

　④**社会的な好子**　社会的な好子は，他者との社会的な関係によって与えられる好子である。たとえば，誰かにほめられたり，認めてもらったり，励まされたり，笑顔で応対されたり，やさしく身体に触れられたりすることで，これは人間にとって強力な好子となる。開胸術前患者の呼吸練習でも，看護師は単に前日のグラフを見せるだけでなく，前日より吸気総量が増えていれば「よくがんばられましたね」と患者を励ました。これも社会的好子の例である。社会的好子はこれまでのさまざまな行動の改善に使われてきた。脳卒中の後遺症で半身不随になったうえ，言語にも障害が出た60歳の男性患者が，妻との会話の量と質を強化するためにも社会的好子

Psycolumn 27 サイコラム

トークンの利点

　なぜトークンが好子として使われるようになったのだろうか。理由の1つは60秒ルールに関係がある。行動を強化するには，行動の直後60秒以内に好子が出現する必要がある。しかし，"もの"としての好子や，活動としての好子を，行動の直後60秒以内に与えることはむずかしい。心臓病患者は毎食後に薬を飲むわけだが，薬を飲んだ直後60秒以内に，家族と食事に行くわけにはいかない。なぜなら，食事はすんだばかりなのだから。しかし，トークンなら，薬を飲んだ直後に渡すことはできる。

　2つ目の理由は，専門用語で飽和化とよばれる現象に関係がある。行動の直後に同じ好子が繰り返し出現しつづけると，その好子が行動を強化する力は弱まっていく。いくら好きなものでもあきてしまうわけだ。しかし，トークンをためて交換できるほんとうの好子をいろいろ用意しておけば，目先がかわってあきることがない。飽和化がおこりにくいわけである。

　3つ目の理由は，経済的な問題だ。薬を1回飲むたびに家族で外食するのは経費がかさむ。しかし，トークンを使い，トークンを何枚かためないと大きな好子が手にはいらないようにすれば，そういうこともない。トークンとほんとうの好子との交換比率をじょうずに調節すれば，経済的に無理のない範囲で行動を強化できるのである。

　実際にトークンを好子に使って行動を改善する際には，さまざまなかたちのトークンが考えられる。色のついたプラスチックでできた小さな板がトークンとして市販されており，行動分析の本格的な研究で使われることもあるが，わざわざそのようなものを使わなくても，工夫した手製のものでことは足りる。

は有効であった(グリーン Green, G. R., リンスク Linsk, N. L., ピンクストン Pinkston, E. M., 1986)。ここでは，自分から積極的に妻に話しかけたり，妻からの言葉かけに適切に応答できたりしたときに，妻が笑顔を見せ，やさしく肩や身体に触れたところ，夫婦間のコミュニケーションが復活した。

⑤**トークン**　さて，先の心臓病患者が薬を飲んだり，散歩をしたり，オレンジジュースを飲んだりするたびに，1つずつもらったのが，このトークン token である。トークンは辞書をひくと「代用貨幣」と書いてあるが，それではなんのことかよくわからない。貨幣つまりお金のかわりになるものとはいったいなんなのか。お金はそれ自体に価値があるのではなくて，なんらかの価値あるものと交換できるところにその価値がある。トークンもちょうどお金のように，いろいろな種類の価値あるものと交換できる。心臓病患者のコンプライアンスの研究では，トークンをためると食事のメニューを決める権利を得たり，家族と食事に行けたりする。

また，ペトリー Petry, N. M., ビコー Bickel, W. K., ツァニス Tzanis, E. ら(1998)は，治療クリニックに来るヘロインの依存患者の言葉づかいがあまりにひどく，ろくにあいさつもしないことに悩んでいた。よりよい治療のためには，医療従事者と患者との人間関係をよくすることも必要である。

そこで，きちんとあいさつをしたり，相手が気分をよくする話しかけ(「すてきなジャケットを着ていますね」とか，「このクリニックの先生方はすばらしいですね」など)をしたりした場合にステッカーを渡し，裏に患者の名前を書き，抽選箱として使う丸い容器の中に入れることにした。そして月・水・金曜日の週3回，箱から1枚のステッカーを引き，あたった患者は25ドルの現金をもらえるようにしたところ，きちんとしたあいさつや感じのよい発言が強化された。この場合ステッカーは，25ドルと交換できるトークンといえる。

以上みてきたように，やるべきことを十分にしないために，行動を増やす必要があるとき，好子をじょうずに使って行動を強化することができる。

②行動を減らす必要のあるとき　……　改善すべき行動には減らす，またはやめるべき行動もある。行動分析学では行動を減少させるための技法としてさまざまのものが考えられているが，ここでは代表的な2種類，すなわち，嫌子出現の弱化と消去について概説する。

ⓐ 嫌子出現の弱化

反芻症は食後しばらくして，吐きけを伴わず胃内容物の一部を反射的あるいは意図的に口腔内に逆流し，再び咀嚼嚥下するか吐出する，一種の胃の運動機能異常である。原因は不明で器質的疾患がある場合は少なく，消化器心身症の1つと考えられ，心身医学的な治療も行われている。乳児が母乳やミルクの吐出を繰り返すと，栄養失調症や脱水症を引きおこし，抵抗力が低下するなど，生命の危険を伴う。

次に紹介するものは，生後6か月の反芻症の女児の命を，弱化の随伴性

お金には価値はない?

事実，1万円札は文字や図柄が紙に印刷されたもので，その印刷された紙そのものには価値はない。1万円札に価値があるのは，1万円札があれば，洋服や本やCDを買えたり，映画を見たりできるからである。

によって救ったサジュワジュ Sajwaj, T., リベット Libet, J., アグラス Agras, S. (1974) の研究である。

> **介入例❻　ミルクの吐出をやめさせる**
>
> ●被験者とセッティング：器質的疾患はないがミルクの吐出を繰り返し、出生時より体重減少、緊急入院した生後6か月の女児。
> ●行動の改善方法：この乳児の様子をよく観察すると、ミルクを飲み終わってしばらくすると、口を開け、舌を前後に激しく動かす。ほどなくしてミルクがのどの奥まで逆流し、吐出する。ミルクの吐出を防ぐには、激しい舌の動きをとめる必要がある。そこで、糖分無添加のすっぱいレモン汁を用意し、病棟スタッフはこの乳児が舌を動かした瞬間に、医療用のスポイトを使って、5～10 cc のレモン汁を舌の上に流すことを、繰り返した。
> ●結果：舌を動かす行動はレモン汁治療開始とともに激減し、8週間後には退院、体重も徐々に増え、その後、通院により経過観察を行い、身体的な発育や知的な発達の検査を続けたが、退院10か月後にはほとんど正常な発育状況にあることがわかった（▶図10-2）。

それでは、舌を動かしミルクを吐出する行動がなぜ減少したのかを、ダイアグラムによってみてみよう。

ベースライン
介入を行う前の行動の頻度や強度。行動を改善する実験を行うときは、はじめにベースラインを測定するのが鉄則である。

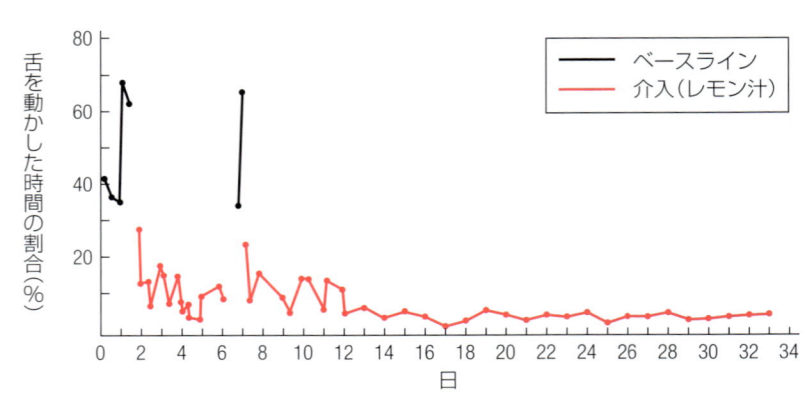

ミルクを与えたあとの20分間のうち、舌を動かしていた時間の割合を示したグラフである。ベースライン（レモン汁を与えないとき）では40～70%であるのに対し、介入（レモン汁を与えたとき）によって時間は激減している。

(Sajwaj, T., Libet, J. and Agras, S.：Lemon-juice therapy：The control of life-threatening rumination in a six-month-old-infant. *Journal of Applied Behavior Analysis* 7：560 より作成)

図10-2　レモン汁の出現による舌を動かす行動の変化

> **もう1つの可能性**
> 舌を動かし，ミルクを吐く行動は，注目を好子とする強化随伴性で維持されている可能性がある。

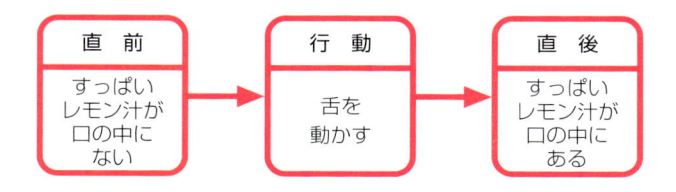

直前	行動	直後
すっぱいレモン汁が口の中にない	舌を動かす	すっぱいレモン汁が口の中にある

　舌を動かす行動が，すっぱいレモン汁という嫌子の出現によって弱化されたのである。

　嫌子出現の弱化の原理を応用して，不適切な行動をなくした研究には，このほか，歯ぎしり（ブロント Blount, R. L., ドラブマン Drabman, R. S., ウィルソン Wilson, N. ら，1982），あるいはくしゃみ（クシュナー Kushner, M., 1968）など多数ある。

ⓑ 好子消失の弱化

　好子消失の弱化の原理を応用して，やめさせたい行動を減少させることができる。それでは次に，ビグロー Bigelow, G., リーブソン Liebson, I., グリフィス Griffiths, R. ら（1974）の行った，アルコール依存症患者を対象とした例をみてみよう。

介入例❼　アルコール依存症患者の飲酒を抑える

● 被験者とセッティング：入院歴のあるアルコール依存症の男性患者10名。

● 行動の改善方法：アルコールをオレンジジュースで割った飲料を用意し，午前7時から午後11時までの時間内であれば，病棟スタッフに注文し，娯楽室内で自由に飲めるようになっている（ただし，被験者ごとに上限が決まっている）。娯楽室内では，読書，喫煙，スタッフやほかの患者とのおしゃべり，レクリエーションなどの社会的活動ができる。まず，自由に摂取できるときに，各被験者がどのくらいこのアルコール飲料を飲むのかチェックする。その後，アルコールを注文した場合には，娯楽室内ではなく，そこから離れた所に設置された，カーテンと壁でしきられた，狭い隔離されたブースに入れられ，アルコールはそこで飲まなくてはならないようにした。

● 結果：すべての被験者において，ブースで隔離されると，アルコールの注文が著しく減少した。

注）現在は，アルコール依存症者の飲酒は絶対禁忌である。

　アルコールの注文（そして摂取）が減少したのはなぜか，ダイアグラムで書いてみよう。

C　行動科学の医療現場での実践 ● 257

タイムアウト

これはタイムアウトといわれる行動改善の技法で，行動を減らす際にきわめて効果的だといわれている。タイムアウトの詳細は，章末の推薦図書（杉山ら, 1998）を参照されたい。

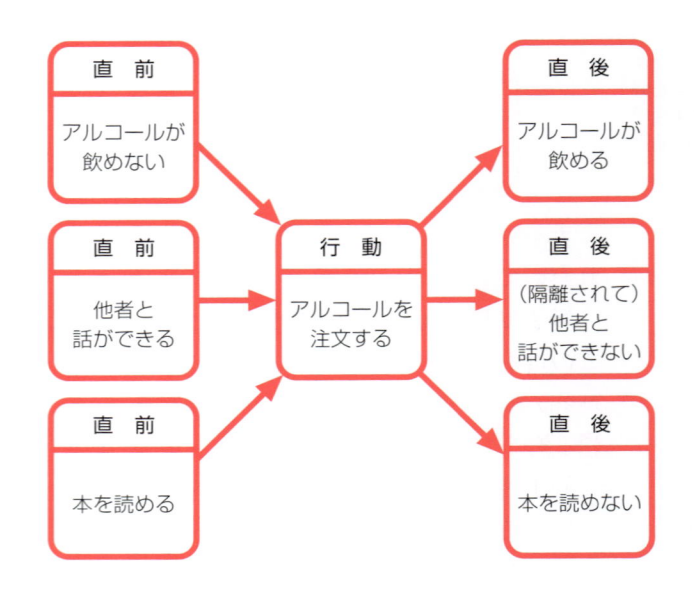

```
直前              　　　　　　　　　　　　　　　直後
アルコールが　　　　　　　　　　　　　　　　　アルコールが
飲めない　　　　　　　　　　　　　　　　　　　飲める

直前　　　　　　　　　行動　　　　　　　　　　直後
他者と　　　　　　　　アルコールを　　　　　　（隔離されて）
話ができる　　　　　　注文する　　　　　　　　他者と
　　　　　　　　　　　　　　　　　　　　　　　話ができない

直前　　　　　　　　　　　　　　　　　　　　　直後
本を読める　　　　　　　　　　　　　　　　　　本を読めない
```

　アルコールを注文すれば，その好きなアルコールが飲める。つまりアルコールを注文する行動は，好きなアルコールが手に入るという好子によって強化されている。しかし，アルコールを注文すると，他者から隔離されてしまうという，好子消失の弱化随伴性が，アルコールの注文を激減させたのである。

● 消去

　望ましくない行動が頻回におこるとき，それをただちに弱化する前に，なぜその行動が繰り返しおこるのかについて，考えてみる必要があるかもしれない。

アイヨンとマイケル

これが，行動分析学で発見された行動の原理を応用して問題ある行動を解決した，最初の研究例である。

　アイヨン Ayllon, T. とマイケル Michael, J.(1959)が，精神科の病棟で行った次の研究をみてみよう。

> **介入例❽ ナースステーションにやって来る患者**
>
> ● 被験者とセッティング：精神科病棟に入院している女性患者。2年間にわたり，用もないのに1日に16回もナースステーションに入ってくる。この患者がナースステーションに入ってくると，看護師が患者のほうに視線を向け，病棟に戻るように促し，最後に，手を引くか背中を押して病棟まで連れ戻さねばならない。看護師たちは，「どうせあの患者は自分たちがなにを言っても理解できないので，言うだけむだだ」と嘆き，自分たちが耐えるしかないとあきらめ，患者が入ってくるたびに誰かが病棟まで連れ戻すことを，2年間にわたり繰り返していた。
>
> ● 行動の改善方法：いくらナースステーションに入ってきても，いっさいの対応をやめた。入ってきても気づかぬふりをしつづけるという

ことである。
- **結果**：看護師が対応をかえてから，用もないのにナースステーションに入ってくる回数は日ごとに減り，7週目には，1日に2回となった。

「なんてかわいそう！」「患者に対応しないなど，看護師としてあるまじき行為だ」とおこりだす方もいるのではなかろうか。一方で，2年間にわたり悩みつづけた問題が，このように簡単なことであっけなく解決するなど，信じられないという方もいるだろう。しかし，事実は事実である。看護師の対応の仕方で患者の行動は劇的にかわったのである。それでは，なぜ行動がかわったのか，例によって行動随伴性に従ってみていこう。

- **分析：なぜ，ナースステーション通いをしたのか** 患者が1日に16回もナースステーションに入るということは，行動が強化されている状態である。それでは，どのような随伴性によって，この行動は強化されているのだろうか。行動が強化されているからには，行動の直後になにか好子が出現しているに違いない。それでは，この患者がナースステーションに入ってくると，どのような状況の変化がおこったか。看護師が患者のほうに視線を向け，病棟に戻るように促し，最後に，手を引くか背中を押して病棟まで連れ戻すことである。さて，この状況をダイアグラムで書くとどうなるだろう。

> **看護師の注目とは？**
> 具体的には患者の入室に気づき，声をかけ，病棟に連れ戻すことである。

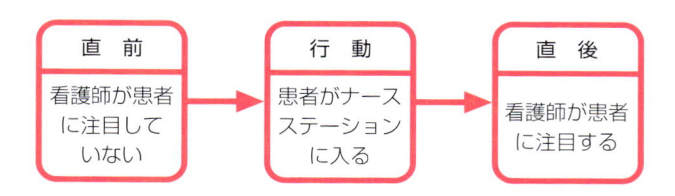

直 前	行 動	直 後
看護師が患者に注目していない	患者がナースステーションに入る	看護師が患者に注目する

行動の原理によって考えると，看護師からの注目が好子になって，ナースステーションに入ることが強化されていたと推測される。つまり，2年間もこの問題に悩まされ，患者の疾病に原因があると思い込んでいた看護師たちであったが，原因は実は当の看護師の対応にあった可能性が高い。

- **対策：好子の出現をやめる** それでは，看護師が対応の仕方をかえることで，この問題がなぜ解決したのか。行動がなぜかわったのかを考えるにも，いつものようにダイアグラムが役にたつ。それでは，看護師の新しい対応をダイアグラムに書いてみよう。

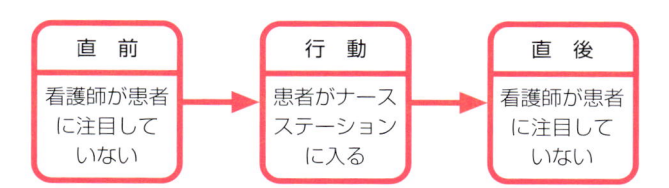

直 前	行 動	直 後
看護師が患者に注目していない	患者がナースステーションに入る	看護師が患者に注目していない

このダイアグラムは，一目見てこれまでのものと違う。直前と直後が対称的ではない。直前と直後はまったく同じだ。つまり，行動をしても状況が変化していない。そして，行動は減少した。

　これは次のように説明がつく。これまでナースステーション通いが強化されていたのは，直後に好子が出現したからだ。だから，ナースステーションに来ても，もう好子が得られなくなると，行動は強化されない，つまり，しなくなってしまうと。

　これは，専門用語で消去とよばれる行動改善の技法である。消去とは，なにかを消し去ることだ。それではなにを消し去るのか。消し去るものは，これまでの強化随伴性であり，行動である。これまで出現していた好子がもう出てこなくなると，行動もなくなる。

> 消去：
> これまでの強化随伴性がなくなること。
> その結果，行動もなくなる。

赤ちゃんが泣く理由
もちろん，このように，お腹がすいたような場合に泣くことも，強化随伴性で維持されている。

● **その他の例：赤ちゃんの夜泣きを治す**　消去を使って，行動改善した有名な研究に，赤ちゃんの夜泣きがある。医学的になんの異常もないにもかかわらず，夜寝かしつけようと，ベッドに入れたとたんに毎回泣きだす赤ちゃんがいる。赤ちゃんはお腹がすいたり，のどが渇いたり，おむつがぬれたり，どこかが痛かったりすれば泣くのはもちろんであるが，この場合はそういった特定の理由なく，泣く場合である。毎日寝かしつけるたびに泣くのだから，行動は強化されているといってよい。行動が強化されている原因はどこにあるのだろうか。

　行動の原因は，行動の直後の状況の変化にあるというのが行動分析学の考え方だ。それでは，泣いたら，その後，どのような状況の変化がおこるのだろうか。

　どこの家庭でもそうであろうが，赤ちゃんが泣きだせば，周囲の人は反射的に注意を向け，泣きやませようと抱き上げたり，あやしたりする。親ならばなおさらである。これをダイアグラムに書くと次のようになる。

ここでの注目とは？
この場合の注目とは，抱いたり，あやしたり，子守歌を歌ったり，添い寝をしたりすることである。

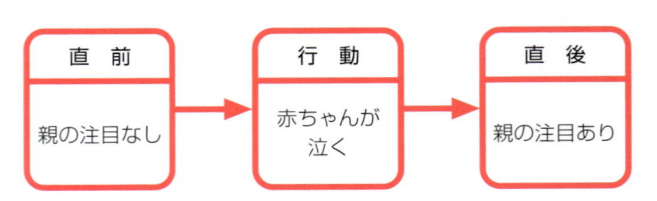

直　前	行　動	直　後
親の注目なし	赤ちゃんが泣く	親の注目あり

　それでは，どのようにすれば泣くことをやめさせられるだろうか。泣くことを強化する原因となる好子をとめればよい。

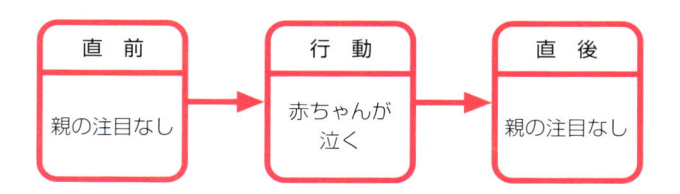

直　前	行　動	直　後
親の注目なし	赤ちゃんが泣く	親の注目なし

　ナースステーションの場合と同じように，この場合も実際に親がしたことは，いくら赤ちゃんが泣いてもけっしてあやしたり，抱き上げたりしないということである。その結果，短期間のうちに夜泣きはおさまった。(ウィリアムス Williams, C. D., 1969)。

　このほか，精神科に入院中の患者の，妄想的な発言をおさえる場合(アイヨンとマイケル，1959)，7歳男児の喘息の発作を改善する場合(ナイズワース Neithworth, J. T. とムーアー Moore, F., 1972)なども，消去を使って解決できることが研究されている。

③**分化強化という考え方** ……　さて，以上2つの研究をどう思われただろうか。筆者がこの研究を学校の授業中に紹介すると，「かわいそう！」と非難する学生が必ずいる。患者がナースステーションに入ってくるのは，きっとなにか欲求があるからだ。精神科の患者だから，それをうまく表現できないのかもしれない。それを理解してあげてこそ看護だ，というわけである。

　一方で，2年間も悩まされていた問題を，わずかの期間で解決できるならば，自分が将来同じような問題に直面したときには，ぜひ使ってみたい，という学生もいる。赤ちゃんの夜泣きにしても同じである。どちらの意見も正しい。

　これまで行動を改善するいくつかの技法について述べてきたが，最後にここで，行動を改善する際，とくに問題ある行動をやめさせる場合に大切なことを考えてみたい。

●**不適切な行動をなくすだけではいけない**　行動を改善するということの本質は，その場でとるべき，より適切な行動を教え，身につけるということにある。これまでしなかった行動を強化の原理を使って教える場合，その目的は直接達成されている。開胸術前の患者がフィードバックや励ましによって呼吸練習をするようになったり，薬を飲み忘れがちな心臓病患者がトークンによって毎食後薬をきちんと飲むようになったりするのは，まさに適切な行動を身につけたことにほかならない。

　しかし，患者がナースステーションに入ってこなくなったり，赤ちゃんが夜泣きをしなくなったりした例はどうだろう。そこでは，不適切な行動をなくしただけで，なにが適切な行動かを教えているわけではない。入院している患者が病棟にいるとき，どのように時間を過ごせばよいかはなにも教えていないのである。

　不適切な行動を弱化したり消去したりすることは問題を解決するうえで大切なことであるが，もっと大切なことは，そのかわりになにをすべきだっ

たのかを教えることである。

●**分化強化**　このようなとき，分化強化という考え方が重要となる。ナースステーションの問題でも，ナースステーションへのまねかれざる訪問を消去することだけが解決ではない。もっと大切なのは，この患者の病棟での時間の過ごし方を教えることである。

　病棟で1人でできることには，本を読む，テレビ番組を見る，手紙を書く，散歩をする，ほかの患者と話をするなど，たくさんある。では，この患者がこれらのことをしていたときには，看護師はどういう対応をしていたのだろうか。

　アイヨンとマイケルの論文はそこまでは言及していないし，筆者自身はもちろん現場に立ち会っていたわけではないので，正確なところはわからない。しかし，想像はつく。

　周囲の人が自分に迷惑をかける行為を繰り返し，注意をしても一向にやめてくれないとき，人間というものは一般にどういう反応をするであろうか。やめてほしい行動には目くじらをたて，注意をしたりお願いをしたり，なんとかしてこれをやめさせようとする。ところが，その人がする望ましい行動に対しては，注意をはらわず，かかわりを避けようとさえする。

　この患者が病室で静かに本を読んだり，テレビ番組を見ていたりするところに通りかかった看護師は，「○○さんは静かに本を読んでいるわ。ナースステーションに来なくてたすかった」と，足早に通り過ぎるのではなかろうか。うっかり目が合いでもしたら，また，ナースステーションに来てしまうのではなかろうかと思いながら。

　これをダイアグラムに書くと次のようになる。

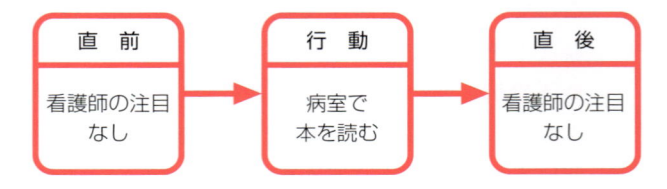

直前	行動	直後
看護師の注目なし	病室で本を読む	看護師の注目なし

　これは消去のダイアグラムそのものである。つまり，看護師は無意識のうちに，患者の望ましい行動を消去してしまっているのである。そこですべきほんとうの行動改善とは，以下のようになる。ダイアグラムでみてみよう。

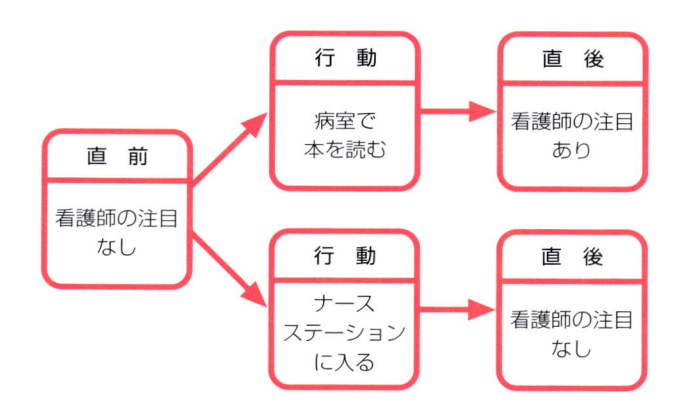

```
  直前              行動              直後
              ┌─ 病室で        看護師の注目
  看護師の注目 ─┤  本を読む  →   あり
  なし         │
              └─ ナース        看護師の注目
                 ステーション →  なし
                 に入る
```

　もちろん、強化すべきは本を読むことだけでなく、テレビ番組を見る、散歩をするなど、望ましい行動のすべてである。本を読んでいたり、散歩をしたりしているのを見かけたら、忙しい足を少しとめて、ほんのひとこと声かけをする。つまり、これまで無意識のうちに見逃していた望ましい行動を意識的に強化することと、不適切なナースステーション通いを積極的に無視することを同時にするのである。

　このように、ある人が行う行動を、ある基準によって分け、一方を強化し、他方を消去することを、**分化強化**という。

> 分化強化：
> ある人の行動をある基準に従って2つに分け、一方を強化し、他方を消去すること。

　分化強化をするには、強化すべき行動と消去すべき行動とを、患者の身になってはっきり分けなくてはならない。なにをすればよいのか、なにをしてはいけないかを考えなければ分化強化はできない。分化強化によって、してはいけないことをやめさせるだけでなく、なにをすればよいのかを教えることができるのである。

●**社会的悪循環**　患者が用もないのにナースステーションに入ってくるので、看護師は非常に迷惑し、なんとかしてそれをやめさせようと注意したことが、かえって逆効果となり、行動を強化してしまっていた。つまり、迷惑だと憤慨する看護師が、無意識のうちに迷惑な行動を増やしていたのである。なぜこんなことになったのだろう。

　看護師が患者に注意したり、手を引いて病棟に連れ戻したりするというのも、もちろん行動である。患者が入ってくるたびに、看護師のほうでもこれを繰り返していたのだから、この看護師の行動は強化されていたことになる。それでは随伴性はどうなっているのか、ダイアグラムで書いてみよう。

C　行動科学の医療現場での実践　●263

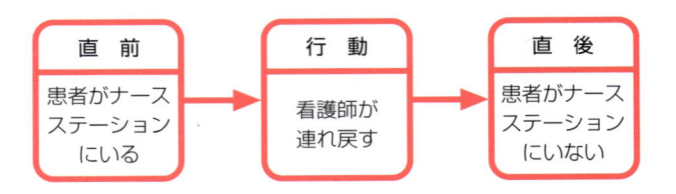

```
┌─直前─┐    ┌─行動─┐    ┌─直後─┐
│患者がナース│ → │看護師が│ → │患者がナース│
│ステーション│    │連れ戻す│    │ステーション│
│にいる   │    │    │    │にいない  │
└─────┘    └────┘    └─────┘
```

　この強化の随伴性はなにか。そう，嫌子消失の強化である。つまり，患者の行動を看護師が強化している一方で，看護師の行動を患者が強化していたのである。これをまとめて書くと●図10-3のようになる。

　患者がナースステーションに入ってくれば，看護師は声をかけたり，手を引いたりして対応する。そして患者は病室に行く。病室で本を読んでいても，看護師からの注目はない。そこで，ナースステーションに出かけていく，というように，この図の矢印の方向に循環し，同じことの繰り返しである。このように，互いに相手の行動を強化し合って，問題がいつまでたっても解決しないことを専門用語で**社会的悪循環**という。

> 社会的悪循環：
> 2人以上の人がかかわって，無意識のうちに互いに問題行動を強化し合って，問題がいつまでたっても**解決しない**こと。

　社会は1人ではなりたたない。社会的とは2人以上の人がかかわっているという意味である。悪循環とは，無意識のうちに相手の問題行動を強化し合って，いつまでたっても同じことの繰り返しで，問題が解決しない状態である。これはなにも患者と看護師との間だけに発生するものではない。すでに述べた，赤ちゃんの夜泣きの場合にも社会的悪循環はおこっている（●図10-4）。

　学生と教師，上司と部下，はたまた友だちどうしの場合でも，相手がどうも自分に迷惑な行為を繰り返し，いくら注意してもだめな場合，この社会的悪循環がおこっている可能性がある。問題を解決するには，この悪循環をたちきらなくてはいけない。そのようなとき，互いの行動がなぜ強化されるのか，冷静に随伴性を分析することによって解決策がみえてくる。

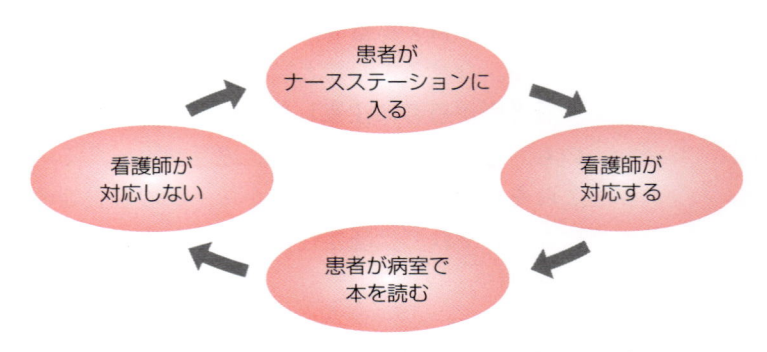

図10-3　社会的悪循環（患者と看護師の場合）

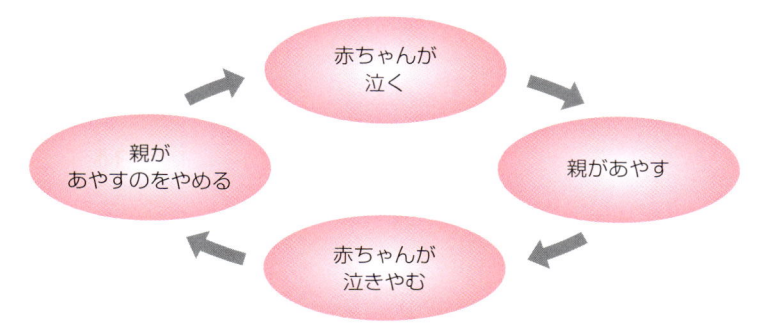

図 10-4 社会的悪循環（親子の場合）

●**最後に**　さて，本章の冒頭，行動を変化させるためのケース 11（◯ 217 ページ）に戻ろう。常田の研究で，なぜ患者はナースコールを押しつづけたのか。そして，常田がなぜ，「性格はかわらないかもしれませんが，行動はかわるんです！」と訴えたのか，ここまで読み進められた読者にはおわかりのことと思う。以下のダイアグラムを書いてみよう。

(1) 患者がナースコールを押しつづけた原因を分析しよう。

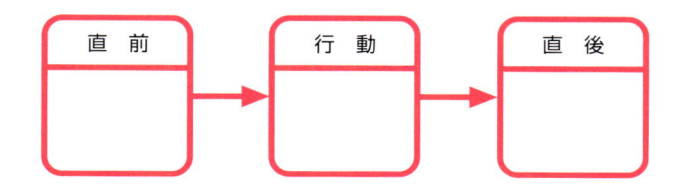

直　前	行　動	直　後

(2) この状況を社会的悪循環で説明しよう。

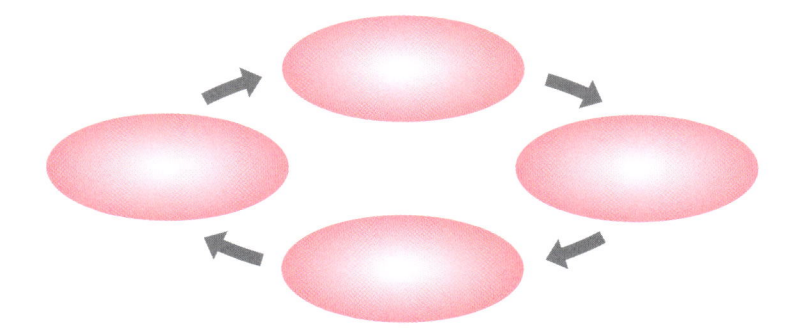

(3) この状況を改善するため，随伴性をどのようにかえればよいだろう。

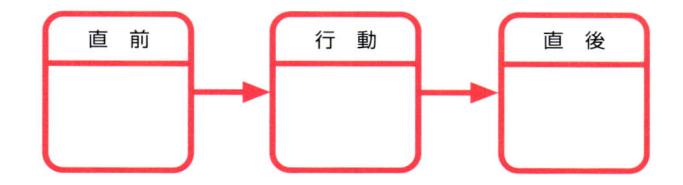

直　前	行　動	直　後

C　行動科学の医療現場での実践

4 なぜ随伴性か

さて，それでは本章の最後に，行動随伴性で行動をみることがなぜ重要なのかを説明する。

①個人攻撃のワナ……　1つには，**個人攻撃のワナ**に陥らずにすむからである。いくら頼んでも相手がこちらの思うとおりにしてくれなかったり，逆に，やめてほしい迷惑行為をやめてくれなかったりする場合，人はどういう態度にでるだろう。たとえば，治療に重要だからと，薬を忘れず飲むよう再三言い聞かせても忘れる患者に対しては，はじめのうちこそ「しかたがないなあ」と思っていても，しだいに，「あの人は忘れっぽいからどうせまた飲まないだろう」と突き放すようになる。断わっても断わってもナースステーションに入ってくる患者に対しては，はじめのうちこそ，「なにか本当は言いたいことがあるのかもしれない」と同情的であっても，2年も続けば，「どうせあの人にはなにを言ってもむだよ」と腹をたてる。しかし，突き放しても，腹をたてても，問題は解決しない。これを個人攻撃のワナにはまっているという（▶図10-5）。

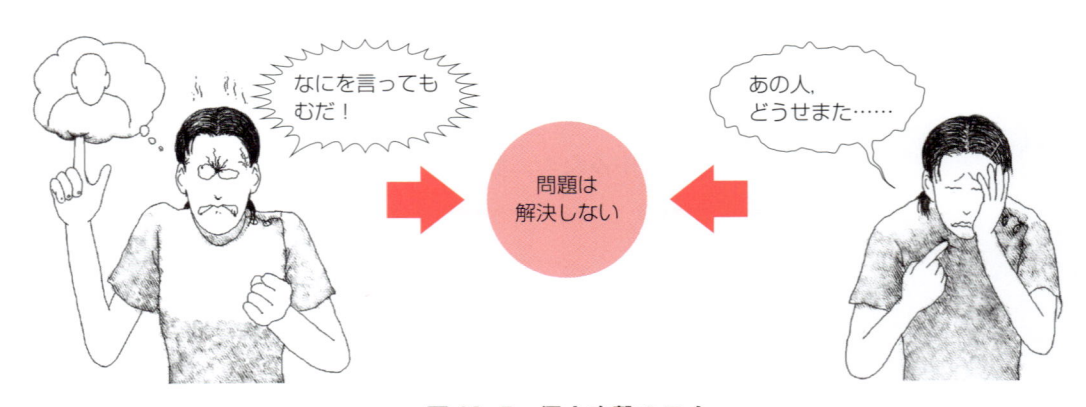

> 個人攻撃のワナ：
> 相手の行動に問題があるとき，その人を批判するだけで，問題の解決をしないこと。

随伴性で行動をみていくことで，ほんとうの原因がみえてくると同時に，解決策も見いだせることは，すでに述べた通りである。

②機能と形式という考え方……　このように，人間の行動を随伴性によって考えることは，とても大事である。次の例を考えてみよう。

●**見かけは同じでも随伴性が違う行動**　たとえば，小さな子どもが，友だちと遊んでいる。そして，相手の子のおもちゃを，無断で取り上げたとし

図10-5　個人攻撃のワナ

よう。なぜだろう。

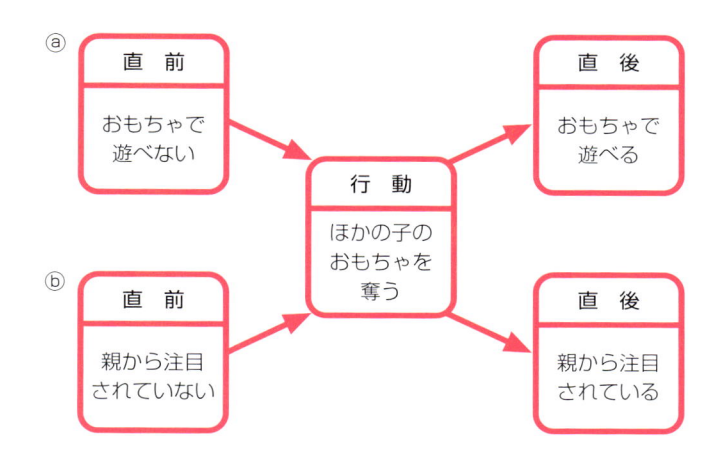

```
ⓐ  直前              直後
   おもちゃで          おもちゃで
   遊べない           遊べる
          ↘     ↗
            行動
          ほかの子の
          おもちゃを
          奪う
          ↗     ↘
ⓑ  直前              直後
   親から注目         親から注目
   されていない      されている
```

　それは，相手の子のおもちゃがほしかったからかもしれない（ⓐの行動随伴性）。しかし，ときにはおもちゃ自体に興味があるわけではなく，一緒に遊んでくれない母親の気を引くために，わざとおもちゃを奪ったのかもしれない（ⓑの行動随伴性）。どちらも強化の随伴性であるが，ⓐとⓑでは好子が違う。このように，見かけはまったく同じ行動（おもちゃを奪う）でも，随伴性の違う行動というのがある。この子どもには，友だちのおもちゃを断わりなく奪ってはいけないと教える必要があるわけだが，ⓐの場合とⓑの場合とでは，その教え方をかえる必要があるはずだ。

　また，トイレに入るときに電気をつけ忘れる人はまずいない。しかし，出る際に消し忘れる人は少なくない。つけられるのになぜ消せないのか，と叱られるのだが，行動分析学ではそれは違う。つける場合と消す場合とではまるで随伴性が違うのだ。つける場合の随伴性は次のようになる。

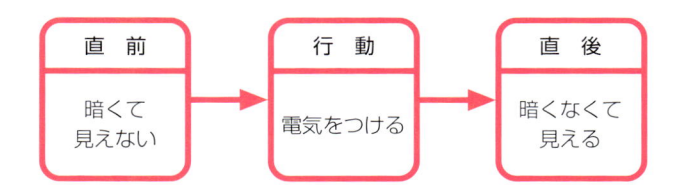

```
直前          行動         直後
暗くて    →  電気をつける  →  暗くなくて
見えない                       見える
```

　好子出現の強化随伴性だ。したがって，電気をつける行動はつねに強化されるし，小さな子どもであっても，一度スイッチのありかを教えれば，電気をつけることはすぐ覚える。しかし，消すほうはそうはいかないのである。あなたが，トイレから出るときに電気を消すのなら，その強化随伴性はどうなっているか考えてみるとよい。

　人間の行動というものは，見かけだけで判断するのではなく，行動随伴性全体で考える必要があるのである。

```
┌─────────┐    ┌─────────┐    ┌─────────┐
│  直 前  │    │  行 動  │    │  直 後  │
│         │ →  │         │ →  │         │
│    ?    │    │ 電気を消す│    │    ?    │
└─────────┘    └─────────┘    └─────────┘
```

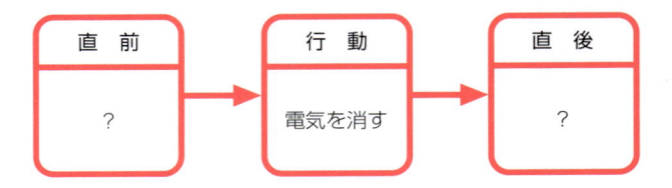

●**見かけは違っても随伴性が同じ行動**　友だちのおもちゃを黙って取ってしまう子どもに対しては，どのように対処すればよいだろうか。おもちゃが好子になっている場合は，1つには次のようなことが考えられる。

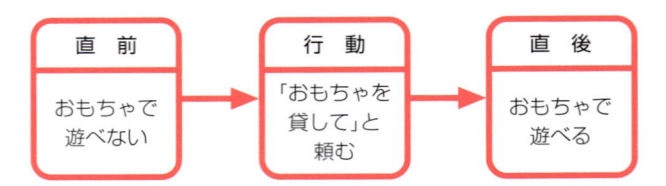

```
┌─────────┐    ┌─────────┐    ┌─────────┐
│  直 前  │    │  行 動  │    │  直 後  │
│         │    │「おもちゃを│    │         │
│ おもちゃで│ → │  貸して」と│ → │ おもちゃで│
│ 遊べない │    │   頼む   │    │ 遊べる  │
└─────────┘    └─────────┘    └─────────┘
```

　つまり，黙って友だちのおもちゃを奪い取るのではなく，「おもちゃを貸して」と，頼むことによって，おもちゃを手に入れるよう教える必要がある。
　母親の注目が好子になっている場合は，次のようになろう。

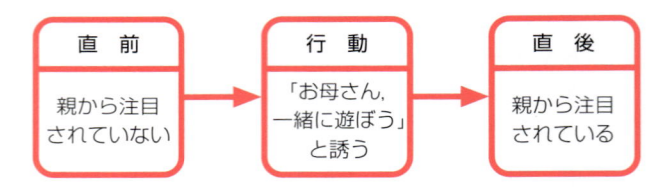

```
┌─────────┐    ┌─────────┐    ┌─────────┐
│  直 前  │    │  行 動  │    │  直 後  │
│ 親から注目│    │「お母さん，│    │ 親から注目│
│されていない│ → │一緒に遊ぼう」│ → │されている │
│         │    │  と誘う  │    │         │
└─────────┘    └─────────┘    └─────────┘
```

　友だちのおもちゃを奪う場合でも，お母さんに一緒に遊ぼうと誘う場合でも，親の注目を引くことはできる。つまり，おもちゃを奪う行動と，「僕と一緒に遊ぼう」と誘う行動とは，見かけこそまったく違うが，随伴性は同じである。
　子どもにとって，親から愛情をかけられたり，認めてもらったりすることはとても大切である。その愛情や承認という好子自体にはなんの問題もない。しかし，どのような行動に随伴して，その好子を得るのかについては，おおいに考える余地がある。おもちゃを勝手に奪う行動と，一緒に遊ぼうと誘う行動のどちらに好子を随伴すべきかは，言うまでもないだろう。
●**行動の機能と形式**　このように，行動の見かけ，つまり形式だけにとらわれてはならない。行動がどのような意味をもっているのか，その機能をもみていく必要がある。そのためには，その行動がどのような好子によって強化されているのか，随伴性をみなければならない。
　したがって，行動の問題を考えるときには，ダイアグラムの真ん中だけではなく，直前直後を含めた全体を1つの単位として考えていくことが大切なのである。

WORKS

A. ダイアグラムの正誤を考え，その理由も書いてみよう。

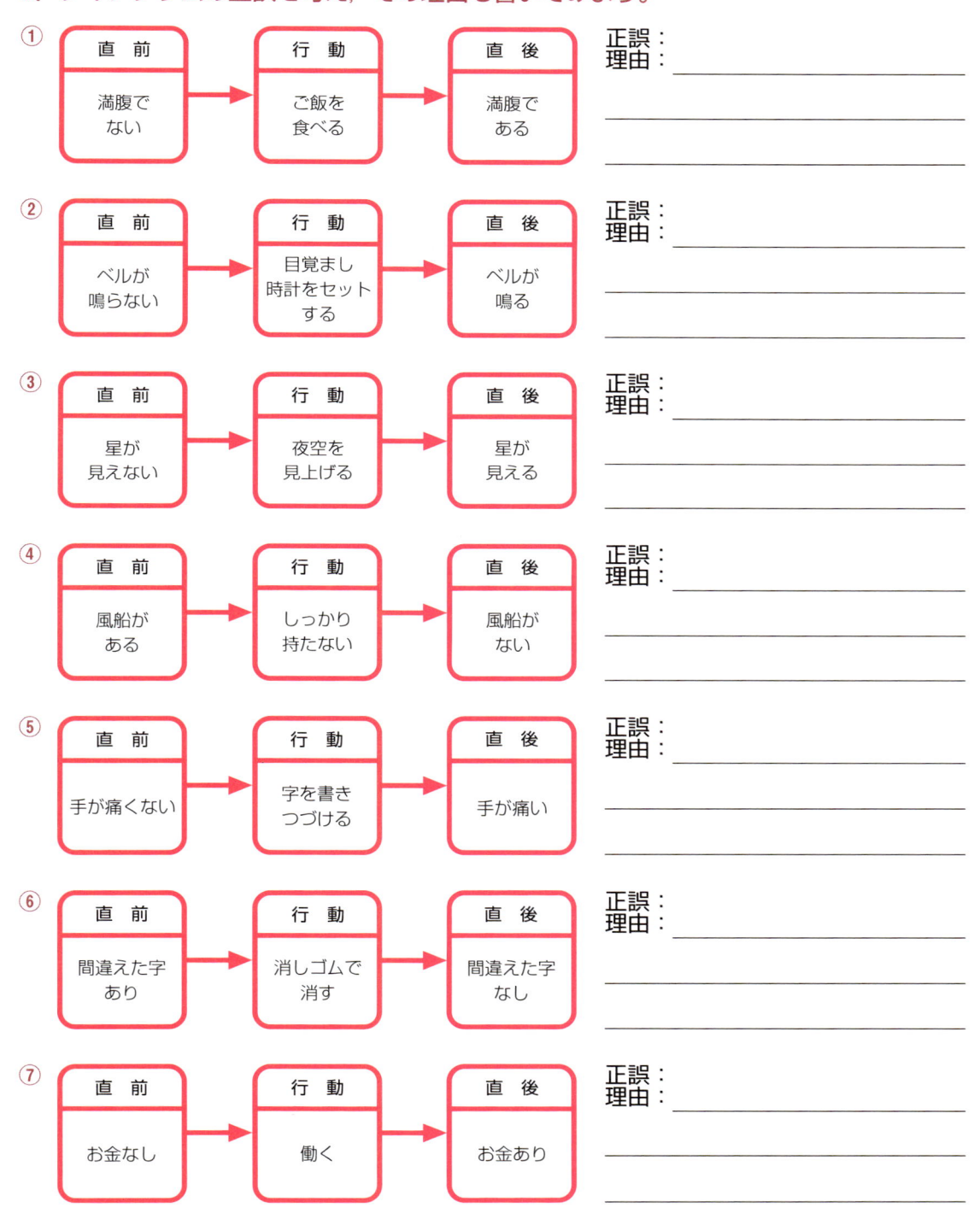

① 直前：満腹でない → 行動：ご飯を食べる → 直後：満腹である

正誤：
理由：＿＿＿＿＿＿＿＿＿＿＿＿＿＿＿＿＿
＿＿＿＿＿＿＿＿＿＿＿＿＿＿＿＿＿＿＿＿
＿＿＿＿＿＿＿＿＿＿＿＿＿＿＿＿＿＿＿＿

② 直前：ベルが鳴らない → 行動：目覚まし時計をセットする → 直後：ベルが鳴る

正誤：
理由：＿＿＿＿＿＿＿＿＿＿＿＿＿＿＿＿＿
＿＿＿＿＿＿＿＿＿＿＿＿＿＿＿＿＿＿＿＿
＿＿＿＿＿＿＿＿＿＿＿＿＿＿＿＿＿＿＿＿

③ 直前：星が見えない → 行動：夜空を見上げる → 直後：星が見える

正誤：
理由：＿＿＿＿＿＿＿＿＿＿＿＿＿＿＿＿＿
＿＿＿＿＿＿＿＿＿＿＿＿＿＿＿＿＿＿＿＿
＿＿＿＿＿＿＿＿＿＿＿＿＿＿＿＿＿＿＿＿

④ 直前：風船がある → 行動：しっかり持たない → 直後：風船がない

正誤：
理由：＿＿＿＿＿＿＿＿＿＿＿＿＿＿＿＿＿
＿＿＿＿＿＿＿＿＿＿＿＿＿＿＿＿＿＿＿＿
＿＿＿＿＿＿＿＿＿＿＿＿＿＿＿＿＿＿＿＿

⑤ 直前：手が痛くない → 行動：字を書きつづける → 直後：手が痛い

正誤：
理由：＿＿＿＿＿＿＿＿＿＿＿＿＿＿＿＿＿
＿＿＿＿＿＿＿＿＿＿＿＿＿＿＿＿＿＿＿＿
＿＿＿＿＿＿＿＿＿＿＿＿＿＿＿＿＿＿＿＿

⑥ 直前：間違えた字あり → 行動：消しゴムで消す → 直後：間違えた字なし

正誤：
理由：＿＿＿＿＿＿＿＿＿＿＿＿＿＿＿＿＿
＿＿＿＿＿＿＿＿＿＿＿＿＿＿＿＿＿＿＿＿
＿＿＿＿＿＿＿＿＿＿＿＿＿＿＿＿＿＿＿＿

⑦ 直前：お金なし → 行動：働く → 直後：お金あり

正誤：
理由：＿＿＿＿＿＿＿＿＿＿＿＿＿＿＿＿＿
＿＿＿＿＿＿＿＿＿＿＿＿＿＿＿＿＿＿＿＿
＿＿＿＿＿＿＿＿＿＿＿＿＿＿＿＿＿＿＿＿

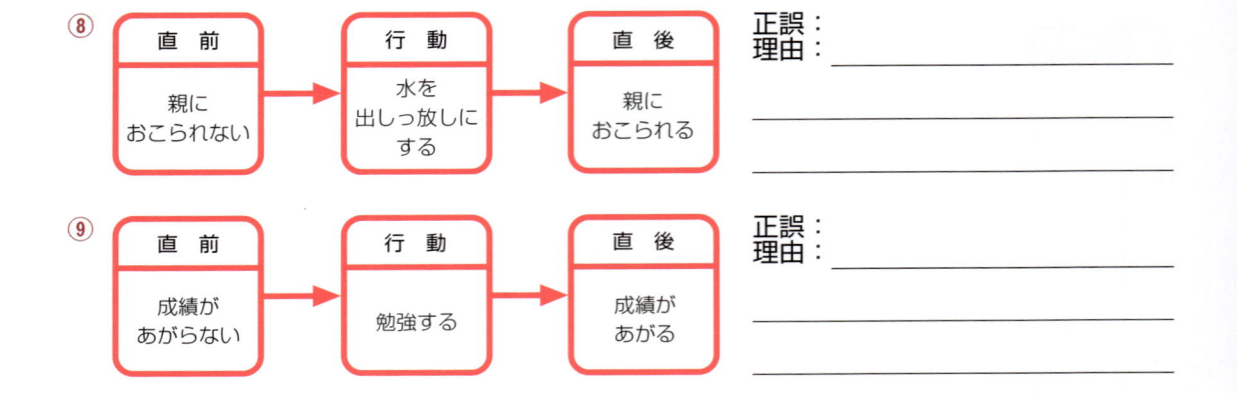

⑧
直前	→	行動	→	直後
親におこられない		水を出しっ放しにする		親におこられる

正誤：＿＿＿＿＿＿＿＿＿＿＿
理由：＿＿＿＿＿＿＿＿＿＿＿
＿＿＿＿＿＿＿＿＿＿＿＿＿＿
＿＿＿＿＿＿＿＿＿＿＿＿＿＿

⑨
直前	→	行動	→	直後
成績があがらない		勉強する		成績があがる

正誤：＿＿＿＿＿＿＿＿＿＿＿
理由：＿＿＿＿＿＿＿＿＿＿＿
＿＿＿＿＿＿＿＿＿＿＿＿＿＿
＿＿＿＿＿＿＿＿＿＿＿＿＿＿

B．エピソードをダイアグラムで分析し，随伴性がなんであるかも指摘してみよう。

① ケガをした指を無理に動かしたらすごく痛かった。以来，治るまで動かさなかった。

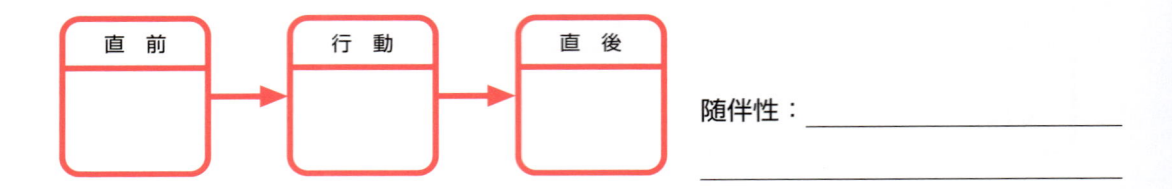

直前	→	行動	→	直後

随伴性：＿＿＿＿＿＿＿＿＿＿
＿＿＿＿＿＿＿＿＿＿＿＿＿＿

② きょうはなんとなく大学に行きたくなくて，ベッドでぐずぐずしていると，親が起こしにきた。そこで，仮病を使うと，親が信じてくれて，学校に行かずにすんだ。それ以来，この手をときどき使う。

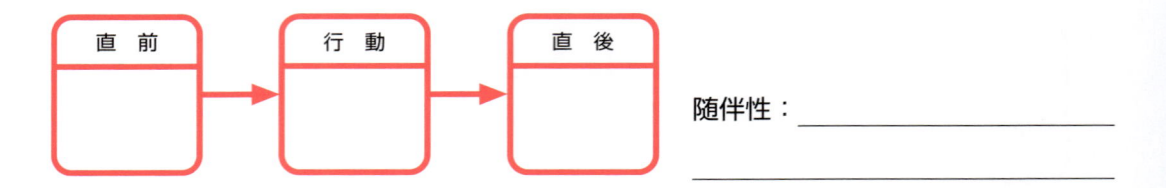

直前	→	行動	→	直後

随伴性：＿＿＿＿＿＿＿＿＿＿
＿＿＿＿＿＿＿＿＿＿＿＿＿＿

③ のどが痛いときはいつでも，のどに薬をスプレーする。

直前	→	行動	→	直後

随伴性：＿＿＿＿＿＿＿＿＿＿
＿＿＿＿＿＿＿＿＿＿＿＿＿＿

④ 時間を知りたいときは，いつでも時計を見る。

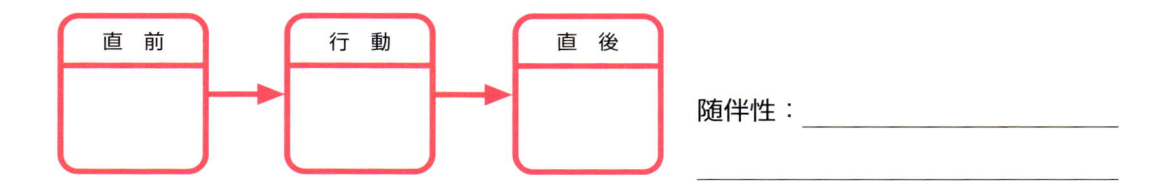

| 直　前 | → | 行　動 | → | 直　後 |

随伴性：＿＿＿＿＿＿＿＿＿＿＿＿＿＿
　　　　＿＿＿＿＿＿＿＿＿＿＿＿＿＿

⑤ わが家には門限がある。門限にまにあうには，10時には友だちと別れなくてはいけない。しかし，おしゃべりが楽しくて，なかなか，10時には友だちと別れることはできない。

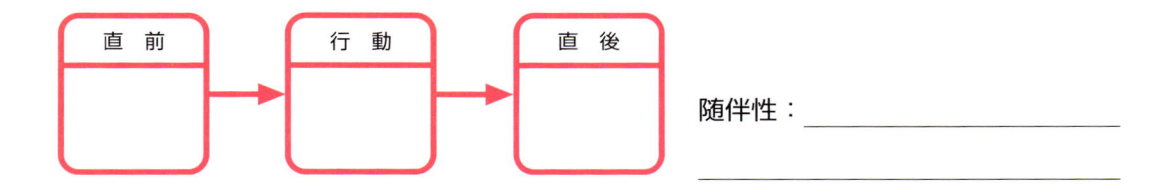

| 直　前 | → | 行　動 | → | 直　後 |

随伴性：＿＿＿＿＿＿＿＿＿＿＿＿＿＿
　　　　＿＿＿＿＿＿＿＿＿＿＿＿＿＿

[引用・参考文献]

1) Allen, K. D. and Stokes, T. F.：Use of escape and reward in the management of young children during dental treatment. *Journal of Applied Behavior Analysis*, 20：381-390, 1987.
2) Ayllon, T. and Michael, J.：The psychiatric nurse as a behavioral engineer. *Journal of Experimental Analysis of Behavior*, 2：323-334, 1959.
3) Bachrach, A. J., Erwin, W. J. and Mohr, J. P.：The control of eating in an anorexic by operant conditioning techniques. In Ullman, L. P. and Kranser, L.（eds）：*Case studies in behavior modification*. Holt, Rinehart, and Winston, 1965.
4) Bigelow, G., Liebson, I. and Griffiths, R.：Alcoholic drinking：Suppression by a brief time-out procedure. *Behavioral Research & Therapy*, 12：107-115, 1974.
5) Blount, R. L., Drabman, R. S., Wilson, N., et al.：Reducing severe diurnal bruxism in two profoundly retarded females. *Journal of Applied Behavior Analysis*, 15：565-571, 1982.
6) Bourgeois, M. S.：Enhancing conversation skills in patients with alzheimer's disease using a prosthetic memory aid. *Journal of Applied Behavior Analysis*, 23：29-42, 1990.
7) Dapcich-Miura, E. and Hovell, M. F.：Contingency management of adherence to a complex medical regimen in an elderly heart patient. *Behavior Therapy*, 10：193-201, 1979.
8) DeVries, J. E., Burnette, M. M. and Redmon, W. K.：Aids prevention；Improving nurses' compliance with globe wearing through performance feedback. *Journal of Applied Behavior Analysis*, 24：705-711, 1991.
9) Fletchner, S. W., O'Malley, M. S. and Bruce, L. A.：Physician's abilities to detect lumps in silicone breast models. *Journal of the American Medical Association*, 253：2224-2228, 1985.
10) Friman, P. C., Finney, J. W., Glasscock, S. G., et al.：Testicular self-examination：Validation of a training strategy for early cancer detection. *Journal of Applied Behavior Analysis*, 19：87-92, 1986.
11) Green, G. R., Linsk, N. L. and Pinkston, E. M.：Modification of verbal behavior of the mentally impaired elderly by their spouses. *Journal of Applied Behavior Analysis*, 19：329-336, 1986.
12) Hagopian, L. P. and Thompson, R. H.：Reinforcement of compliance with respiratory treatment in a child with cystic fibrosis. *Journal of Applied Behavior Analysis*, 32：233-236, 1999.
13) Hall, D. C., Adams, C. K., Stein, G. H., et al.：Improved detection of human breast lesions following experimental training. *Cancer*, 46：408-414, 1980.
14) Honnen, T. J. and Kleinke, C. L.：Prompting bar patrons with signs to take free condoms. *Journal of Applied Behavior Analysis*, 23：215-217, 1990.
15) Jackson, D. A. and Wallace, R. F.：The modification and Generalization of voice loudness in a fifteen-year-old retarded girl. *Journal of Applied Behavior Analysis*, 7：461-471, 1974.

16) Kushner, M.：Faradic aversive controls in clinical patients. In Neuringer, C. and Michael, J. L. (eds)：*Behavior modification in clinical psychology*. Appleton Century-Crofts, 1968.
17) Lombard, D., Neubauer, T. E., Canfield, D., et al.：Behavioral community intervention to reduce the risk of skin cancer. *Journal of Applied Behavior Analysis*, 24：677-686, 1991.
18) Martin, G. L. and Treffy, D.：Treating self-distruction and developing self-care with a severely retarded girl：A case study. *Psychological aspects of Disability*, 17：125-131, 1970.
19) Mathews, J. R., Hodoson, G. D., Crist, W. B., et al.：Teaching young children to use contact lenses. *Journal of Applied Behavior Analysis*, 25：229-235, 1992.
20) Neisworth, J. T. and Moore, F.：Operant treatment of asthmatic responding with the parent as therapist. *Behavior Therapy*, 3：95-99, 1972.
21) Petry, N. M., Bickel, W. K., Tzanis, E., et al.：A behavioral intervention for improving verbal behaviors of heroin addicts in a treatment clinic. *Journal of Applied Behavior Analysis*, 31：291-297, 1998.
22) Richman, G. S., Reiss, M. L., Bauman, K. E., et al.：Teaching menstrual care to mentally retarded women：Acquisition, generalization, and maintenance. *Journal of Applied Behavior Analysis*, 17：441-451, 1984.
23) Sajwaj, T., Libet, J. and Agras, S.：Lemon-juice therapy：The control of life-threatening rumination in a six-month-old infant. *Journal of Applied Behavior Analysis*, 7：557-563, 1974.
24) Tomlinson, J. R.：The treatment of bowel retention by operant procedures：A case study. *Journal of Behavior Therapy and Experimental Psychiatry*, 1：83-85, 1970.
25) Williams, C. D.：The elimination of tantrum behavior by extinction procedures. *Journal of Abnormal and Social Psychology*, 59：269, 1959.
26) Wolf, M., Risley, T. and Mees, H.：Application of operant conditioning procedures to the behavior problems of an autistic child. *Behavioral Research and Therapy*, 1：305-312, 1964.
27) Wong, S. E., Seroka, P. L. and Ogisi, J.：Effects of a checklist on self-assessment of blood glucose level by a memory-impaired woman with diabetes mellitus. *Journal of Applied Behavior Analysis*, 33：251-254, 2000.
28) 伊藤里香：観念失行のある患者の歯磨き行動確立へのアプローチ．常盤女子高等学校看護専攻科卒業研究，1999.
29) 鎌倉やよい・坂上貴之：手術前呼吸練習プログラム開発とその効果の検討．行動分析学研究19：2-13, 1996.
30) 常田美奈子：精神不安定な筋萎縮性側索硬化症患者の問題行動の分析と消去スケジュール．慶應義塾大学通信教育部平成3年度スクーリング「心理学」レポート，1991.
31) 山崎裕司ほか：医療・リハビリテーションにおける行動分析学：病院リハビリテーションにおける理学療法士・作業療法士の立場から．日本行動分析学会第19回年次大会発表論文集：36-37, 日本行動分析学会，2001.

［推薦図書］
1) 奥田健次：メリットの法則――行動分析学実践編．集英社，2012.
2) クーパー，J. O., ヘロン，T. E., ヒュワード，W. L. 著，中野良顯訳：応用行動分析学．明石書店，2013.
3) 島宗理：使える行動分析学――じぶん実験のすすめ．筑摩書房，2014.
4) 島宗理：パフォーマンス・マネジメント――問題解決のための行動分析学．米田出版，2000.
5) 杉山尚子ほか：行動分析学入門．産業図書，1998.
6) 杉山尚子：行動分析学入門――ヒトの行動の思いがけない理由．集英社，2005.
7) ミルテンバーガー，R. G. 著，園山繁樹ほか訳：行動変容法入門．二瓶社，2001.
8) ランメロ，J.・トールネケ，N. 著，武藤崇・米山直樹監訳：臨床行動分析のABC．日本評論社，2009.

索 引

人名索引

欧文

A

Abramson, L. Y. …132
Adams, C. K. …240
Agras, S. …256
Allen, K. D. …244
Allport, G. W. …53
Arnold, M. B. …33
Asch, S. E. …104, 117
Atkinson, R. C. …19
Ayllon, T. …258, 261

B

Bachrach, A. J. …253
Bandura, A. …134, 196
Bard, P. …33
Bartlett, F. C. …23
Bartz, C. …143
Bateson, G. …204
Bauman, K. E. …241
Bchner, S. …108
Beck, A. …197
Berg, I. K. …203
Berne, E. …187
Bickel, W. K. …255
Bigelow, G. …257
Binet, A. …60
Blount, R. L. …257
Bourgeois, M. S. …241
Bowlby, J. …76
Bransford, J. D. …25
Breuer, J. …178
Bridges, K. M. B. …31
Bruce, L. A. …240
Burnett, M. M. …253
Buss, A. H. …167

C

Canfield, D. …238
Cannon, W. B. …33
Catell, R. B. …53, 95
Chaiken, S. …109
Christ, W. B. …244

D

Dapcich-Miura, E. …251
DeShazer, S. …203
DeVries, J. E. …253
DeJong, P. …203
Drabman, R. S. …257
Dryden, W. …193
Dunkel-Schetter, C. …130

E

Eagly, A. H. …109
Ebbinghaus, H. …17
Egan, G. …162
Empedocles …50
Erikson, E. H. …66, 71, 78, 86
Erwin, W. J. …253
Exner, J. E. …169
Eysenck, H. J. …54

F

Feshbach, S. …108
Festinger, L. …105
Fiedler, F. E. …119
Finney, J. W. …240
Fletchner, S. W. …240
Folkman, S. …126
French, J. R. …116
Freud, S. …50, 177
Freudenberger, H. J. …142
Friedman, M. …36
Friman, P. C. …240

G

Glasscock, S. G. …240
Goldstein, A. P. …111
Gould, R. L. …86
Green, G. R. …255
Griffiths, R. …257
Guilford, J. P. …53

H

Hagopian, L. P. …244
Hall, D. C. …240
Hathaway, S. R. …170
Havighurst, R. J. …96
Heider, F. …105
Heron, W. …10

Hippocrates …50
Hodoson, G. D. …244
Honnen, T. J …238
Hospers, H. J. …133
Hovell, M. F. …251
Hovland, C. I. …107

I

Insko, C. A. …108
Ivey, A. E. …160

J

Jackson, D. A. …244
James, W. …32
Janis, I. L. …108
Johnson, J. E. …137
Johnson, M. K. …25
Jung, C. G. …51

K

Kaplan, R. M. …135
Kleinke, C. L. …238
Koch, J. A. …56
Kraepelin, E. …56, 169
Kretschmer, E. …48, **49**
Kübler-Ross, E. …36
Kushner, M. …257

L

Lange, C. G. …32
Larson, C. …142
Lazarus, R. S. …33, 126
Leavitt, H. J. …115
Levinson, D. J. …86
Lewin, K. …118, 209
Libet, J. …256
Liebson, I. …257
Linehan M. M. …57
Linsk, N. L. …255
Lombard, D. …238

M

MacDonald, A. P. …137
Mace, R. …7
Mahler, M. S. …72, 80
Maloney, J. P. …143
Marks, G. …139
Martin, D. J. …132

273

Martin, G. L. …242
Maslach, C. …142
Maslow, A. H. …41
Mathews, J. R. …244
McKinley, J. C. …170
McNair, D. M. …35
Mees, H. …244
Michael, J. …258, 261
Miller, W. R. …186
Minuchin, S. …203
Mohr, J. P. …253
Moore, F. …261
Moreno, J. …208
Murray, H. A. …39, 168

N

Neisser, U. …17
Neithworth, J. T. …261
Neubauer, T. E. …238
Neufeld, R. W. J. …136
Newman, B. M. …96

O

O'Malley, M. S. …240

P

Papez, J. W. …33
Pastor, M. A. …138
Pavlov, I. P. …16
Petry, N. M. …255
Piaget, J. …66
Pinkston, E. M. …255
Plutchik, R. …31
Pratt, J. H. …207

R

Raven, B. …116
Redmon, W. K. …253
Reich, W. …51
Reiss, M. L. …241
Rentoul, R. …193
Richman, G. S. …241
Rinsley, O. …220
Risley, T. …244
Rogers, C. R. …182
Rollnick, S. …186
Rorschach, H. …168
Rosenberg, M. J. …107
Rosenman, R. H. …36
Rosenzweig, S. …43
Rotter, J. B. …136

S

Sajwaj, T. …256
Schachter, S. …33
Schlosberg, H. …31

Schneider, K. …56
Schultz, D. …58
Seeman, M. …136
Seligman, M. E. P. …130
Selye, H. …125
Sheesy, G. …86
Sheldon, W. H. …48
Shiffrin, R. M. …19
Singer, J. E. …33
Skinner, B. F. …14, 193, 216
Sommer, R. …153
Spearman, C. E. …60
Spielberger, C. D. …34
Stein, G. H. …240
Stokes, T. F. …244
Sullivan, H. S. …159

T

Taylor, J. A. …34
Thomas, P. …136
Thompson, R. H. …244
Thurstone, L. L. …61
Tomlinson, J. R. …253
Treffy, D. …242
Tschudin, V. …163
Tulving, E. …22
Tzanis, E. …255

W

Wallace, R. F. …244
Weakland, J. H. …203
Wechsler, D. …61, 95
Weiner, B. …105, 132
Weisman, A. D. …129
Williams, C. D. …261
Wilson, N. …257
Wolf, M. …244
Wolpe, J. …171, 193, 198
Wong, S. E. …240
Woodworth, R. S. …31
Worden, J .W. …129
Wundt, W. …31

Y

Yalom, I. D. …207

和文

あ

アーノルド …33
相川充 …111
アイゼンク …54
アイビイ …160
アイヨン …258, 261
上里一郎 …168

秋山さと子 …51
アグラス …256
アダムス …240
アッシュ …104, 117
アトキンソン …19
アブラムソン …132
荒木俊一 …35
アレン …244

い

イーガン …162
飯倉康郎 …199
イーグリー …109
伊藤里香 …249
乾吉佑 …180
インスコ …108

う

ウィークランド …203
ウィリアムス …261
ウィルソン …257
ウエイズマン …129
ウェクスラー …61, 95
ウォルピ …171, 193, 198
ウォルフ …244
ウォン …240
内田勇三郎 …169
ウッドワース …31
ヴント …31

え

エクスナー …169
エビングハウス …17
エリクソン …66, 71, 78, 86
エルヴィン …253
エンペドクレス …50

お

大村政男 …59
オールポート …53
岡谷恵子 …129
オマリー …240

か

金沢吉展 …152, 157
カプラン …135
鎌倉やよい …250
亀口憲治 …201
神田橋條治 …151, 158

き

キャッテル …53, 95
キャノン …33
キャンフィールド …238
キュブラー＝ロス …36
ギルフォード …53

く

クシュナー …257
久野能弘 …193
クラインキ …238
グラスコック …240
グリーン …255
クリスト …244
グリフィス …257
グルド …86
クレッチマー …48, **49**
クレペリン …56, 169

こ

ゴールドスタイン …111
コッホ …56
小林栄 …59

さ

サーストン …61
坂上貴之 …250
サジュワジュ …256
サリヴァン …159

し

シーヒィ …86
シーマン …136
ジェームズ …32
シェルドン …48
シフリン …19
ジャクソン …244
シャクター …33
ジャニス …108
シュナイダー …56
シュルツ …58
シュロスバーグ …31
ジョンソン, J. E. …137
ジョンソン, M. K. …25
ジンガー …33

す

スキナー …14, 193, 216
杉山憲司 …168
スタイン …240
ストークス …244
スピアマン …60
スピルバーガー …34

せ

セリエ …125
セリグマン …130

そ

ソマー …153

た

鑪幹八郎 …154
ダブシチ＝ミウラ …251
玉瀬耕治 …161
タルビング …22

ち

チェイキン …109

つ

ツァニス …255
ツーディン …163
常田美奈子 …217

て

ディヤング …203
デヴリーズ …253
テーラー …34

と

ドゥシェイザー …203
トーマス …136
トムリンソン …253
ドュンケル＝シェッター …130
ドライデン …193
ドラブマン …257
トリフィ …242
トンプソン …244

な

ナイサー …17
ナイズワース …261
中島義明 …14
鍋田恭孝 …49

に

ニューバウアー …238
ニューマン …96

の

ノイフェルド …136

は

バーグ …203
バーツ …143
バード …33
バートレット …23
バーネット …253
ハァネン …238
バーン …187
ハイダー …105
ハヴィガースト …96
ハヴォー …251
バウマン …241
ハゴーピアン …244

は

ハサウェイ …170
バス …167
バスター …138
長谷川啓三 …203
バッハラッハ …253
パブロフ …16
パペッツ …33
原来復 …59
バンデュラ …134, 196

ひ

ピアジェ …66
東豊 …202
ビグロー …257
ビコー …255
ビネー …60
ヒポクラテス …50
ピンクストン …255

ふ

フィードラー …119
フィニイ …240
フェスティンガー …105
フェッシュバック …108
フォークマン …126
福屋武人 …49
ブジュアー …241
フライマン …240
プラット …207
ブランスフォード …25
フリードマン …36
ブリッジェス …31
ブルース …240
古川竹二 …59
プルチック …31
フレッチナー …240
フレンチ …116
ブロイエル …178
フロイデンバーガー …142
フロイト …50, 177
ブロント …257

へ

ベイトソン …204
ベック …197
ペトリー …255
ヘロン …10

ほ

ホヴランド …107
ボウルビィ …76
ホール …240
ボクナー …108
ホスパース …133
ホドソン …244
堀毛一也 …168

ま

マークス …139
マーチン …132
マーティン …242
マーラー …72, 80
マイケル …258, 261
マクドナルド …137
マシューズ …244
マスラック …142
マズロー …41
マッキンリー …170
マックネア …35
マレー …39, 168
マロニ …143

み

ミーズ …244
三隅二不二 …118
ミニューチン …203
宮田敬一 …201
ミラー …186

む

ムーアー …261

も

モア …253

モレノ …208

や

ヤーロム …207
矢田部達郎 …53
山上敏子 …200
山崎裕司 …249

ゆ

ユング …51

よ

横山和仁 …35

ら

ラーソン …142
ライヒ …51
ラザルス …33, 126
ランゲ …32

り

リース …241
リービット …115
リーブソン …257
リズレイ …244
リッチマン …241
リネハン …57
リベット …256

リンスク …255
リンズレー …220

れ

レイヴン …116
レヴィン …118, 209
レドモン …253
レビンソン …86
レントゥル …193

ろ

ローゼンツァイク …43
ローゼンバーグ …107
ローゼンマン …36
ロールシャッハ …168
ロジャーズ …182
ロッター …136
ロルニック …186
ロン・メイス …7
ロンバード …238

わ

ワーデン …129
ワイナー …105, 132
ワラス …244

事項索引

数字

5因子性格検査 …**55**, 170
5因子性格モデル …54
9歳の壁 …67
16PF …53
30歳の過渡期 …88
50歳の過渡期 …89
60秒ルール …**228**, 247

欧文

A

ABC分析 …194
ACT …194
active listening …183
ADIS …167
affection …30
ASQ …167
ATQ-R …171

B

BCSS …171
BDI-II …167
behavior therapy …193
behavioral and psychological symptoms of dementia …97
BPSD …98
burnout syndrome …90, 142

C

CES-D …167
character …48
clinical psychologist …211
competence …130
controllability …130
counselling …176
CP …211

D

DAM …168
DBT …194
drive …39
DSM-5 …164
DSM-5パーソナリティ障害のための構造化面接 …167

E

ego …179
ego state …187
emotion …30
es …178

F

family therapy …201
feeling …30
FFPQ …55
frustration …42
FSIQ …61

G

goal …39

H

HDS-R …171
health locus of control …137
HRS …167
HTP法 …168

I

ICD-10 …164
id …178
identity …80
incentive …39
interview …158
IP …149
IQ …60
ITPA言語学習能力診断検査 …170

K

KABC-II …170

L

learned helplessness …130
lie score …166
locus of control …136

M

MA …60
MAS …34
mastery …130
MBCT …194
MBI …142
MBSR …194
MCAS …171
MCI …97
mental retardation …62
MI …186
mild cognitive impairment …97
MMPI …34, **170**
modality …4
mood …30
motivation …39
motive …39
MPI …**54**, 170
MRI派 …203

N

need …39
NEO-PI-R …54
non-directive approach …182

O

OK …192

P

PCA …**182**, 185
person-centered approach …**182**, 185
personality …48
personality disorder …56
PFスタディ …43, **169**
PM理論 …118
POMS …35
predictability …130
PRI …61
PSI …61
psychological assessment …154
psychotherapy …176

R

REBT …194
reflective listening …186
reliability …165

S

S-HTP法 …168
SCID …167
SCT …168
SDS …167
self-efficacy …134
sentiment …30
SOLER …162
SST …194, **195**
STAI …34
standardization …166
STAXI …34
stress coping …124
SUDS …171
super ego …178

T

TAT …168
temperament …48
token …255
transactional analysis …187
Tグループ …209

V

validity …165
VAS …172

VCI …61

W

WAIS-IV …171
want …39
WCST …171
WISC-IV …61
WMI …61

Y

YG性格検査 …**53**, 170

和文

あ

愛着 …69
　　── の障害 …75
　　── の不安定 …70
愛着人物 …69
アイデンティティ …80
アクセプタンス＆コミットメントセラピー …194
アセスメント …152
　　──，相談効果についての …172
アセスメント面接 …**158**, 165
アタッチメント …69
アルツハイマー型認知症 …97
暗順応 …6
安全の欲求 …41

い

怒りの測定 …34
閾 …4
育児放棄 …76
依存性パーソナリティ障害 …56
一次的動機 …41
一極性 …80
イド …178
意味記憶 …22
インクブロットテスト …168
因子分析 …53
印象形成 …104
陰性転移 …181
インテーク …152
インフォームドコンセント …152
　　──，心理的援助における …155
インフォームドチョイス …152

う

ウィスコンシンカードソーティングテスト …171

ウェーバーの法則 …6
ウェクスラー式知能テスト …61
ウェクスラー児童知能検査 …61
ウェクスラー成人知能検査 …171
受け手の要因 …109
内田クレペリン精神作業検査 …169
うつ状態，老年期の …98
うつ病 …56
　　── のアセスメント …167
うつ病自己評価尺度 …167
運動感覚 …4
運動症群 …75
運動の知覚 …11

え

エクスポージャー・反応抑制法 …199
エゴグラム …212
エス …178
エディプス葛藤 …84
エディプス性格 …51
エピソード記憶 …22
エリクソンの生活周期 …81
エンカウンターグループ …185, **209**
円環的思考 …202
演技性パーソナリティ障害 …56
延滞模倣 …66
エントレイメント …68
エンパワメント …210

お

応用行動分析 …194
オープン・クエスチョン …160
置きかえ …179
奥行きの知覚 …11
オペラント学習 …196
オペラント行動 …16, **225**
オペラント条件づけ …16
音声言語 …68
音声的同期性 …68

か

絵画欲求不満テスト …169
快感原則 …178
回帰性気質 …50
解決志向派 …203
外向性性格 …51
外的統制 …136
外発の動機 …40
回避 …33

回避−回避コンフリクト …43
回避学習 …16
回避性パーソナリティ障害 …56
解離性障害 …56
カウンセラー …**149**, 176
カウンセリング …176
かかわり …162
かかわり行動 …160
拡散的思考 …62
学習 …14
学習性無気力 …130
カクテルパーティ効果 …10
獲得動機 …40
仮現運動 …11
過重課題 …205
過食症 …85
カスタマー …150
家族語 …203
家族病理 …76
家族療法 …201
　　── の進め方 …202
課題分析 …240
形の知覚 …9
カタルシス …178
葛藤 …43
活動関連動機 …41
活動動機 …41
構えの効果 …11
空の巣症候群 …90
カラム法 …195
感覚 …4
　　── の加齢変化 …6
　　── のしくみ …4
　　── の種類 …4
　　── の性質 …4
感覚運動期 …66
感覚記憶 …19
感覚的順応 …6
感覚的同化 …67
環境の要因 …105
関係性の世代間連鎖 …77
間歇強化 …196
看護職者の心理 …141
看護職者の理解 …141
観察学習 …16
患者の理解 …124
感受性訓練 …209
干渉 …20
感情 …30
　　── と疾病の関係 …36
　　── の種類 …31
　　── の測定 …34
感情3次元説 …31
感情3方向説 …31
感情アセスメント …171

感情成分, 態度の …107
感情転移 …157
感性関連動機 …41
感性動機 …41
観念主義的 …78

き

記憶 …17
　　——の情報処理モデル …19
　　——の二重貯蔵モデル …19
　　——のプロセス …17
記憶機能の低下 …94
偽解決 …205
戯画化 …206
幾何学的錯視 …8
気質 …48
　　——, 子どもの …74
帰属 …105
　　——, パーソナリティと …106
帰属はがし …203
気分 …30
　　——の測定 …35
気分プロフィール検査 …35
基本的傾聴の連鎖 …160
基本的信頼感 …71
基本的随伴性 …236
基本的不信感 …71
記銘 …17
記銘学習 …18
逆制止療法 …198
逆説 …205
虐待 …76
逆転移 …181
脚本分析 …191
逆向干渉 …20
逆行チェイニング …246
逆行連鎖化 …246
キャノン-バード説 …33
ギャングエイジ …71
求援動機 …40
嗅覚 …4
　　——の加齢変化 …7
強化 …196, **229**
境界人 …78
境界人心性 …84
境界性人格構造 …56
境界性パーソナリティ障害 …56, **57**
強化子 …15
強化随伴性 …229
強化スケジュール …196
共感 …162
共感的理解 …183
教示 …238
強制勢力 …116

協同的実証主義 …194
強迫性障害 …56, **199**
強迫性パーソナリティ障害 …56
共飽和 …42
虚偽性尺度 …166
拒食症 …85
拒否域 …109
ギルフォード−ジンマーマン気質検査 …53
近接の要因 …10
勤勉性 …74
禁欲主義 …78

く

クーイング …68
具体的操作期 …67
クライエント …149
クライエント−カウンセラー関係 …156
クライエント観察技法 …160
クライエント中心療法 …183
グループ・アプローチ …185, 207
グループ・スーパービジョン …154
グループ・ダイナミックス …209
クローズド・クエスチョン …160

け

敬意 …163
警告反応期 …125
形式的操作期 …67
傾聴 …162
系統的脱感作法 …198
軽度認知障害 …97
系列位置効果 …21
系列学習 …21
ケースカンファレンス …154
ゲーム …190
血液型性格論 …59
血液型と行動 …219
結果期待 …134
血管性認知症 …97
結晶性知能 …95
欠乏欲求 …42
原因帰属 …132
限局性学習症 …75
健康な人格のモデル …58
言語性知能 …95
言語の発達 …68
言語理解指標 …61
顕在性不安検査 …34
嫌子 …232

嫌子出現の弱化 …**234**, 255
嫌子消失の強化 …232
現実原則 …179
現実的思考 …62
減衰説 …20

こ

行為者の要因 …105
好奇動機 …41
広義の性格 …48
攻撃動機 …40
交互作用 …139
交差交流 …189
好子 …230
　　——の種類 …253
好子出現の強化 …230
好子消失の弱化 …**236**, 257
口唇愛性格 …51
構成的グループ・エンカウンター …209
構造化面接法 …165
構造の次元 …114
構造派家族療法 …203
行動 …220
　　——の原因 …218
　　——の次元 …244
　　——の種類 …222
行動アセスメント …**172**, 194
行動家族療法 …201
行動観察 …165
行動形成 …243
行動形成法 …196
行動実験 …200
行動随伴性 …220, **227**
　　——の種類 …228
行動成分, 態度の …107
行動的翻訳 …239
行動分析学 …216
行動療法 …193
行動連鎖 …246
公認心理師 …176
肛門愛性格 …51
合理化 …179
合理情動行動療法 …194
合理的機能 …51
交流パターンの分析 …189
交流分析 …187
効力期待 …134
コーピング …128
五感 …4
五官 …4
コグニスタット認知機能検査 …171
心の理論 …71
個人攻撃のワナ …266
個体化期 …72

固定説 …20
古典的条件づけ …16
コミュニケーション構造 …114
コミュニケーション症群 …75
コミュニティアプローチ …148
孤立効果 …21
コンサルテーション …154, 211
コンピテンス …130
コンプライアンス行動 …135
コンフリクト …43
コンプレイナント …150

さ

罪悪感 …73
再演化 …203
再学習法 …17
猜疑性パーソナリティ障害 …56
再構成法 …17
サイコグラフ …53
サイコセラピスト …176
サイコドラマ …208
再生 …17
再生法 …17
最接近期 …72
再認法 …17
催眠法 …178
作業検査法 …169
作業同盟 …180
錯視 …8
錯覚 …8

し

シェイピング …243
シェイピング法 …196
ジェームズ-ランゲ説 …32
自我 …179
　──の防衛機制 …179
自我関与 …109, 142
視覚 …4
　──の加齢変化 …6
視覚的記号 …68
自我状態 …187
自我同一性 …80
　──の再体制化 …89
自我同一性拡散症候群 …80
刺激閾 …5
刺激頂 …5
刺激般化 …16
自己愛性パーソナリティ障害 …56
自己愛的態度 …79
自己一致 …183
試行錯誤学習 …16
思考 …62
　──の自己中心性 …67

──の様式 …62
自己概念 …184
自己教示法 …200
自己効力感 …74, 128, **134**, 145, 197, 199
　──と痛み …135
　──とコンプライアンス行動 …135
自己実現 …89, **176**
自己実現の欲求 …42
自己臭恐怖 …84
自己主張 …71, 73
自己中心的発話 …69
自己肥大 …89
自己評価式抑うつ尺度 …167
自己没入 …88
自己抑制 …71, 73
自殺 …91
指示的アプローチ …182
思春期 …79
自助グループ …210
システム …202
　──の自己制御性 …202
　──の全体性 …202
　──の変換性 …202
システムズアプローチ …201
システム論的家族療法 …201
シゾイドパーソナリティ障害 …56
自尊・賞賛の欲求 …42
下向き矢印法 …197
実験的研究法, 性格研究の …49
質問紙法 …**165**, 170
自伝的記憶 …25
自伝的研究 …25
自動運動 …11
児童期 …66
　──の心理社会的発達課題 …71
　──の心理的発達 …66
　──の心理的問題 …74
　──の発達段階 …66
自動思考 …197
自動思考質問票 …171
死人テスト …**220**, 247
支配動機 …40
自発性 …73
自閉スペクトラム症 …74
ジャーゴン …68
社会生活スキルトレーニング …195
社会的悪循環 …264
社会的学習 …16
社会的学習理論 …196
社会的強化 …196

社会的スキル …**111**, 128, 145
　──のモデル …111
社会的スキル訓練 …195
社会的性格 …48
社会的勢力 …116
社会的態度 …107
社会的動機 …39, 40
社会的認知 …104
若年性認知症 …97
社交不安症 …84
弱化 …229
弱化随伴性 …233
習慣的反応 …54
集合 …114
収束的思考 …62
集団 …114
　──の心理 …114
集団規範 …114
集団凝集性 …114
集団構造 …114
集団式知能テスト …61
集団心理療法 …207
集団精神療法 …207
習癖, 幼児の …76
周辺人 …78
重要他者 …137
自由連想法 …178
主観的障害尺度 …171
主観的統制感 …124
　──と健康 …130
主題統覚検査 …168
出現の変化 …229
受容域 …109
馴化 …199
循環反応 …66
準拠勢力 …116
順向干渉 …20
順行チェイニング …246
順行連鎖化 …246
純粋性 …163, 183
順応 …6
ジョイニング …202
昇華 …179
生涯発達心理学 …93
生涯発達論, エリクソンの …66, 86
消去 …**15**, 198, 260
消去抵抗 …16
条件刺激 …16
条件即応モデル …119
条件づけ …16
条件反応 …16
消失の変化 …232
症状評価尺度 …165
情操 …30
状態-特性怒り表出尺度 …34

状態−特性不安検査 …34
状態不安 …34
承諾先取要請法 …110
情緒 …30
　──の種類 …31
　──の測定 …34
　──の発達の仕方 …31
象徴機能 …66
象徴的思考期 …67
情緒的対象恒常性の確立期
　…72
情緒の立体構造モデル …32
情動 …30
情動進化論 …31
承認動機 …40
譲歩的要請法 …110
所属と愛情の欲求 …41
処理速度指標 …61
自律性 …72, 192
事例検討会 …154
人格 …48
人格的特徴，高齢者の …95
新奇性不安 …69
神経質 …50
神経症的人格構造 …56
神経性過食症 …85
神経性やせ症 …85
神経発達障害 …74
心誌 …53
人生脚本 …191
人生半ばの過渡期 …89
身体的同調 …68
身体的誘導 …241
身体表現性障害 …56
診断面接 …158
心的飽和 …42
心的枠組み …24
人物画法 …168
信頼性，心理検査の …165
心理アセスメント …148, 154
　──の方法 …164
心理教育 …195
心理劇 …208
心理検査 …34, 148, 165
　──の限界 …166
　──の効用 …166
　──の信頼性 …165
　──の妥当性 …165
心理査定 …154
心理的援助 …148
　──にかかわる人 …149
　──の構造 …149
　──の時間 …150
　──の流れ …151
　──の場 …151
　──の倫理 …155

心理力動的アプローチ …148
心理療法 …176
親和動機 …40

■ す

図 …9
随伴性 …131
随伴性ダイアグラム …227
スーパーバイザー …150
スーパーバイジー …150
スーパービジョン …150, 154
数量化 …204
スキーマ …24
スクリーニングテスト …166
スクリプト化 …22
スケーリング …204
スチューデント・アパシー
　…82, 131
ストレス …125
ストレスコーピング …128
ストレス対処 …128
ストレス対処資源 …127, 144
ストレス対処方略 …129, 145
ストレス対処理論 …124
ストレスのシステム理論 …126
ストレス免疫訓練 …194
ストレス理論 …125
　──，ラザルスの …33, 126
ストレッサー …33
ストローク …192
スモールステップ …194
スリップ …27

■ せ

性格 …48
　──，血液型と …59
　──，体格と …48
性格研究の方法 …49
性格心理学，オールポートの
　…53
性格防衛 …51
性格理論 …49
　──，クレッチマーの …49
　──，ユングの …51
生活構造 …86
性器いじり …76
性器的性格 …51
性行動，青年期の …79
生殖性 …88
成人期 …86
　──の心理的問題 …90
　──の心理発達課題 …86
　──の発達段階 …86
成人後期 …90
精神症状のアセスメント …167
成人初期 …86

精神遅滞 …62
成人中期 …89
精神年齢 …60
精神病的人格構造 …56
精神分析 …177
精神分析的集団心理療法 …207
精神分析的心理療法 …177, 180
精神分析療法 …177
精神分析理論 …187
精神力動的観点 …179
精神療法 …176
成長欲求 …42
正当勢力 …116
青年期 …78
　──の心理的特徴 …78
　──の心理的問題 …82
　──の心理発達課題 …80
　──の発達段階 …78
青年期後期 …79
青年期前期 …79
青年期中期 …79
正の強化 …14
性発達論的性格理論 …50
生理的動機 …39, 40
生理的欲求 …41
勢力構造 …116
積極技法 …161
積極的な傾聴 …183
接近 …33
接近−回避コンフリクト …43
接近−接近コンフリクト …43
摂食障害 …84
説得 …108
　──のテクニック …110
説得者の要因 …108
説得的コミュニケーション
　…108
セラピスト …183
セリエのストレス学説 …125
セルフヘルプ・グループ …210
セルフモニタリングシート
　…195
セルフモニタリング法 …194
前意識 …177
前額法 …178
全検査知能指数 …61
宣言的記憶 …22
前操作期 …67
前頭側頭型認知症 …97
専門家 …108
専門性 …108
専門勢力 …116

■ そ

相関的研究法，性格研究の
　…49

想起 …17
操作動機 …41
創造性 …62
創造的思考 …62
創造的人間 …62
相談面接 …158
相補交流 …189
ソーシャルサポート …**128**, 145
ソーシャルスキル訓練 …194
即時模倣 …66
ソクラテス的質問 …194
ソシオグラム …116
ソシオメトリック・テスト …116
ソシオメトリック関係 …115
ソシオメトリック構造 …115
阻止の随伴性 …252
素朴理論 …67

た

第2の青年期 …89
第2の分離-個体化の時期 …80
体液心理学 …50
退行 …179
対抗逆説 …205
体質 …48
代償 …179
対人恐怖 …83
対人認知 …104
対人目標 …113
体制化 …9
態度 …107
態度変化 …108
第二次性徴 …78
タイプA …36
タイムアウト …258
多語文 …68
脱錯覚 …89
達成感 …74
達成関連動機 …41
達成動機 …**40**, 106
脱抑制性社交障害 …75
妥当性，心理検査の …165
多面的行動療法 …194
単一事例研究法 …173
段階的エクスポージャー法 …199
段階的要請法 …110
短期記憶 …19
探索 …163

ち

地 …9
チェイニング …246
チェンジ・トーク …186
遅延模倣 …66

知覚 …8
── ，運動の …11
── ，形の …9
── の恒常性 …9
知覚機能の低下 …94
知覚推理指標 …61
知性化 …179
父親葛藤 …84
チック症群 …75
知的障害 …62, 74
知的発達理論，ピアジェの …66
知能指数 …60
知能テスト …60
知能の2因子説 …60
知能の多因子説 …61
チャンク …19
チャンネルの要因 …109
注意欠如・多動症 …75
中核信念 …197
中心特性 …104
中性刺激 …16
中年期危機 …89
中年の最盛期 …90
頂 …4
聴覚 …4
聴覚的記号 …68
聴覚の加齢変化 …6
長期記憶 …20
超自我 …178
重畳効果 …21
直接記憶 …19
直線的思考 …202
直観的思考 …67
治療契約 …**152**, 180
治療構造 …180
治療的逆説 …205
治療面接 …158

つ

対連合学習 …18
月の錯視 …8
爪かみ …76

て

抵抗 …181
抵抗期 …125
適応機制 …179
適応性障害 …56
できごとの記憶 …22
適刺激 …4
テストバッテリー …166
手続き記憶 …22
転移 …16, 181
転換 …179
展望記憶 …26

と

同一化 …179
動因 …39
投影法 …165, **168**
動機 …39
── の種類 …39
動機づけ …16, **39**
動機づけ面接 …186
統合失調型パーソナリティ障害 …56
統合失調症 …56
動作性知能の低下 …94
洞察学習 …16
投射 …179
統制可能性 …130
統制の所在 …136
── ，健康についての …137
同調行動 …117
逃避 …179
逃避学習 …16
トークン …252, 254, **255**
特性不安 …34
特性論的性格理論 …53
── ，アイゼンクの …54
── ，因子分析による …53
閉ざされた質問 …160
トポグラフィ …244

な

内向性性格 …51
内臓感覚 …4
内的統制 …136
内発的動機 …41
内閉気質 …50
内閉的思考 …62
喃語 …68

に

二語文 …68
二次的動機 …41
二重拘束 …205
日常記憶 …22
日本語版健康統制の所在尺度 …138
日本版POMS …35
日本版簡易中核スキーマ尺度 …171
乳幼児期 …66
── の心理社会的発達課題 …71
── の心理的発達 …66
── の心理的問題 …74
── の発達段階 …66
人間性心理学 …**185**, 187

人間性心理学アプローチ …148
認知 …124
認知機能のアセスメント …171
認知行動アプローチ …148
認知行動療法 …193
　　──の人間観 …200
認知症 …97
　　──のアセスメント …171
　　──の行動・心理症状 …97
認知成分，態度の …107
認知的ストレス論，ラザルスの
　　…33
認知的不協和 …105
認知日誌 …195
認知療法 …197

ね

ネオ人格目録改訂版 …54
ネガティブ・ストローク …192
粘着性気質 …50

は

パーソナリティ …48
　　──，リーダーシップと
　　　　…117
　　──と帰属 …106
　　──のアセスメント …167
パーソナリティ障害 …56
　　──のアセスメント …167
　　──の分類 …56
パーソナリティ理論 …184
パーソナルスペース …151, 153
パーソンセンタード・アプロー
　チ …**182**, 185, 209
バーンアウト …88, **90**, 142
媒介信念 …197
バウムテスト …168
箱庭療法 …176
恥 …72
長谷川式認知症スケール改訂版
　　…171
罰 …15
発達課題
　　──，児童期の …71
　　──，成人期の …86
　　──，青年期の …80
　　──，乳幼児期の …71
　　──，老年期の …96
発達障害 …74
発達段階
　　──，児童期の …66
　　──，成人期の …86
　　──，青年期の …78
　　──，乳幼児期の …66
　　──，老年期の …93
発達理論，マーラーの …72

パニック障害 …199
パペッツの情動回路 …33
ハミルトンうつ病評価尺度
　　…167
バリアフリー化 …7
般化 …132, **196**
半構造化面接法 …165
反社会性パーソナリティ障害
　　…56
反動形成 …179
反応性愛着障害 …75
反応性うつ病 …132
反復喃語 …68

ひ

ピアカウンセリング …176
ピア・スーパービジョン …154
ピーターパン・シンドローム
　　…131
非関与域 …109
非機能的思考記録表 …195
非言語的コミュニケーション，
　面接における …158
非構造化面接法 …165
非合理的機能 …52
非指示的アプローチ …182
ビジター …150
ビジュアルアナログスケール
　　…172
非随伴性 …131
ヒステリー …178
ヒステリー気質 …50
非妥協的 …78
ビッグファイブ，性格特性の
　　…54
疲憊期 …125
皮膚感覚 …4
　　──の加齢変化 …7
描画法 …168
表出言語 …68
標準化，心理検査の …166
病態水準 …83
開かれた質問 …**160**, 186

ふ

不安障害面接基準 …167
不安症群 …84
不安症状のアセスメント …167
不安性障害のアセスメント
　　…167
不安の測定 …34
フィードバック …253
フェイディング法 …196
フェフィナーの法則 …6
フォローアップ …**152**, 154
不協和の解消 …105

不登校 …**82**, 131
負の強化 …15
負の罰 …15
プライバシーの保護 …**152**, 156
フラストレーション …42
フラストレーション耐性 …42
フラッシュバルブ記憶 …22
ふり返りの傾聴 …186
プレグナンツの法則 …10
プローブ …163
分化期 …72
分化強化 …263
文章完成法 …168
分離−個体化理論 …80
分離不安 …**69**, 80
分裂機制 …57

へ

平衡感覚 …4
平行交流 …189
閉合の要因 …10
ベーシック・エンカウンターグ
　ループ …209
ベースライン …256
ベックうつ病自己評価尺度
　　…167
ヘルパー−セラピー原則 …210
弁証法的行動療法 …57, 194
弁別 …16
弁別閾 …5

ほ

防衛機制 …179
防衛動機 …40
忘却 …20
忘却曲線 …18
報酬 …15
報酬勢力 …116
飽和化 …254
保持 …17
保持曲線 …18
ポジティブ・ストローク …192
母子分離 …77
補償 …179
保身動機 …40
保存概念の未獲得 …67

ま

マージナルマン …78
マイクロカウンセリング …160
マインドフルネス …193
マインドフルネスストレス低減
　法 …194
マインドフルネス認知療法
　　…194
マザリーズ …68

ま
マスタリー …130
マスラック・バーンアウト尺度 …142
マズローの欲求5段階説 …41
末梢起源説 …32

み
味覚 …4
　──の加齢変化 …7
ミネソタ多面人格目録 …170
未来記憶 …26

む
無意識 …177
無意味つづり …18
無気力，現代社会と …131
無条件刺激 …16
無条件反応 …16

め
明順応 …6
メタ認知知覚尺度 …171
メッセージの要因 …108
免疫法 …205
面接 …158
面接技法 …160

も
妄想性障害 …56
燃えつき症候群 …90, 142
モーズレイ性格検査 …54
目撃証言 …23
目標 …39
文字言語 …68
モダリティ …4
モデリング …16, 196, **241**
物語の記憶 …23
模倣学習 …16
モラトリアム …78
問題解決スキル …**128**, 145

や
ヤーロムの治癒的要因 …208
役割性格 …48
矢田部ギルフォード性格検査 …**53**, 170

ゆ
有意味語の出現 …68
誘因 …39
遊戯同一化 …80
誘導運動 …11
有能感 …72, 74
猶予期間 …78
ユニバーサルデザイン …7
指しゃぶり …76

よ
要求 …39
要求水準 …44
養護動機 …40
幼児音 …68
幼児語 …68
陽性転移 …181
様相 …4
抑圧 …**177**, 179
抑圧説 …20
抑うつ症状のアセスメント …167
抑制 …20
予測可能性 …130
欲求 …39
　──の5段階説 …41
　──の種類 …39
欲求階層説 …41
欲求不満 …42

ら
ラベリング …219

り
リーダーシップ …117
リーダーシップ行動 …118
理解言語 …68
力動的家族療法 …201
立体の知覚 …11
リビドー …**51**, 178
リフレーミング …203
裏面交流 …189
流動性知能 …95
両眼視差 …11
両極性 …80
臨床心理学 …148
臨床心理士 …176
臨床的研究法，性格研究の …49

る
類型論的性格理論 …49
類同の要因 …10

れ
レスポンデント行動 …**16**, 224
レスポンデント条件づけ …**16**, 197, 224
レッテル …37, **219**
劣等感 …74
レビー小体型認知症 …97
練習期 …72
連続強化 …196

ろ
老人意識 …93
老性自覚 …93
労働同一化 …80
老年期 …93
　──の心理的特徴 …93
　──の心理的問題 …97
　──の心理発達課題 …96
　──の発達段階 …93
ロールシャッハ検査 …168
ロールプレイ …196
ロマンチック・アタッチメント …83

わ
ワーキングメモリー指標 …61
ワンダウン …205